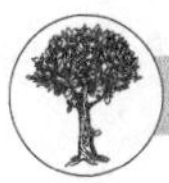

心血管疾病预防与康复临床路径丛书

国家心血管病中心　冯　雪　总主编

# 睡眠管理及烟草干预

汪卫东　王宁夫　主编



人民卫生出版社

**图书在版编目（CIP）数据**

睡眠管理及烟草干预/汪卫东，王宁夫主编.—北京：人民卫生出版社，2017

（心血管疾病预防与康复临床路径丛书）

ISBN 978-7-117-25644-5

Ⅰ.①睡…　Ⅱ.①汪…②王…　Ⅲ.①睡眠-基本知识②戒烟-个人卫生　Ⅳ.①R338.63②R163.2

中国版本图书馆 CIP 数据核字(2017)第 295086 号



**睡眠管理及烟草干预**

**主　　编**：汪卫东　王宁夫
**出版发行**：人民卫生出版社（中继线 010-59780011）
**地　　址**：北京市朝阳区潘家园南里 19 号
**邮　　编**：100021
**E - mail**：pmph @ pmph.com
**购书热线**：010-59787592　010-59787584　010-65264830
**印　　刷**：北京教图印刷有限公司
**经　　销**：新华书店
**开　　本**：850×1168　1/32　　**印张**：10
**字　　数**：251 千字
**版　　次**：2017 年 12 月第 1 版　2018 年 1 月第 1 版第 2 次印刷
**标准书号**：ISBN 978-7-117-25644-5/R · 25645
**定　　价**：35.00 元

# 心血管疾病预防与康复临床路径丛书
# 《睡眠管理》 编委会

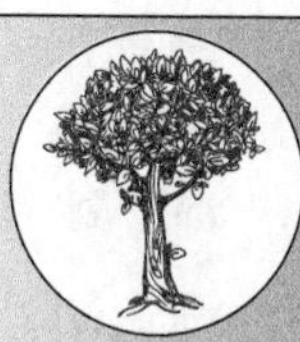


**主　编**

汪卫东（中国中医科学院广安门医院）

**副主编**

刘艳骄（中国中医科学院广安门医院）

闫　雪（中国中医科学院广安门医院）

钟雨洁（中国中医科学院广安门医院）

**编　委**（以姓氏汉语拼音为序）

杜　辉（中国中医科学院广安门医院）

冯　晶（山东济南大学）

付长庚（中国中医科学院西苑医院）

洪　兰（中国中医科学院广安门医院）

李桂侠（中国中医科学院广安门医院）

李世通（中国中医科学院广安门医院）

李　艳（广东省中医院）

刘玉茹（河南大学淮河医院）

吕学玉（中国中医科学院广安门医院）

秦　竹（云南中医药大学）

王　芳（中国中医科学院广安门医院）

王　健（中国中医科学院广安门医院）

谢静涛（湖南长沙大学）

张锦花（中国中医科学院广安门医院）
赵　阳（中国中医科学院广安门医院）
周　冰（中国中医科学院广安门医院）

**参编人员**

董徐斌　冯　帆　林颖娜　刘　学　唐常荣　田辰辰
王处渊　王亚娜　王志青　薛家鹏　周璇梓

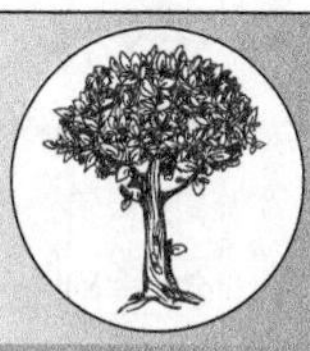

## 心血管疾病预防与康复临床路径丛书
## 《烟草干预》编委会

**主　编**

王宁夫（杭州市第一人民医院）

**副主编**

盛国安（临安市人民医院）
许铁洲（杭州市第一人民医院）
章永根（余杭区第三人民医院）

**编　委**

池菊芳（绍兴市人民医院）
何胜虎（江苏省苏北人民医院）
刘文娴（首都医科大学附属北京安贞医院）
卢　薇（杭州市老年病医院）
孟　颖（国家心血管病中心、中国医学科学院阜外医院）
舒鹏钦（杭州市第一人民医院）
汪　洋（杭州市余杭区第一人民医院）
王苗云（临安市人民医院）
徐海鹰（杭州市第一人民医院）
徐远胜（杭州市第一人民医院）
俞勤凯（杭州市第一人民医院）
袁　红（杭州市余杭区第一人民医院）
张海涛（国家心血管病中心、中国医学科学院阜外医院）

张义林（杭州市萧山区第四人民医院）
赵圣刚（嘉兴市第二人民医院）
郑继锋（嘉兴市第二人民医院）
钟益刚（杭州市第一人民医院）

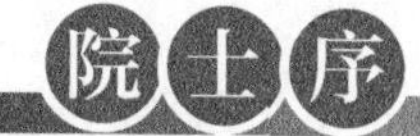


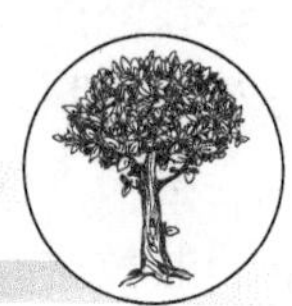

## 全面建设规范化的心血管预防及康复临床体系

据《中国心血管病报告2016》，中国心脑血管疾病患病率处于持续上升阶段，2017年推算目前我国患病人数约2.9亿，死亡率居于疾病谱首位。

心血管疾病预防与康复的临床体系建立成为降低患病率，病死率及急性心血管事件发生，患者病后生活质量改善的重要措施。但由于疾病治疗负担过重，缺乏可操作的规范科学的临床路径，医院和患者双方重视不够等诸多因素，使得中国的心血管临床诊疗路径长期缺失规范化的预防和康复部分。

根据WHO影响个人健康和寿命的描述，生活方式占60%的因素，其他依次是环境因素，生物学因素及医疗卫生因素。因此，从健康角度出发，积极采用非药物治疗（即以生活方式为主的治疗）作为主要的医学干预手段，用科学的方法管理生活中的运动、饮食、睡眠、心理、呼吸及烟草等方方面面，才能从源头上解决我国日益严重的心血管疾病负担。

该套丛书立足我国心血管疾病患者特点，第一次系统梳理了预防及康复临床路径中的各个方面，大量引用了国内外的循证证据，借鉴了祖国传统医学的有效手段，建立了一套临床可操作，可应用，有实效，可推广的心血管预防及康复临床路径。

丛书不仅可以为心血管预防与康复专业人才提供技术培训的教材，也可以为开展心脏康复的医疗机构提供实践指导。本套丛书的编写及推广将对大健康产业注入全新的医学科学的内容，更是对“健康中国 2030 发展纲要”中预防为主的思想的全面实践。

中国工程院院士　胡盛寿

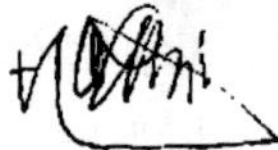

# 院士序

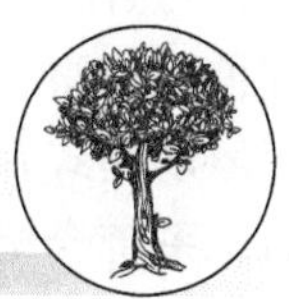

心血管疾病是威胁我国人口健康领域最严重的疾病之一，其死亡率位居我国人口总死亡结构数的前列，是对我国实施“健康中国”战略必须认真应对的一项严峻挑战。

心血管疾病的预防与康复策略以及各类有成效的措施，应该在我国范围内、在城乡不同层面，加以重视和采取合理与有效的措施，力图有效降低发病率、致残率及死亡率，提高人口的生存质量，并增加人口的期望寿命。这也是世界卫生组织历年来倡导的卫生保健战略目标，要求实现“人人享有卫生保健”。从公平、伦理、教育、性别观等多维度出发，倡导并加以落实。在心血管疾病预防与康复实践中，在医院内外、家庭及社区、以及自我参与等不同层次，维护和促进人民健康，实现回归家庭和重返社会的基本目标。

国家心脏中心、中国医学科学院阜外医院心脏康复学科冯雪主任，多年来从事心脏外科术后康复临床实践，积累了丰富的临床经验。近几年多次在全国范围内巡讲心脏康复的理念及实践经验、组织全国心脏康复学科领域的学术交流，在推动全国心脏血管疾病的预防及康复事业方面，作出了有实际成效的贡献。为了规范心血管疾病的预防和心脏康复流程，今又进一步组织全国具有实际经验的专家，合作编著《心血管疾病预防与康复临床路径丛书》，该书从心脏康复流程与路径包括运动康复方法及效果评估、呼吸锻炼、疼痛管理、心理管理、睡眠管理，营养管理、烟草干预与评估等等，作出了较细致的论述；对各类心血管疾病，包括介入后、心脏外科手术后患者的种种具体康复措施；以及中西医结合心脏康复的方药使用及传统运动模式及针灸等外治法的应用等等，本丛书均从多个层面，系统介绍上述预防及康复的相关理念、联系预防与康复临床路径，讲述具体方法，切合实际，对临床实践富有具体的指导或借鉴作用。

心脏血管疾病预防与康复技术层面知识的实施，需要与全程性健康教育，全程性干预，整体性和个体化干预相结合，要求医患合作参与并有自我决策理念的体现。JACC 从上个世纪九十年代开始，迄今先后发表过多系列接受康复干预对心肌梗死及其 PCI 及 Bypass 处置后存活率的有益效果，一组老年患者 601，099 例的康复干预 5 年效果观察，认为可提高 5 年生存率 21%～34%，很有启迪意义。希望接受预防或康复者能够具有我国唐代《千金方》著者孙思邈所倡导的“自慎”的文化感受性及可获得性的参与及体验。

祝贺《心血管疾病预防与康复临床路径丛书》的面世，为造福民生，降低我国心血管疾病的发病率和死亡率，作出应有的新的贡献。



**中国科学院资深院士　陈可冀　谨识**

2017 年盛暑於北京

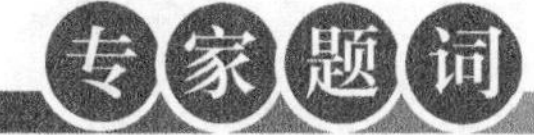


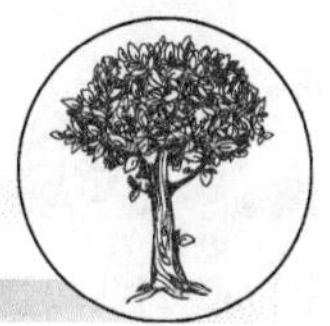

将心血管病预防和康复临床路径融入心血管诊疗全过程，脚踏实地做好心血管病防治工作！

高润霖

二〇一七年七月

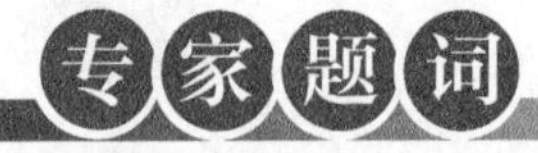


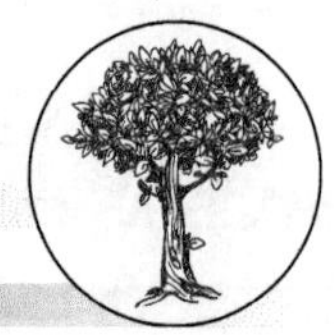

想健康，早预防，

智体充沛，国富民强。

王彦峰

2017年7月8日

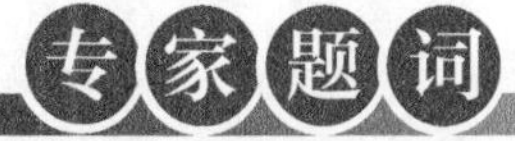


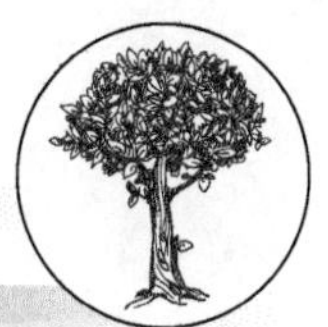

努力实践，为全面推进心血管预防与康复奋斗！

胡大一 2017.7.8

# 《睡眠管理》 编写说明

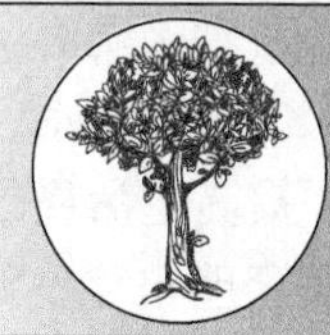

受《心血管疾病预防与康复临床路径丛书》编委会的委托，让我在丛书中牵头组织承担《睡眠管理》分册的编写任务。考虑到睡眠与心血管之间正常而密切的生理联系和睡眠障碍与心血管疾病之间的病理关系，我们接受了邀请并圆满完成了这项工作。本书副主编闫雪博士付出了巨大努力，承担了主要撰稿工作。

《睡眠管理》第一章与第二章，综述了国内外有关睡眠医学的一些基本概念及其在睡眠生理与心理方面的研究进展；第三章与第四章，作为临床心脏康复实操的睡眠管理内容，才是本书的重点。

心血管功能与睡眠之间在生理上互相联系，在病理上互相影响，而心血管疾病多种多样，整体患者群体庞大，据 2013 年国家心血管病中心发布《中国心血管病报告 2012》的数据，我国心血管病现患患者数为 2.9 亿，每 10 秒就有 1 人死于心血管病，接近三分之一。巧合的是，我国的睡眠障碍患患者数超过我国总人口的三分之一。这二者之间存在着什么样关联性，我们还需要深入研究。但公认的临床结果是，心血管疾病合并有失眠的比例很高，二者之间相互影响，严重影响患者的生命质量和临床结局。心血管病患者在睡眠中可能发生心肌缺血、心律失常、呼吸失调，甚至死亡等现象。有关专家统计，美国每年在夜间约有 37500 人发生猝死，其中约 88%的猝死与心血管疾病有关。而中国在这方面的研究显然落后于西方国家。本书提示，睡眠障碍的识别和治疗为心血管疾病患者创造了提高生活质量及改善预后的机会，因此重视心血管患者的睡眠管理非常重要。

提出问题只是其一，而针对问题提出解决办法才是关键。因此，本书第四章重点介绍了心血管疾病伴睡眠障碍的治疗问题，作为中国本土睡眠医学即中医睡眠医学的特点，在介绍各种药物疗法的同时，重点介绍了各种中医非药物疗法、心理疗法，包括本人创新的“低阻抗意念导入疗法”中“TIP 睡眠调控技术”的使用，也是本书的一大特色，期望对我国从事心血管疾病与睡眠医学诊治康复的临床医生有所帮助。

但必须说明的是，各种中医非药物疗法在针对心血管疾病睡眠管理中的作用，目前大多数还停留在临床经验积累上，还缺乏有说服力的临床实证研究过程，使用过程中也缺乏有针对性的规范程序，期待本书出版之后能够在这方面起到一定的引导作用。

**汪卫东**

2017 年 9 月

# 《烟草干预》 编写说明

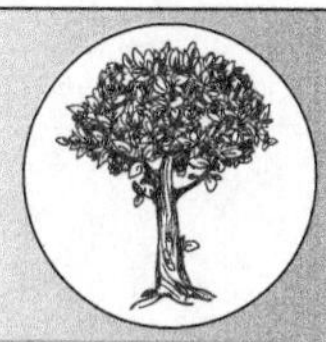

戒烟可以改善生活品质，降低心血管疾病的发病和死亡风险。戒烟在长期获益方面至少等同于目前临床常用的一些心血管病预防药物，如阿司匹林和他汀，也是降低发病率、挽救生命最经济、最有效的干预手段。作为冠心病一级预防和二级预防的最理想干预的危险因素之一，戒烟具有优良的成本-效益比，已经形成一系列专业的干预方法。然而，戒烟的道路漫长、坎坷、艰难而又遥远，在某些人群中或在某个体身上，戒烟的结果有时甚至遥不可及，因此，在大力宣传推广戒烟的同时，还要现实地看到控烟的重要性。

无论是戒烟还是控烟，都好比军队打仗一样，既要注重结果，也要关注过程，战斗打胜了损失太多不行，没有正确的战略战术，再强大的军队也会打败仗。因此，本书的编写内容既包括了戒烟和控烟的基础理论、戒烟指南和临床研究，也包含了戒烟和控烟的实战技巧和方法，其中在实战篇里加入了成功的案例。

本书编写的主要目的是为参与戒烟和控烟工作的广大临床医生提供一部专业书籍，一本具体的戒烟方法和技巧的教材，并提供各类戒烟门诊治疗案例和情景对话，以提高我国心血管医生戒烟或控烟干预能力。

杭州市第一人民医院 | **王宁夫**

2017 年 9 月

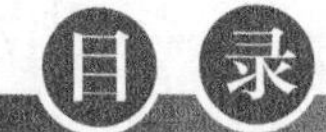


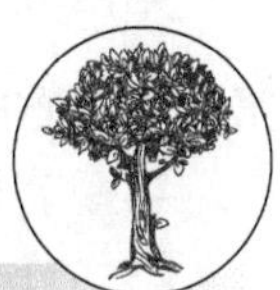

## 睡眠管理

## 戒烟干预

# 睡眠管理

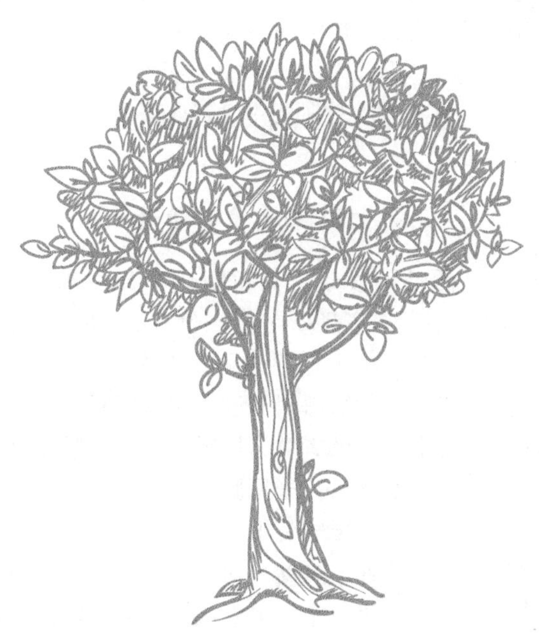

第一章

# 睡眠医学概论

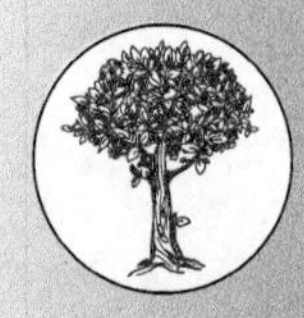

人的一生中约 1/3 的时间是在睡眠中度过，以保证机体各种生理功能的正常与稳定。睡眠的意义在于调节人体与环境的昼夜变化，使其协调统一，以保证人体生理和生态活动的相对稳定，提高人体的免疫能力。睡眠涉及人体的生长发育、健康与疾病、夜班工作疲劳，移动人员的时差效应等等。睡眠涉及医学、心理学和文化等多方面学科领域。从古至今，无论是西方还是我们中国，均有大量关于睡眠的记载。

## 第一节　睡眠的基础研究

### 一、大脑皮质的电活动

大脑皮质电活动的发现，为睡眠医学研究奠定了基础。1929 年，德国精神病学家汉斯·伯杰（Hans Berger）在人头皮上记录到脑电活动，极大地促进了睡眠医学的研究与发展。在发现脑电活动以前，判断睡眠深度多采用听觉、视觉或痛觉刺激的方法，根据引起受试者觉醒所需要的刺激强度来判断睡眠深浅。自发现脑电活动后，采用脑电记录研究睡眠深度，其结果准确可靠，无须使用影响受试者睡眠的强刺激，并且可以连续观察自然睡眠的特征。从此，对于睡眠的观察与研究有了客观、公认的标准。经过几十年的发展，已经研制出能够同时记录脑电图、肌电图、眼动电图、心电图、呼吸气流与呼吸运动图、鼾音检测器和阴茎勃起功能等多项生理指标的仪器。1974 年，Jerome Holland 将其命名为多导睡眠图（polysomnography，PSG）。目前，多导睡眠图已经成为睡眠障碍诊断、鉴别诊断和疗效观察的重要手段。

## 二、快速动眼睡眠

快速动眼睡眠期的发现，是睡眠医学发展的重要里程碑。

1953 年，美国芝加哥大学的 Kleitman 和 Aserinsky 发现并明确了快速动眼睡眠期的存在，证实了 1937 年 Loomis，Harvey 和 Hobart 提出的周期性睡眠模式的假说。相对应地将无快速动眼的睡眠阶段，称之为非快速动眼睡眠期。1957 年，Kleitman 和 Dement 进一步将非快速动眼睡眠分为 1～4 期，分别代表入睡期、浅度睡眠期、中度睡眠期和深度睡眠期。

快速眼动睡眠期的发现，引起了临床与基础研究工作者的极大兴趣和广泛重视，许多科学家在此基础上进行了广泛深入的研究。自此睡眠的发生机制、生理意义和睡眠与梦的关系等各方面的研究都有了飞速发展，使人们对于睡眠的本质有了新的认识；尤其是发现在快速动眼睡眠期消化性溃疡患者的胃动力与分泌功能增强，快速动眼睡眠期相关阴茎勃起，以及据此鉴别器质性和功能性勃起障碍等，说明快速动眼睡眠期的发现及其影响，远远超出了神经科学本身，它对于睡眠生理学、睡眠生物化学、睡眠药理学、睡眠病理学以及睡眠内分泌学等方面都产生了深远的影响。提示睡眠与睡眠障碍本身已经成为一门独立学科。从此，睡眠医学研究走向了更加科学和规范的道路。

## 三、梦　境

梦境研究打开了通往精神世界的一扇窗口。

1953 年，Kleitman 和 Serinsky 在发现快速动眼睡眠的同时，还观察到做梦与快速动眼睡眠间具有密切的关系，其文章在《科学》（*Science*）发表，成为现代睡眠研究的奠基石。之后的大量研究显示，将受试者从快速动眼睡眠中唤醒，约80%的人叙述正在做梦，而从非快速动眼睡眠中唤醒，却仅有不足 20%的人叙述在做梦。大部分人认为，在非快速动眼睡眠期体会到的梦只是类思考的体验，与在快速动眼睡眠时体验到的有影像的梦体验是不同的；但也有人认为，在非快速动眼睡眠中的梦是快速动眼睡眠中梦记忆的残留。在明确了梦与快速动眼睡眠之间的关系后，关于梦的实验研究基本上是以快速动眼睡眠作为做梦的标志，这就使得对梦的科学研究进入以实验室观察研究的新时代。可以说研究梦的生理学，很大程度上就是研究快速动眼睡眠的生理学。由于人在做梦时伴随出现的快速眼动、肌紧张消失，以及脑桥网状结构、背外侧膝状体和枕叶皮质（ponto-geniculo-occipital，PGO）周期性高幅放电等客观可以确认的生理学特点，在绝大多数哺乳动物也会出现，所以研究人员认为哺乳动物也会做梦，只是它们不能像人一样陈述梦境而已。自此，对梦的生理学研究也就从单一以人为研究对象，扩展到动物模型研究；亦将梦的生理学研究从非侵入性方法，发展到侵入性研究阶段；同时把梦的生理学研究从临床脑电图、肌电图、眼动图等传统研究，发展至细胞水平的显微研究；特别是细胞内微电极记录的发展，使梦的生理学研究进入了一个崭新的阶段。与传统研究方法相比，细胞水平生理学有更多、更深入的发现，给传统研究时的一些基本概念注入了新的内涵，比如做梦与非快速动眼睡眠和快速动眼睡眠之间的关系，提出了新的解释依据；也使得一些睡眠疾病或综合征有了更多的病理生理学证据。

经过近 50 年广泛深入的研究，目前对做梦时出现的大部分生物物质已经确认，这就有可能去进行再现梦的实验研究。

随着睡眠实验研究条件的进一步完善，实验研究手段的进一步提高，以及研究者持之以恒的工作，通过对梦的科学研究，打开了一扇通往精神世界的窗口。正像许多研究者当初预言的那样，通过对梦的科学研究，最终将有助于揭开精神障碍的奥秘。

## 四、睡眠与觉醒机制

### （一）被动传入机制的提出

1834 年，苏格兰医生 Robert Macnish 出版了《睡眠哲学》一书，明确提出睡眠是一个被动过程，而觉醒是主动过程。其基本观点认为睡眠的发生是由于觉醒状态的停止。

1935 年，比利时神经生理学家 Bremer 观察了猫脑干不同水平横切后脑电图和瞳孔变化，即孤离脑（在上、下丘脑之间作中脑完全横切）和孤离头（在延髓与脊髓交界处横切）实验，结果仍然认为睡眠是由于脑缺乏感觉激动而引起的被动过程。

20 世纪 40 年代末，Moruzzi 和 Magoun 采用局部损毁方法代替脑干完全横切，发现仅切断特异性感觉上行通道时，睡眠和觉醒节律未见明显改变；但当损毁脑干中轴部位，中断网状结构向嘴端的投射时，则可导致脑电图呈现持续的 δ 波和动物昏迷。这些发现有力地支持了睡眠与脑干上行网状激活系统功能有关的观点。但是，夜间睡眠时出现感觉输入减少，这也许可解释成是上行网状激活系统的关闭，而早晨的觉醒通常并不一定需要有感觉输入的增加。因此，这些观点仍然不能圆满解释睡眠与觉醒发生机制。无论是强调特异性感觉冲动的输入，或是强调网状结构的紧张性神经冲动，其共同点都是将睡眠视为被动过程。

### （二）主动调节机制的提出

大量研究证明，睡眠不是觉醒状态的简单终结，而是中枢神经系统产生主动调节过程。著名生理学家巴甫洛夫提出，睡眠是由于皮质产生的抑制扩散至全脑所致，但仍无法解释快速动眼睡眠期脑电十分活跃的现象。

1931 年，瑞士学者 Hess 发现用低频电刺激猫丘脑，能导致猫深睡，若刺激下丘脑后部能导致觉醒。提示，睡眠与觉醒机制是一个双重调节系统，包括开启觉醒状态和开启睡眠状态两部分。

1958 年，Batini 等在探讨网状结构上行激活系统功能时发现，脑干网状结构的头端含有维持觉醒所必需的神经元；而脑干尾侧则包含能诱发睡眠的特定区域。随后证明，脑干内存在特定的睡眠诱导区，位于脑桥中央水平与延髓尾侧之间，它们包括中缝核、孤束核、蓝斑以及网状结构背内侧的一些神经元。这些核团发出的上行纤维，对于脑干网状结构的上部产生抑制性的影响。近年研究认为，这些结构共同组成了脑干上行网状抑制系统，脑干上行网状抑制系统与上行网状激活系统功能的动态平衡，调节着睡眠与觉醒的相互转化。因此，睡眠是中枢神经系统产生的主动调节过程，这一理论已经获得公认。

**（三）睡眠体液调节机制的提出与证实**

早在 2000 多年前，亚里士多德（Aristotle）认为睡眠产生是由于白天活动导致代谢产物蓄积的结果，在睡眠时可将其分解清除。1913 年，法国生理学家 Legendre 和 Pieron 的实验结果为此提供了证据。他们将剥夺睡眠 6~12 天后出现深度睡眠犬的脑脊液注入正常觉醒犬的脑室内，能够使后者进入睡眠状态。Pieron 认为，活动时脑中某些物质积聚，达到足够浓度便引起睡眠，并将这种假设的内源性催眠因子命名为催眠毒素（hypnotoxin）。

20 世纪 60 年代，Papenheimer 等在剥夺睡眠的山羊的脑脊液中提取到一种相对分子质量为 350500 的肽类物质，将其灌注到正常山羊、猫、大鼠、兔的脑室后，可以引起非快速动眼睡眠，此种物质被称为“睡眠因子”。随着生物化学技术的发展，目前已经明确5-羟色胺（5-HT）缺乏、去甲肾上腺素（NA）和乙酰胆碱（Ach）等神经递质参与睡眠与觉醒的调节过程。中缝核头部的5-羟色胺能神经元参与产生和维持非快速动眼睡眠，而蓝斑核尾部的去甲肾上腺素神经元及低位脑干背盖部的乙酰胆碱能神经元，则在中缝核尾部5-羟色胺能神经元的触发下，产生快速动眼睡眠。这三种神经递质的交互作用导致觉醒与睡眠及非快速动眼睡眠与快速动眼睡眠的周期性。进一步的研究还发现，参与睡眠与觉醒体液调节的物质还有免疫因子、激素和肽类物质等。

**（四）睡眠-觉醒的生物钟调控基因及结构揭秘**

近年来分子生物学飞速发展，研究证实哺乳动物体内存在有8个生物钟基因，其中*hPER2*基因可能与人的睡眠时相提前综合征（ASPS）有关；*hPER3*基因可能与人睡眠时相延迟综合征（DSPS）有关，并揭示了动物和人体生物钟主要位于视交叉上核（SCN），通过底室旁带（SPZ）和下丘脑室旁核（DMH）控制睡眠-觉醒昼夜节律，与其他生物节律并不同步；除SCN外，在中枢和外周尚存在着控制其他生物节律及睡眠-觉醒周期的结构，如松果体等。

## 第二节　睡眠的临床研究

### 一、睡眠障碍的临床诊断

自人类有文字以来，就有关于睡眠相关知识的记载。我国东汉末年，《伤寒论》中论述失眠（不得眠）的条文有10条，包括“虚烦不得眠”（第76条），“胃中干，烦躁不得眠”（第71条）、“喘冒不能卧者”（第242条）、“心中烦，不得卧”（第303条）、“必怵惕烦躁，不得眠”（第221条）、“直视不能眴，不得眠”（第 86 条）、“心烦不得眠，下利、渴咳而呕渴（第 319 条）、“昼日烦躁不得眠”（第 61 条）、“烦躁不得卧寐”（第 300 条）、“下利厥逆，躁不得卧者”（第 344 条）等。

在《伤寒论》中论述的嗜睡（多眠）有 7 条，如“多眠睡，鼻息必鼾”（第 6 条）、“但欲眠睡，目合则汗”（第 268 条）、“欲吐不吐，心烦，但欲寐”（第 282 条）、“脉微细沉，但欲卧”（第 300 条）、“但欲寐”（第 281 条），神清熟睡“脉浮细而嗜卧者，外已解也”（第 37 条），神昏沉睡“阳明中风……鼻干，不得汗，嗜卧”（第 231 条）等。

根据《伤寒论》中的提法，证见整日昏沉，旋即入睡，经常出汗，身体沉重，眠中鼻鼾，语言难出，为“邪热亢盛，灼伤神明”所致。但参照现代睡眠疾病来分析，此病极像睡眠呼吸暂停综合征。

汉·华佗《中藏经》中记载了许多与睡眠有关的证候、病名以及疾病伴随的睡眠障碍。《水法有六论》中提出：“有寤而不寐者，有寐而不寤者，……状名不同，皆六腑也。”说明六腑病变可以引起“不寐”“不寤”。《论肝脏虚实寒热生死逆顺脉证之法》中认为：“睡中惊悸”是“肝中热”的表现。两晋时期陈延之《小品方》中列有“盗汗”“夜啼”的治法。书中还有灸遗道治疗“遗尿”的灸疗处方。

隋·巢元方《诸病源候论》是一部专门阐述中医病因、病机、病变与证候的专著。全书共有 50 卷、分 67 门，计 1739 论。其中涉及睡眠疾病的专论分别散在于第二卷鬼魅候；第三卷虚劳不得眠候，大病后不得眠候；第四卷虚劳喜梦候；第八卷伤寒病后不得眠候，伤寒梦泄精候；第二十二卷霍乱烦躁不得眠候；第二十三卷卒魇死候、魇不寤候；第二十四卷鬼注候；第二十卷失枕候；第三十一卷嗜眠候、鼾眠候；第四十卷梦与鬼交通候；第四十五卷为鬼所持候；第四十七卷夜啼候、惊啼候、偃啼候；第四十九卷遗尿候。此外，在许多证候中也兼有睡眠障碍。

在西方，早期有关睡眠医学和睡眠研究中最突出的重要观察，是 Economo 关于“昏睡病”的记录和 Pavlov 在条件反射实验中观察到犬陷入深睡的现象。

在 1880 年，Gelineau 首次报告了发作性睡病，虽然在 1916 年 Henneberg 使用“猝倒症”这一术语来命名那些发作性睡病症状中的情感性肌无力患者，但 Gelineau 仍然是完整地收集与描述这一综合征中各种临床表现的第一位学者。

1960 年，Vogel 首次正式报告了发作性睡病患者存在睡眠始发的快速动眼现象。

1963 年，Fischgold 在巴黎主持召开了睡眠研讨会，来自法国、意大利、比利时、德国和荷兰的学者特别关注睡眠相关性癫痫、睡行症与睡惊症。

1965 年，Fischgold 出版了《夜间正常睡眠与病理性睡眠》一书。为了解睡眠减少对于机体生理功能的影响，Patrick 和 Gilbert 首次对人进行睡眠剥夺研究，以后许多研究表明，睡眠剥夺可对多项心理、生理功能产生重要影响。

值得注意的是，临床最常见的睡眠呼吸暂停综合征的首次描述者并非临床医师，而是英国著名作家狄更斯。1836 年狄更斯在小说《匹克威克外传》中详细地描述了主人公 Pickwick 的特征：肥胖、响亮的鼾声、白天嗜睡等。

1956 年，Burwell 等将具有嗜睡和过度肥胖等一组症状者，命名为 Pickwick 综合征。直到 1965 年，关于睡眠呼吸暂停综合征的正式报道才分别见诸于法国与德国的医学期刊。

1978 年，Lugaresi 等出版了关于《过度睡眠与周期性呼吸暂停》的专著。近年来，睡眠呼吸暂停综合征由于发病率高、危害性大而受到广泛重视，目前认识到该病属于系统性疾病，可累及全身各个脏器，并可能是糖尿病、高血压、心脑血管病、阳痿等多种疾病的共同危险因子，而且随着人群中肥胖体型的增加，该病发病率逐步上升。因此，日本学者提出“睡眠呼吸障碍将是21世纪的国民病”，对其进行诊断与治疗的研究将会越来越受到临床工作者的重视。

1997年9月，在德国 Marburg 举行的第五届世界睡眠呼吸暂停会议上，再次讨论了睡眠呼吸暂停综合征的诊断标准，这对于临床与科研工作具有重要指导意义。

1967年，在意大利的 Bologna 召开了睡眠研讨会，并出版了《人类的异常睡眠》。这次会议和专著内容涉及睡眠医学领域中的广泛问题：失眠、睡眠呼吸暂停、发作性睡病和周期性肢体运动障碍等。许多从事睡眠研究的专家对于这次会议给予了高度评价。在科学技术飞速发展的今天，社会竞争日益激烈，城市化进程在不断加快，现代化带来快速的生活与工作节奏，已经对人类睡眠产生巨大影响。

2002年，世界精神卫生学会在全球23个国家和地区进行了一次大规模国际睡眠流行病学调查。结果显示，我国普通人群中有45.4%的人存在失眠问题，与欧美相近。提示，失眠已严重困扰人类的生活。失眠不仅危害健康，也危害家庭与社会，所以失眠不仅是医学问题，也是社会问题，应当引起全社会的高度重视。

## 二、睡眠障碍的临床治疗

睡眠障碍的药物治疗研究更多的是集中在失眠方面。我国古代就发现某些中草药具有镇静安神作用，并将不眠分为不同的临床类型进行辨证施治。

《山海经》所反映的是春秋战国时期的成果，而以战国最为突出，《山海经》中有关于“鮯鱼，食之不眠；䳋䳜，食之无卧”的记载。可以说这是促眠与促醒药物的最早记载。《论语》中有提及“卧不尸”的语句，指出仰卧睡觉对人的身体健康不利。

祝由是用祝说病由的心理调解方法以治疗患病者。祝说，就是装出一副能通鬼神之事的模样，祷祝鬼神消灾免难，解除患者患病时的痛苦。《杂禁方》是马王堆三号汉墓出土的竹简医书中篇幅最短的一部，全文仅130个字。主要叙述怎样使用符咒的方法来治疗夫妻不和、婆媳相斗、婴儿啼哭及多噩梦等。

唐·孙思邈《备急千金要方》论述了脏腑虚实与睡眠障碍的关系，指出“大病后虚烦不得眠，此胆寒故也。宜服温胆汤。”“治心实热，惊梦，喜笑，恐畏，惊惧不安，竹沥汤方。”“治心实热，口干烦渴，眠卧不安，茯神煮散方。”鳖甲汤“治邪气，梦寐寤时涕泣，不欲闻人声，……。”别离散，“治男女风邪，男梦见女，女梦见男，悲愁忧恚怒喜无常，或半年数月一发动者方。”补气汤，“主心气不足，多汗心烦，喜独语，多梦不自觉，……。”小定心汤，“治虚羸，心气惊弱多魇方。”大定心汤，“治心气虚悸，恍惚多忘，或梦寤惊魇，志少不足方。”大镇心散，“治心虚惊悸，梦寤恐畏方。”镇心丸“治男子妇人虚损，梦寤惊悸，或失精神……。”小镇心丸，“治心气少弱，惊虚振悸，胸中逆气，魇梦参错，谬忘恍惚方。”此外，在脾虚实、肾虚实，阴阳表里虚实中也提到“不得眠”等睡眠障碍。孙思邈的《千金翼方》中不仅有治“梦寤惊悸，失精”的镇心丸；治“梦与鬼神交通，失精、惊恐虚乏”的大建中汤；还有治疗多睡的镇心醒益智方、止睡方，提示麻黄、白术有促醒作用，这与后世一些本草学家研究发现麻黄、白术具有兴奋性的功用类似。唐·孙思邈在《备急千金要方》中十分重视睡眠养生问题。孙思邈对睡眠的环境、方法、姿势，睡眠前后应注意的事项等，都作了一系列富有科学性的规定。在睡眠姿势上，要求“眠作狮子卧”并注出，“右脏胁着地坐脚也”，也就是说取右侧卧位，下肢曲膝的姿势，这种睡眠姿势是现在多数学者公认的最佳姿势。

辽夏金元是中国历史上少数民族掌握国家最高权力的时期，各民族人民在战争中相互融合，促使医学的发展出现了学派争鸣的局面，以往对病因、病机的解释和当时盛行的经方，已经不能适应临床的需要。当时一些医家产生了“古方不能今用”的思想，刘完素、张元素、张从正、李杲、王好古、朱震亨等医家相继兴起，他们从医疗实践中对医学理论做出了新的探讨，阐述了不同的认识，创立了各自的理论学说，特别是他们独到的临床治疗方法，在睡眠医学临床方面也有所体现，我们可以从这些医家的学术思想和学术著作中有所发现。

刘河间以火热病机立论，用“亢则害，承乃制”的思想，认识疾病、诊断疾病、考虑疾病的标本逆从，阴阳分辨地进行思维。他认为梦呓、多梦是内有郁热。《素问玄机原病式》云：“寐而多言者，俗云睡语，热之微也。若热甚，则虽睡寐，而神昏不清，则谵妄也。自汗惊悸咬牙皆然。所谓寐则营卫不能宣行于外，而气郁于内，是故里热发也。夫上善若水，下愚如火，故六欲七情，上善远之，而下愚迁之。其梦中喜怒哀乐惧恶欲之七情，非分而过，其不可胜者，寐则内热郁甚故也。凡人梦者，乃俗云梦中之梦，离道愈远，梦之觉者，尚为道之梦也，故成道是为大觉，则六欲七情，莫能干也。古人言梦者，神迷也。热病而能迁七情者，水衰道远故也。”此外，刘河间的《伤寒标本心法类萃》中也提到了“伤寒懊侬、虚烦、不得眠”的治疗方法。

金元间的李东垣是治脾胃病的大家，尤其强调脾胃与元气的关系，在其所著的《脾胃论·卷下·摄养》中提出了睡眠与被褥饮食的关系：“夜不安寝，衾厚热壅故也，当急去之，仍拭汗，或薄而不安，即加之，睡自稳也。饥而睡不安，则宜少食，饱而睡不安，则少行坐。”该书中还记载了“食入则昏冒欲睡，得卧则食一边”，认为这是由于“升发之气不行”所致。《医学发明》在补益肝肾丸所治证中列举了“寝汗憎风”

"卧而多惊"，并给予相应的方药。他在《脾胃论·脾胃盛衰论》中提到："或妄见，妄闻，起妄心，夜梦亡人，四肢满闭转筋，皆肝木火盛而为邪也。"他对梦的论述，多与脾胃相关，这与其重视脾胃思想是紧密联系在一起的。在《兰室秘藏》中"补气升阳和中汤"条提到因肢体麻木而产生失眠的治疗。

金元间张从正以应用汗吐下法著称，其著作中不仅有失眠、嗜眠等病治法，而且首先在医案中别立不寐一门，使睡眠之疾跻于内科诸证之列。张从正在《儒门事亲》中说："思气所至，为不眠，为嗜卧，……。"可见情绪因素可以影响睡眠。他还提到了中医心理治疗的方法，如思胜恐治惊恐（《儒门事亲·惊一百三》）、喜胜悲治因忧结块（《儒门事亲·因忧结块一百》）以及用移情易志的方法治疗失眠。在《儒门事亲·夜啼八十二》中提到小儿夜啼的治疗方法是："夫小儿夜啼不止者，当用灯花一枚研细，随乳汁下，并三服。则每服灯花一枚，服罢此药，于静室中卧一两日，则止也。"还提到腰胯痛可以影响睡眠，其中尤以《儒门事亲·不寐一百二》和《儒门事亲·儿寐不寤一百四》最具代表性。

明·李时珍《本草纲目》（1593）在篇首特列出了治失眠的药物30种，治多眠的药物39种；有方前者9首，后者4首。李时珍还在《奇经八脉考》中引述了前人对失眠、嗜卧的论述。在《本草纲目》中还有治"夜多噩梦""鬼魇不寤""健忘"等方面的方药，这些宝贵经验是明以前经验的总结。

但是，使失眠药物研究获得重大进展的还是近代西医的进步。随着医药工业发展，不断有新的催眠药物问世，如：1860年的水合氯醛，1870年的溴化剂，1880年的副醛，1900年的巴比妥类，1960年的苯二氮䓬类，1980年的佐匹克隆（zopiclone）与唑吡坦（zolpidem），1994年的扎来普隆（zaleplon）。新产品的疗效不断提高，不良反应逐步减少，新药研究的最终目标是使药物诱导的睡眠越来越接近于生理睡眠。

1930 年起，强效兴奋剂用于治疗发作性睡病。

1960 年起，抗猝倒药物用于临床，后来发现三环类药物也可以缓解猝倒、睡眠麻痹和入睡前幻觉，并能有效地减少发作次数。目前常用于治疗发作性睡病的药物有苯丙胺、哌醋甲酯、莫达非尼、氟西汀等，可以使大部分发作性睡病患者从中受益。睡眠障碍的手术与物理治疗研究更多的是体现在睡眠呼吸障碍方面。睡眠呼吸障碍是现代睡眠障碍领域中最引人注目的重要分支，是 20 世纪末颇受重视并已在许多方面取得成果的疾病。由于睡眠呼吸障碍机制主要是上呼吸道阻塞，因此，Kuhlo 等对特别肥胖者，首创气管切开术来绕过睡眠时的上呼吸道阻塞，由此开创外科治疗阻塞性睡眠呼吸暂停的先河。

1981 年 Fujita 等提出悬雍垂软腭成形术，之后手术方式与手术效果不断提高，最有成效的进步是无创通气技术的问世。

自从 20 世纪 70 年代起人们就开始研究和应用呼吸道正压通气来治疗呼吸道疾病，而应用经鼻持续呼吸道正压通气（continuous positive airway pressure，CPAP）技术来治疗阻塞性睡眠呼吸暂停则是一大创举。

1981 年澳大利亚悉尼大学的 Sullivan 等首先报告了使用经鼻持续呼吸道正压通气技术成功治疗阻塞性睡眠呼吸暂停的结果，之后便携式呼吸道通气装置等新产品不断问世，由此进入了利用电子设备治疗睡眠呼吸障碍的新时代。这也是从现代科学技术发展中获益最大的睡眠障碍类疾病之一。

## 第三节　多导睡眠监测技术

多导睡眠仪（polysomnography）一词最早由美国斯坦福大学 Holland 医生提出，是一项同时记录多项睡眠生理参数，并进行睡眠疾病诊断的一个技术。该技术最初起源于脑电图记录。1953 年 Aserinsky 和 Kleitman 发现了睡眠中快速眼动。在此基础上于 1978 年在美国一个实验室里，首次采用脑电图结合眼动，用于睡眠疾病诊断，这便是多导睡眠仪的雏形。时至今天，多导联睡眠仪逐步完善，已经成为临床上诊断睡眠疾患最主要方法。

动态脑电图记录不同于多导联睡眠监测记录。动态脑电图主要是记录并发现异常的皮层生物电节律，目前主要应用于癫痫的诊断。而多导联睡眠仪中的脑电是用来判别睡眠的状态，区别微觉醒。因此多导睡眠监测仪除了脑电外，还包括眼电、肌电等神经电生理信号和用于监测呼吸和心血管等的参数。

并不是所有疾病都可采用多导睡眠仪诊断，它经常被用于诊断的是睡眠呼吸紊乱相关疾病，包括睡眠阻塞性呼吸暂停低通气综合征，中枢性睡眠呼吸暂停综合征等。此外多导睡眠仪也可用于呼吸机压力滴定。由于慢性肺病导致的夜间睡眠低氧血症，若伴有上气道阻塞也应使用多导睡眠仪监测。针对没有明显的暂停、微觉醒、白天嗜睡等睡眠呼吸紊乱相关的症状，但是伴有打鼾、肥胖、系统高血压或夜间心律失常等也建议行多导监测。

在排除不宁腿综合征前提下，以失眠、白日过度嗜睡为表现的周期性腿动，也建议行多导联睡眠监测。检查主要目的不但要确定腿动出现的频率，更要确定微觉醒出现的频率，因为腿动在某些正常人，尤其是老人也很常见，但无显著临床意义。而不宁腿综合征的诊断通常依靠临床病史，多导图对此诊断并无特别意义。

用于诊断发作性睡病或原发性嗜睡综合征的多次小睡试验也是通过多导睡眠仪实现的，关于本试验具体操作将在本章第三节具体叙述。多导联睡眠监测没有被列为失眠的常规检查，但是有时候为了区别是真正原发性失眠，还是由于周期性腿动或睡眠呼吸紊乱引起的失眠可以通过多导睡眠监测仪进行鉴别诊断。

对于睡眠行为异常、睡眠癫痫的多导睡眠仪检查需要增加脑电、肌电导联，并持续录像记录。

## 一、多导睡眠仪

### （一）睡眠状态

通过脑电、眼电、和肌电等导联可以分析睡眠结构和努力呼吸相关微觉醒，以评价睡眠状态。

1. 脑电图（EEG） 脑电电极安装位置可参考国际脑电标准“10-20”系统进行设定，PSG 脑电通常选择 C3/A2、C4/A1、O1/A2、O2/A1，必要时还可增加脑电导联，走纸速度 10mm/秒，为了减少干扰信号，头皮与电极间电阻要低于 5000 欧。

2. 眼电图（EOG） 多导睡眠仪的眼电一般为两导，即 ROC/A1，LOC/A2，LOC 和 ROC 分别在左右眼外眦约 1cm 处，是用来区别快速和缓慢眼动，判别快速动眼睡眠的重要标志。

3. 下颌肌电图（EMG） 通常安放在颌下肌或咬肌区域，用于记录颌下肌 EMG 肌电，可以辅助睡眠分期。EMG 的信号可收到皮下脂肪量，肌肉张力，年龄等因素影响。

### （二）呼吸系统相关参数

1. 呼吸气流 目前有口鼻气流和热敏电阻两类。热敏电阻由恒定微弱电流供电，其阻抗随着呼出气流温度变化而变化，可定性反映呼吸气流从有到无的变化，但是其缺点是容易收到周围温度影响，且不能很好反映呼吸幅度。鼻气流感受器可通过感受鼻腔压力变化判断气流起始和终止，且临床上通常用鼻气流管代替，简便易行。但是如果遇到以口呼吸为主的患者会使敏感性降低，且如果鼻部有病变如闭塞或中隔偏曲时，信号会受到影响，两种方法各有优缺点，可结合临床具体对待。

2. 胸腹运动　①感应性体积描计法：胸腹带中放置了传感器，胸腹容积变化影响了传感器直径和感应系数，从而记录了呼吸运动的肺容积改变的呼吸图形。②呼吸阻抗体积描计法：人体呼吸运动时候，胸廓运动会引起电阻变化，记录分析这种呼吸阻抗变化，经过处理获得呼吸动态波形描述，并反映呼吸频率。③变形测量法：在患者胸腹放置有导电体的弹性伸缩导管，呼吸运动时候导管变形，导体发生电流、电阻改变从而反映呼吸运动。

3. 经皮脉搏血氧饱和度　本法可通过监测经毛细血管床氧合血红蛋白和去氧血红蛋白的吸收数量，计算出 $PO_2$ 的值，但是对于血红蛋白病或外周血管病记录会出现误差。

4. 鼾声　鼾声可提示上气道狭窄，呼吸阻力增加。断续不止的鼾声是呼吸暂停一个特别表现，通常可通过麦克记录鼾声并进行声音频谱分析，有助于鉴别单纯性打鼾或呼吸暂停。

5. 食管内压　目前大多数实验室不常用，但是它是诊断上气道阻力最佳方法，也是鉴别中枢性和阻塞性睡眠呼吸暂停的“标准”。

6. 心电图　通常记录单导心电信号，主要可诊断心律不齐。

7. 运动事件　胫骨前肌的 EMG，可以评价患者是否存在周期性腿动或不宁腿综合征，是睡眠呼吸暂停和其他睡眠疾病的重要鉴别方法。

8. 体位　可显示被试者睡眠各个时期的体位。分析呼吸事件是否与体位密切相关。

在各个电极导线连接完毕后，可启动多导睡眠仪，进行生物定标，包括眼睛向上下左右看眨眼，闭眼 30 秒观察 α 波，深呼吸观察胸腹运动变化，足背屈观察胫骨前肌运动。

**（三）多导睡眠仪监测系统临床应用范围**

1. 睡眠呼吸暂停障碍性疾病（阻塞性睡眠呼吸暂停综合

征、中枢性睡眠呼吸暂停综合征、混合性睡眠呼吸暂停综合征、肥胖低通气综合征等）。

2. 失眠（精神心理性失眠、特发性失眠、高原性失眠）。

3. 发作性睡眠病、周期性嗜睡症。

4. 睡眠肢体运动障碍（夜间周期性腿动、不宁腿综合征、夜间腓肠肌痉挛）。

5. 药物引起的睡眠障碍（酒精依赖性睡眠障碍、兴奋剂依赖性睡眠障碍等）。

6. 生物节律紊乱引起的睡眠障碍（轮班不适综合征、睡眠时相前移综合征、睡眠时相后移综合征、时差综合征等）。

7. 精神疾病引起的睡眠障碍（焦虑症、抑郁症、疑病症、恐怖症、精神分裂症、创伤应激综合征等）。

8. 觉醒障碍（错乱觉醒、睡行症、夜惊症等）。

9. 睡眠神经障碍（偏头痛、睡眠癫痫、帕金森综合征、老年性痴呆等）。

10. 睡眠相关性心血管异常（睡眠相关性窦性心律失常、睡眠相关性心肌缺血等）。

11. 睡眠相关性呼吸疾病（慢性阻塞性肺疾病、睡眠相关性哮喘等）。

12. 睡眠相关性消化疾病（反流性食管病等）。

13. 其他与睡眠相关的疾病。

## 二、成人睡眠结构

人类的脑活动分为3种状态，即清醒状态（wake）、非快动眼睡眠状态（non-rapid eye movement sleep，NREM Sleep）和快动眼睡眠状态（rapid eye movement sleep，REM sleep）。其中NREM睡眠又可进一步分为1—3期。一个正常成年人由觉醒经过10～30分钟后的睡眠潜伏期后开始入睡，先进入NREM睡眠——睡眠由浅入深，分为3期，即1—3期。1期睡眠是介于睡眠与觉醒之间的过渡期，属浅睡，不少人在此睡眠期时常认为自己还未入睡；2 期睡眠属中度睡眠；3 期睡眠属深度睡眠，也称慢波睡眠。然后，睡眠由深变浅，通常由 2 期进入 REM 睡眠，形成 NREM/REM 睡眠的第 1 个睡眠周期。自 1 期睡眠开始到 REM 睡眠出现的时间，是 REM 睡眠潜伏期，正常为 70~90 分钟。REM 睡眠结束后，又重复以上规律，睡眠转入第 2 个 NREM/REM 周期。全夜正常睡眠可有 3~6 个周期。一般老年人的周期数较年轻人少。婴儿可直接从觉醒进入 REM 睡眠。随着周期的增加，NREM 睡眠的 3 期时间逐次缩短，甚至消失；而 REM 睡眠的时间则逐次延长，在第一个周期中可以仅有 1~2 分钟，而到末次周期可长达 0.5h 以上。其中，NREM 1 期睡眠时间约占 2%~5%，NREM 2 期睡眠时间占 45%~55%，NREM 3 期占 20%左右。REM 占睡眠 20%~25%左右。

健康成人的睡眠分期仍然沿用 1968 年 Rechtschaffen A 和 Kales A 两位作者总结的标准，一般称为 R&K。睡眠分期的基本原则是将整夜睡眠期间的生理记录人为地划分为数百个 30 秒一帧的记录，逐帧进行分期。具体到某一帧记录的分期时，首先需要寻找脑电记录上是否存在特征性波形。

第二章

# 睡眠生理与心理

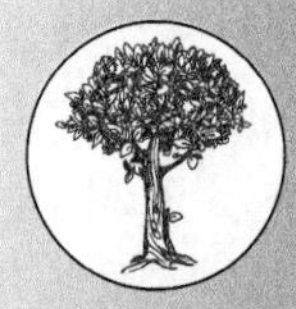

## 第一节　睡眠与觉醒节律

### 一、概念与历史

睡眠与觉醒节律是生物节律的一种，也是一种重要的生理节律。这一试验始于18世纪，但之后未能对生物周期作用作出认识。直至1729年，法国科学家Mairan对含羞草昼开夜闭的24小时生理节律进行了证明，并把这种节律周期与睡眠和觉醒节律相联系。当时这些试验及报告未被重视，直至几十年后，又被后人所证明。

在睡眠与觉醒节律的生物钟研究中，Aschoff贡献可能更大，首先观察和发现了昼夜体温变化。Aschoff等人观察到了午后和傍晚前体温达到最高点，凌晨4—5时为最低点，最大可相差一度，多数波动在0.5℃。在正常情况下，体温昼夜节律和睡眠与觉醒节律是同步的。但通过人为因素干扰试验，可发现他们有分离现象。从而提出睡眠与觉醒节律和体温节律既有协调性，又有独立性。

1939年，现代睡眠研究之父美国N. kleiteman教授出版了《睡眠与觉醒》一书。他1895年生，建立了世界上最早，现在也是世界最大的睡眠实验室。

1939 年 Ranson 在损坏猴子的下丘脑侧部后，猴子就处于昏睡状态，认为下丘脑与睡眠觉醒有关，之后 Hess 研究认为下丘脑内存在睡眠中枢。

Aschoff 等人于 1962 年首次以隔离的人进行睡眠与觉醒节律研究实验，他在德国一个小镇上建立了一个暗堡，使暗堡成为一个无时间环境。由于暗堡设备完善，适合试验者长期生活，又有不同的小房间，人员间可进行隔离，共有 232 人参加了试验，之后佛罗里达大学的 Bernie Webb 教授的无时间环境、睡眠与觉醒节律试验，结果都提示睡眠与觉醒节律的周期都变得比 24 小时更长，从而推论睡眠与觉醒节律和神经系统有关，是“人体生物钟”与“太阳钟”同步的结果。它不是习惯形成的，也不受外部环境的影响。

## 二、睡眠与觉醒的解剖生理学基础

早期的动物实验已经证明，脑干上行投射系统与睡眠和觉醒状态有关，其中脑干网状结构上行激活系统对于觉醒状态的维持，起着极其重要的作用。

上行投射系统可以分为特异性上行投射系统和非特异性上行投射系统。特异性上行投射系统是各种感觉传导通路的总称。各束在丘脑特异性核团换神经元后经过内囊投射到大脑皮质感觉区，产生特定的感觉，并且对于皮质有一定的激醒作用。非特异性上行投射系统是脑干网状结构的重要组成部分。由于脑干网状结构在调节皮质的兴奋性方面起着主要的激活作用，因此，基础和临床工作者习惯将上行投射系统称为上行网状激活系统。它对于睡眠与觉醒的调节途径是，感觉通路的侧支首先激活脑干网状结构，通过网状结构再影响皮质的电活动。也就是说，外周躯体感觉或直接通过脊网束或通过特异性上行投射系统的侧支进入网状结构，而激活脑干网状结构神经元活动。这种活动又通过网状上行投射纤维到达间脑，再从间脑发出纤维，广泛地投射到大脑皮质各区，对皮质施加紧张性的易化影响，为大脑皮质提供导致觉醒的基础。

在睡眠与觉醒节律的发生机制中，关于特异性上行投射系统和非特异性上行激活系统分别占有的地位，早期的观点认为，睡眠与觉醒的发生依赖于特异性上行投射系统的支持。而后来的一些实验表明情况并非如此。例如，单纯破坏中脑网状结构的头端，保留各种感觉上行的特异传导途径，则动物处于持久的昏睡状态，各种感觉都不能唤醒动物，尽管这时感觉性传入冲动完全可以沿着特异性上行投射系统途径抵达大脑皮质，但如果在中脑水平切断特异性上行投射系统，而不损坏内侧的网状结构，则动物处于觉醒状态，这时动物的脑电图呈现去同步化的低幅快波。因此，目前认为觉醒状态的维持，有赖于特异性上行投射系统传入外周各种感觉信息及脑干网状结构的上行激活系统的存在。这一认识是众多学者从大量的动物实验中得到的。

**（一）特异性上行投射系统**

1935 年，Bremer 证明在第 1 颈髓节段水平切断与脑联系（即保持大脑与感觉性脑神经联系）的孤立脑的标本上，其脑电呈现去同步的觉醒快波，瞳孔也处于清醒状态。如果在中脑上、下丘之间，相当于动眼神经核下方切断脑干，这时的标本称为孤立大脑。其脑电图与自然睡眠或巴比妥麻醉时的脑电图很相似，即为高波幅慢波，此时动物的瞳孔缩小成裂隙缝。Bremer 认为，位于下丘和高位脊髓水平之间的脑干结构可能主动参与觉醒。在第 1 颈髓节段水平位置横切的孤立脑，由于多对感觉性脑神经的传入冲动未被阻断，尤其是三叉神经和前庭蜗神经的感觉冲动仍可到达大脑，从而维持动物觉醒。而在孤立大脑标本上，虽然尚有视神经和嗅神经两条传入路径把视觉和嗅觉的冲动传入大脑，但这种传入性冲动不足以达到维持觉醒的强度，所以孤立大脑标本的脑电出现了慢而波幅高的睡眠梭形波。因此，Bremer 认为唤醒大脑的刺激是由特异性上行投射系统传导的，觉醒状态是由经常进入大脑皮质和间脑的传入性冲动来维持的。从功能上除去脑的传入作用使中枢兴奋性降低，是睡眠发生的直接原因。但是，三叉神经和前庭蜗神经的感觉冲动是孤立脑与孤立大脑两种标本间差异的可能性，很快被 Moruzzi 和 Magoun 的实验排除了，因为他们在脑桥中间、三叉神经前横切的标本上也观察到觉醒现象。

### （二）非特异性上行投射系统

1949 年，Moruzzi 和 Magoun 采用较精细的局部损毁方法代替脑干全横切，发现当损毁仅及外侧被盖区，即仅切断特异性上行投射系统时，睡眠与觉醒节律无明显改变；但当损毁脑干中轴部位，中断网状结构向头端投射时，则可导致脑电睡眠波和行为睡眠。用高频刺激中脑网状结构能够立即让瞌睡或睡眠的动物产生行为觉醒和脑电去同步化觉醒反应。说明觉醒是由脑干网状结构广泛区域内神经元的兴奋所维持的。

以上所述的上行投射系统与睡眠和觉醒的关系，无论是强调特异性上行投射系统的传入活动，还是强调非特异性上行投射系统的兴奋性活动，其共同点都是将睡眠作为被动过程来解释，认为脑在功能上的被动去传入机制导致睡眠的发生，这种观点曾经在一段时间中占据主导地位。但是以后的研究证明了睡眠并不是觉醒状态的简单终结，而是中枢神经系统内主动的、节律性的神经过程引起的。其中最重要的依据是发现脑干内存在特定的睡眠诱导区。因此，睡眠的被动去传入的概念，逐渐被脑干主动参与睡眠控制的概念所替代。当然，这个新概念并不排除去传入的作用。

### （三）上行网状抑制系统

在 20 世纪 50 年代后期，Batini 等在探讨脑干网状上行激活系统（ARAS）功能时发现，网状结构的头端（是网状上行激活系统最有效的部位，位于间脑），含有为维持觉醒所必需的神经元群；而脑干尾端则包含能够诱发睡眠的特定区域，这一区域也属于网状结构。Moruzzi 等用注射巴比妥类麻醉剂于脑的不同区域，进一步证实了脑干尾端的神经元是引起睡眠所必需的结构。他们将巴比妥类药物注入脑桥头端和大脑时，觉醒的猫进入睡眠，而注射到脑干尾端时猫转入清醒状态，EEG 也由慢波转为低电压快波。以后的大量研究表明脑干内确实存在特定的睡眠诱导区，而位于脑桥中央水平与延脑尾端之间中线区域的细胞核团，包括中缝核、孤束核、蓝斑核以及网状结构背内侧的一些神经元。这些核团发出的上行纤维，对于脑干网状结构的上部产生抑制性的影响。近年认为，这些结构共同组成了脑干网状上行抑制系统（ARIS），ARIS 与脑干网状上行激活系统（ARAS）功能的动态平衡，调节着睡眠与觉醒周期的变化。

中缝核是脑干 5-羟色胺（5-HT）神经元集中的脑区，完全损毁中缝核，导致动物失眠达数天之久，非快速动眼睡眠（NREM）和快速动眼睡眠（REM）都明显减少。但中缝核头部和尾部在功能上是有区别的。Jouvet 发现，单纯损毁头部，主要影响 NREM 睡眠，而单纯损害尾部则主要抑制 REM 睡眠。因此，他认为中缝核头部形成 NREM 睡眠，而其尾部则是诱导 REM 睡眠的脑区。更多的研究认为，中缝核头部、孤束核及其邻近的网状结构神经元是诱导 NREM 睡眠产生的脑区。有人设想它们的活动受中脑网状上行激活系统的驱动，即长时间的觉醒可使该系统活动增强，而后者又对前者起着负反馈的作用，从而诱导睡眠。

蓝斑富含去甲肾上腺素（NA）神经元。蓝斑头部神经元的轴索，经由上行纤维投射到间脑和大脑皮质，该束的损毁可使同步化 EEG 明显延长，而对 REM 睡眠没有影响，因此被认为与维持觉醒有关。选择性破坏双侧蓝斑的中后部及其邻近网状结构，可使 REM 睡眠大大减少乃至完全消失，但不影响 NREM 睡眠的驱动机制。近年认为 REM 睡眠的控制部位主要位于脑桥，在脑桥被盖部存在“REM 睡眠-开”与“REM 睡眠-关”神经元。“REM 睡眠-关”神经元位于脑桥单胺类（NA、肾上腺素、5-HT）神经元比较广泛的区域（在脑桥蓝斑），“REM 睡眠-开”神经元则位于脑桥的胆碱能神经元（在脑桥蓝斑下方网状结构中的蓝斑下核）。“REM 睡眠-开”神经元不仅对 REM 睡眠有“启动”作用，而且有助于说明 REM 睡眠期间肌电肃静的原因。这些神经元投射至延髓的巨细胞核，再经过腹外侧网状脊髓束而投射至脊髓的运动神经元。“REM 睡眠-开”神经元的发放可以兴奋抑制性巨细胞核，经过脊髓运动神经元而使四肢肌张力与肌电活动几乎完全消失。

除蓝斑外，脑干内还有一些特异的结构可能与 REM 睡眠有关。中脑中缝背核内大多数 5-HT 能神经元在觉醒时呈现最大电位发放，而在 REM 睡眠期间其发放大幅度下降，说明这些神经元起着抑制作用。而在 REM 睡眠期间，这种抑制作用终止从而导致 REM 睡眠及其伴随现象的出现。经动物实验研究发现，视交叉上核是产生内源性昼夜节律的神经中枢，该核团接受来自视网膜的直接输入及其来自中缝核的纤维投射。损毁该核团可使大鼠各种内源性行为和激素分泌的昼夜节律消失，包括破坏了正常情况下夜间活动、白天睡眠的行为模式。

除了以上所述的上行投射系统与睡眠和觉醒的密切关系外，丘脑网状核、下丘脑和杏仁核群也参与了睡眠与觉醒的调节。

## 三、睡眠与觉醒节律学说

觉醒包括行为觉醒和脑电觉醒。前者可能与中脑黑质-纹状体多巴胺递质功能有关。后者可能与蓝斑部去甲肾上腺素递质系统功能，以及脑干网状结构和皮层内部乙酰胆碱递质系统功能有关。

行为觉醒是指觉醒时的行为表现，例如对视觉、听觉、嗅觉、触觉等刺激出现的感知性、探索性、思维性、行为性、记忆性的反应，并且对刺激反应普遍增强，在动物全身处于活动状态，如肌肉的张力增高、交感系统的活动增强、副交感神经的活动减弱、基础代谢的增高、反应能力增强等表现。

脑电觉醒是指脑电图出现特征性的去同步化快波（睁眼时以 P 波，闭眼时以 μ 波为主），以及少量的 θ 波和 δ 波，觉醒脑电图超过 50%以上。

由觉醒向睡眠过渡，机体许多生理机能会发生变化，并伴随着睡眠的深度而越来越明显。睡眠的深度通常是用使睡者觉醒需要的最小刺激强度（即唤醒阈）来表示，睡眠越深，唤醒阈越高。

睡眠与觉醒是一对矛盾，又是一个统一体。在正常人可维持其平衡，如果出现睡眠觉醒紊乱，就会导致睡眠质量下降、睡眠期觉醒障碍和睡眠觉醒转换障碍等。

睡眠与觉醒节律是人类生存必不可少的条件，是人和高等动物维持生命活动所必需的普遍生理现象。通常二者随昼夜的变化交替出现。但它是怎样发生的，自古以来就引起人们的很大兴趣，对它的解释也众说纷纭，但睡眠机理至今仍不十分清楚，综合国内外研究有如下几种学说。

1. 太阳-地球自转学说　认为太阳的朝出夕落，对人类的睡眠起着重要的影响。睡眠 24 小时昼夜节律，受控于地球的自转和太阳的公转，12 小时昼夜节律和地球的纬度有关，时差与地球的经度或子午线有关。由于太阳-地球自转，人们就养成日出而作，日落而息的习惯。

2. 人体生物钟学说　睡眠和“生物钟”的关系是近年来研究的热门课题，研究者认为，人体存在一种内源性促眠和促醒物质，其部位可能位于下丘脑的视交叉上核。这种内源性的生物钟控制睡眠与觉醒节律。

3. 双相位学说　新近的研究认为，成人的睡眠为双相位，即位于午夜2：00左右的主要睡眠峰期位和位于下午14：00左右的次要睡眠峰期位。新生儿睡眠很不规律，与多相位睡眠有关。

4. 抑制扩散学说　俄国科学家Pavlov通过条件反射的研究，认为睡眠是抑制在大脑皮质的扩散，并波及皮质下中枢的结果。通过皮质-网状结构系统，抑制了网状结构的机能，即抑制扩散理论。此学说目前占主导地位。

5. 上行激动受阻学说　认为睡眠是由于上行激动系统的功能在低位脑干受到对抗的结果。上行激动系统的功能降低或受到抑制。低位脑干是调节睡眠与觉醒节律相互转化的神经结构。

6. 神经-化学学说　其学说认为睡眠与觉醒的节律性周期性转化可能与体液-化学因素有关。认为异相睡眠的缺乏可导致某些生化因素，如单胺类物质堆积。如5-HT的浓度减少时可以加强觉醒，而5-HT增加可发生慢波睡眠。异相睡眠与脑桥被盖部特别是蓝斑核释放神经化学因素有关。目前认为，多巴胺、去甲肾上腺素、乙酰胆碱等化学递质均与觉醒功能有关。

7. 睡眠开关学说　研究认为，人的大脑中有一个主管睡眠的"开关"，当这个"开关"打开时，所有脑细胞就处于活跃状态，使人保持清醒；当这个"开关"关闭时，脑细胞处于休息状态，即进入睡眠期。这个"开关"是位于大脑深处的一个微小的细胞团，并且在解剖学上不同于其他脑细胞。但这个"开关"位于何部位，它与大脑中其他脑细胞是怎样联系的还不清楚。

8. 睡眠因子学说　睡眠因子学说又称为血液中毒学说。由法国科学家Ada等最早提出。他们从处于嗜睡状态的动物体内抽取血液，然后注入正常觉醒的动物体内，很快即可引起入睡，这种睡眠促进物质为睡眠因子。

9. 睡眠基因学说　美国犹他大学Jones等研究发现，人类

第二条染色体 hper2 蛋白的基因控制睡眠及周期。

10. 睡眠中枢学说　此学说由 Hess 提出，他是瑞士生物学家。他用特殊电板刺激大脑不同部位，当刺激到丘脑下后部时，动物即由清醒很快进入睡眠状态，认为此部位即“睡眠中枢”。

11. 睡眠物质学说　1913 年 Pierro 最先证明存在睡眠物质，在疲劳下的“催眠毒素”可产生睡眠。并通过疲劳狗的脑脊液注入不疲劳狗的脑中可引起睡眠。这种睡眠物质是一种神经性因子或体液性因子。

12. 血液脑关口学说　大脑有“血液脑关口”，从觉醒到睡眠时交感神经系统紧张逐渐减弱，手温发生变化。从抑制交感神经系统入手，经猫丘脑下部电刺激，可使其睡眠。人也可用此种方法而睡眠。



## 第二节　睡眠分期

目前国际上通用的睡眠分期方法是根据睡眠过程中 EEG 表现、眼球运动情况和肌肉张力的变化等进行。

### 一、根据眼球运动分期

1. 非快速眼球运动（NREM）睡眠　又称为慢波睡眠（slow wave sleep，SWS）。特点为全身代谢减慢，与入睡前安静状态相比，睡眠期总体代谢率可降低 10%～25%。脑血流量减少、大部分区域脑神经元活动减少。循环、呼吸和交感神经系统的活动水平都有一定程度的降低。表现为呼吸平稳、心率减慢、血压下降、体温降低、全身感觉功能减退、肌肉张力降低（但仍然能够保持一定姿势）、无明显的眼球运动。

2. 快速眼球运动（REM）睡眠　又称为快波睡眠（fast wave sleep）。此时，EEG 与觉醒时模式相似，为低幅快波、θ

波及间歇性低波幅α波（但其频率比清醒时的α波慢1~2次/秒）。REM睡眠期除眼肌和中耳肌外，其他肌肉的张力极度下降。此时颈后肌及四肢抗重力肌肉的张力几近消失，成为姿势性张力弛缓状态。眼电（EOG）显示快速眼球运动，肌电（EMG）显示肌电活动较NREM睡眠期显著减少或消失。

REM睡眠与NREM睡眠相比存在本质上的差异，尤其在脑活动方面极为不同。从大多数指标来看，REM睡眠期脑的活动状况与清醒时相似。此时脑代谢与脑血流量增加、大部分区域脑神经元活动增加、脑组织温度升高。其脑血流量的增加主要与脑血管阻力下降有关，而非血压上升之故，且脑血管阻力的变化似主要受局部代谢因素的调节。REM睡眠期身体其他部分的变化十分复杂，总体来讲，除脑以外全身的代谢率降低。临床表现为自主神经系统的功能活动不稳定，受检者呼吸浅快而不规则，心率增快，血压波动，瞳孔时大时小等；体温调节功能丧失；各种感觉功能显著减退；肌肉张力显著降低，呈完全松弛状态；支配眼球运动、中耳听骨运动和呼吸运动的肌肉持续活动，以及阴茎或阴蒂勃起等表现。

## 二、根据脑电图分期

根据2007年美国睡眠医学学会的最新判读标准，将睡眠过程分为4期：

1. 清醒闭眼状态（stage wake）　脑电背景波为α波（清醒闭眼状态），或低电压混合频率波（清醒睁眼状态）。眼球活动出现眨眼，或慢速眼动。肌电活动比较高。

2. 非动眼睡眠Ⅰ期（stage NREM 1）　脑电图背景波为相对低电压混合波，特征波为颅顶锐波，偶有θ波出现，眼电为缓慢眼球运动，颏肌肌电可表现为减弱，或维持清醒水平。

3. 非动眼睡眠Ⅱ期（stage NREM 2）　脑电背景波仍以低电压混合频率波为主，且其频率慢于Ⅰ期，特征波为K综合波（K-complex）及熟纺锤波（spindle），眼电活动及肌电相对弱于Ⅰ期。

4. 非动眼睡眠Ⅲ期（stage NREM 3）　脑电记录中出现20%以上的慢波δ波，其波幅大于75uV；眼球活动和颏肌肌电活动一般显著减少。又称为慢睡眠（slow wave sleep）。

5. 动眼睡眠（stage REM）　脑电背景波与Stage 1相似，持续时间约20分钟，为相对低电压混合频率波，期间可间断出现锯齿波或α波，出现快速眼球运动，颏肌肌电活动消失。

正常睡眠过程中，上述各期按顺序出现。即从清醒、入睡到深睡，形成周期性变化。各期都可直接转为觉醒状态，但各期之间都必需循序渐进。

## 三、觉醒与睡眠各期的生理改变

觉醒与睡眠各期的生理改变见表1-2-1：

表1-2-1　觉醒与睡眠各期的生理改变

| 睡眠分期 | 身体活动 | 睡眠深度 | 思维过程 | 其他 |
|---|---|---|---|---|
| 醒觉 | 肌张力减低眼动变慢 | 醒觉边缘 | 放松，思维离题，意识迟钝 | 心率、脉率、血压和温度轻度减低 |
| NREM 1期 | 渐入睡，体动变慢，后渐停止 | 轻睡，易醒 | 思维飘移，感觉漂浮，时而呼吸规则，入睡时可能出现催眠幻觉 | 温度、心率、脉率下降 |
| 2期 | 眼动少，很少 | 轻到中度睡眠，有声音易醒，如睁眼，看不见物体 | 思维有些片断，记忆过程减少，可描述有梦境模糊 | 心率、脉率、代谢率减低，呼吸规则，气道力增加，可出现打鼾 |

续表

| 睡眠分期 | 身体活动 | 睡眠深度 | 思维过程 | 其他 |
|---|---|---|---|---|
| 3期 | 偶尔活动，眼动少或无 | 深睡，有更大的声音时才醒 | 很少能记忆，也可能记忆力加强 | 心率、脉率、代谢率、血压和体温出现下降，生长激素分泌增加 |
| REM | 大肌肉瘫痪，眼动转快，男性阴茎勃起，打鼾常停止 | 如果有声，反应常改变，掺合做梦 | 80%做梦，可生动回忆，较难唤醒 | 心率比NREM睡眠增加5%，血压、脉搏、脑血流、温度和代谢率增加，呼吸不规则 |

如果1期、2期睡眠占总睡眠时间的比例大，睡眠质量就低；3期睡眠时间长，睡眠质量就高。因此睡眠质量的好坏不仅要看睡眠的总时间，还要看各期睡眠所占的比例。打鼾憋气的患者虽然睡眠时间很长，但深睡眠时间很短，所以睡眠质量很差。如果睡眠时间虽短，但深睡眠时间所占比例仍在20%（成人），他的睡眠质量并不低。

睡眠和觉醒是怎样产生的？除了上述谈及的以外，目前国内外都对此进行了广泛的研究，因为脑的这种特有功能，是保证我们生存、工作和健康所必需的，只有充分的认识它，调整它，才能使睡眠和觉醒调控得更好，使其有益于健康，有益于社会。

睡眠期并不是脑活动的停止，脑部的有些部位血流量增加，而另外一些部位血流量是减少的。通过脑部正离子发射扫描成像（PET）可以证实。这可能是睡眠和觉醒脑功能的一种重新组合。从双头连体婴儿可以各自入睡的事实说明，控制睡眠的不是同一睡眠诱导物质，而是不同的神经介质、神经内分泌、神经调节物质作用于不同的神经层次，形成不同的神经网络，产生各自活动的结果。

## 四、NREM 睡眠和 REM 睡眠的异同点

慢波睡眠和快波睡眠的异同点见表 1-2-2。

表 1-2-2　慢波睡眠与快波睡眠的异同点

| | 慢波睡眠 | 快波睡眠 |
|---|---|---|
| 肌肉紧张 | + | − |
| 鼾声 | + | − |
| 咬牙 | + | − |
| 夜游 | + | − |
| 刺激反应 | + | − |
| 生长激素分泌 | + | − |
| 手温 | + | − |
| 梦话 | ± | + |
| 夜惊症 | ± | + |
| 遗尿症 | ± | + |
| 阴茎勃起 | − | + |
| 气喘 | − | + |
| 心绞痛 | − | + |
| 球部溃疡 | − | + |
| 呼吸机能 | − | + |

## 五、睡眠质量评定标准

睡眠的质量包括睡眠的深度、睡眠时间和饱满的精神状态。睡眠质量好坏可根据以下两个方面判断。

### （一）主观判断标准

好的睡眠质量应具备：

1. 入睡快，在10~15分钟左右即可入睡。
2. 睡眠深不易惊醒，醒后5分钟内又能入睡。
3. 睡眠时无噩梦、惊梦现象，猛醒后很快忘记梦境。
4. 起床后精神好，无疲劳感。
5. 白天工作效率高，无睡意。

### （二）脑电图判断标准

睡眠质量的好坏可通过脑电图来客观判断：

1. 睡眠潜伏期　即正常成人由觉醒状态经过10~30分钟开始入睡，若小于10分钟，表示睡眠潜伏期缩短，提示患有发作性睡病和睡眠呼吸暂停综合征等疾病；若大于30分钟，表示睡眠潜伏期延长，提示患有失眠症和睡眠节律紊乱等疾病。

2. NREM睡眠期　NREM睡眠期约占全夜睡眠的75%~80%，NREM睡眠期又分3期。1期睡眠属浅睡期，是睡眠与觉醒之间的过渡期，常处于朦胧状态，约占5%~10%；2期睡眠属中度睡眠，约占50%；3期睡眠属深度睡眠，约占20%，此期时间长提示睡眠质量高。

3. REM睡眠期　约占全夜睡眠的20%~25%，REM睡眠期与NREM睡眠期大约90分钟交换一次，成人全夜可有3~6个周期，此期时间长提示睡眠质量好。

4. 睡眠中觉醒期　睡眠中的觉醒期是指睡眠过程中的觉醒时间，并不包括非睡眠状态下的清醒时间。正常情况下，全夜睡眠觉醒大于5分钟应少于2次，睡眠中觉醒时间应小于总睡眠时间的5%。睡眠中觉醒次数越少，觉醒时间所占总睡眠时间越少，提示睡眠质量越高。

## 第三节　中医睡眠医学理论

中医对睡眠的认识有着悠久的历史，比较完整的睡眠理论主要包括阴阳睡眠学说、神主睡眠学说、营卫睡眠学说、脑睡眠学说、魂魄睡眠学说、水火睡眠学说等。

### 一、中医睡眠学说

#### （一）阴阳睡眠学说

阴阳学说，是中医学理论体系的重要组成部分，渗透到中医理论的各个方面，用以说明人体的生理功能，病理变化，指导临床的诊断、治疗和预防保健。阴阳睡眠学说认为，人体阴阳消长的变化，决定了睡眠和觉醒的生理活动。阴阳是自然界的规律，中医有关睡眠的理论必然统摄于中医的阴阳学说之中。自然界的阴阳变化，有日节律，人体阴阳消长与其相应，也有明显的日节律。睡眠与觉醒交替循环，是人体生命活动最显著的节律之一，睡眠约占人体生命活动的三分之一，与身心健康有着密切关系。它是人类长期进化过程中适应自然阴阳消长规律的结果。《素问·金匮真言论》说："平旦至日中，天之阳，阳中之阳也；日中至黄昏，天之阳，阳中之阴也；合夜至鸡鸣，天之阴，阴中之阴也；鸡鸣至平旦，天之阴，阴中之阳也。故人亦应之。"天地阴阳的盛衰消长，致使一天有昼夜晨昏的节律变化。人与自然界是统一的整体，人体的阳气，随之有消长出入的日节律运动。平旦时人体的阳气随自然界阴气生发而由里出外，阳气渐长，人起床活动，中午时分人体阳气盛于外部，黄昏则阳气渐消，入夜则阳气潜藏于内，人上床休息。阳入于阴则寐，阳出于阴则寤。《灵枢·口问》说"阳气尽，阴气盛，则目瞑；阴气尽而阳气盛，则寤矣。”阴主静，阳主动；阳气衰，阴气盛，则发生睡眠；阳气盛，阴气衰，则产生觉醒。这种阴阳盛衰主导睡眠和觉醒的机制，是由于人体阳气入里出表的运动来决定的。

睡眠不仅是生理过程，同时也伴有心理活动，睡眠和觉醒都受到心理活动的影响，睡眠与觉醒受心（脑）神的影响，神安则寐，神动则寤。正如张介宾在《景岳全书》中说：“寐本于阴，神其主也。”一方面，神受阴阳出入的影响，当阳气入于里，则神安而睡；阳气出于表，则神动身觉醒。另一方面，神又能影响和控制着阴阳的出入，营卫运行。当人由于某种需要，可以抑制睡眠而连续不寐，而后又需要增加睡眠，恢复消耗的神明，进而恢复正常的睡眠节律。过则，神明失守，持续觉醒而不得入睡。

人体的阴阳日节律是客观存在的，现代科学研究为其提供了客观依据。以人体内激素分泌来说，即表现出阴阳日节律的变化，如人体甲状腺素、胰高血糖素、降钙素、促肾上腺皮质激素、糖皮质激素、肾素、醛固酮、儿茶酚胺、促性腺激素、睾酮及女性雌三醇等均白天分泌增加，夜间分泌降低；而甲状旁腺素、促甲状腺素、肾上腺皮质激素、孕酮、生长激素、催产素、抗利尿激素等夜间分泌增加，白天分泌下降。现代睡眠学认为，人的脑部存在着两个系统，一个促进睡眠，一个促进觉醒，称为睡眠与觉醒系统。要使睡眠得以发生，力量相对较强的觉醒系统的活动应首先减弱，力量相对较弱的睡眠系统充分发挥作用，以致进入睡眠。觉醒系统活动过强，或睡眠系统力量不足，则不能发生睡眠。觉醒系统活动增强，睡眠系统作用减弱，人就觉醒。现代睡眠与觉醒系统的理论，与阴阳睡眠学说如出一辙，觉醒系统为阳，睡眠系统为阴，阴阳相互矛盾，相互斗争，又相互依存，相互协调，共同来完成睡眠与觉醒的生理活动。这充分说明，中医阴阳睡眠理论，有其相当科学的内涵。阳入于阴则寐，阳出于阴则寤。因此，从广义角度来说，阴阳失调是睡眠障碍发病的总病机；从狭义角度来说，阴阳失调是自身障碍发病的重要病机所在。阴阳不和，阴不敛阳，阳不入阴，心神浮越，魂魄妄行，可见失眠、梦游。阴阳失调，阴失其平，而阳不固秘，波及精神，则发为梦交。阴阳失调，阳气失守，阴精不能封藏，精动神摇，产生梦遗。阴阳失调，阳不入阴，神魂不宁，下焦水道失约，发为遗尿。阴阳失调，不能交通，气机不畅，则发生鼾眠。阴阳失调，心肾不交，水火不济，可见失眠、多梦、梦游、梦惊、梦交、梦遗等多种睡眠障碍。阴阳失调，肾阴不足，肾水不能上济于心，心阳偏亢，心火上炎，不能下交于肾，心肾不能既济，水火失于交通，神躁不安，肾精失守，故而发病。

中医治疗睡眠障碍的治疗原则是以调和人体的阴阳平衡。总之，阴阳睡眠学说解释了中医睡眠的生理节律，睡眠障碍的病理过程，指导中医对睡眠障碍的诊断、治疗和调养健康。

### （二）营卫睡眠学说

气是古代哲学中唯物主义的一个概念。人们对于自然现象有一种朴素的认识，认为气是构成宇宙间一切事物的最基本物质，气的运动变化，产生万事万物。《公羊解诂》说："元者，气也，无形以起，有形以生，造起天地。"中医学理论也讲求气，以精、气、神为人身之三宝，三宝之中以气为基始。因此，气也是构成人体的最基本的物质。《素问·宝命全形论》说："人以天地之气生，四时之法成"。人体的气，来源于秉受父母的先天之精气，饮食物中的水谷之精气，以及从自然界吸入的清气。气又是维持人体生命活动的最基本物质。人体的气，是多种多样的，由于其组成部分、分布部位、功能特点的不同，分为元气、宗气、营气、卫气数种。

营气主要来源于脾胃运化的水谷之精气，由水谷之精气中浓厚的部分所化生。营气运行于血脉之中，成为血液中富于营养的部分，营养周身。故《素问·痹论》说：“荣者，水谷之精气也。和调于五脏，洒陈于六腑，乃能入于脉也。故循脉上下，贯五脏，络六腑也。”卫气主要由水谷之精气所化生，是水谷精气中之剽悍的部分，活动力强，运动迅速，不受血脉的约束，循行于血脉之外，温分肉，充皮肤，肥腠理，司开合。故《素问·痹论》说：“卫者，水谷之悍气也，其气剽疾滑利，不能入于脉也。故循皮肤之中，分肉之间，熏于肓膜，散于胸腹。”营气与卫气相对而言，营气循行于脉中，属阴；卫气循行于脉外，属阳。《灵枢·营卫生会》说：“人受气于谷，谷入于胃，以传于肺，五脏六腑，皆以受气，其清者为营，浊者为卫，营在脉中，卫在脉外，营周不休，五十而复大会，阴阳相贯，如环无端。”

营卫之气由水谷之精气所化生。水谷纳入，由脾胃运化转输，营卫之气则能来源充盛；水谷不能入纳，则营卫之气衰少。水谷的精气，由脾胃转输于肺，其富有营养的部分注入经脉，成为营气。营气循行于经脉之中，如环无端，运营不休。营气循行，出于中焦，上行于肺，注入经脉，循行于手太阴肺经之中，至指端少商穴，上行手阳明大肠经至头迎香穴，转入足阳明胃经下行至足厉兑穴，注入足太阴脾经上行属脾注心中；再循手少阴心经至手少冲穴，转入手太阳小肠经至睛明穴，下行循足太阳膀胱经至足至阴穴，从足心入足少阴肾经上行至胸中；复从手厥阴心包经至手中冲穴，还注手少阳三焦经交于足少阳经头瞳子髎穴，循足少阳胆经下行至足窍阴穴，入足厥阴肝经上行从肝注肺。营气从其别支上巅循督脉入骶，再从任脉入缺盆，下注肺中，为一周。再出手太阴肺经，循十二经脉运行，一昼夜营运五十周。

水谷之精气，由脾胃转输于肺，剽悍的部分循行于脉外，是为卫气。卫气白天运行于阳分二十五周，夜间运行于阴分二十五周，一昼夜运行五十周。平旦时分卫气出于目，目张则卫气由睛明穴上行于头，下项背循足太阳膀胱经之外至足小趾，并从目散行下循手太阳小肠经之外至手小指，从目散行下足少阳胆经之外至足小趾，上循手少阳三焦经之外至手无名指，又有上至耳前行足阳明胃经之外至足中趾，并从耳散行循手阳明大肠经之外至手拇指，再从手阳明入掌中、足阳明入足心，循足少阴肾经下行阴分，由跷脉出于目为一周，日行于阳二十五周。夜间卫气循行于阴经及五脏，如《灵枢·卫气行》说："阳尽于阴，阴受气矣。其始入于阴，常从足少阴注于肾，肾注于心，心注于肺，肺注于肝，肝注于脾，脾复注于肾为周。"即以肾、心、肺、肝、脾，五行相克的顺序周行，卫气夜行于阴亦二十五周。

营卫之气同源水谷之精微，分而为二：营气行于脉中，属阴；卫气行于脉外，属阳。营卫之气营运不休，一昼夜周流全身五十周，白天自然界的阳气充盛，人体的营气营运于脉内，卫气循行于阳经脉外，各二十五周，营气荣养于内，卫气温护于外，人体的阳气充盛，人寤而活动；夜间自然界阴气渐盛，人体的营气营运于脉内，卫气入于里循行于阴经和五脏二十五周，卫气与营气阴阳相会，人卧而睡眠休息。正如《灵枢·营卫生会》说："夜半而大会，万民皆卧，命曰合阴"。人体的睡眠和觉醒，是营卫的正常循行所决定的。由于营卫之气昼夜循行的变化规律，人体出现寤和寐的不同生理活动。正常的人，营卫气血旺盛，营卫循行规律正常，所以白天精神，夜间安眠，营卫循行失常，便会发生睡眠障碍。卫气通过阴阳跷脉，来司目的闭睁。而老年人白天不精神，夜间又易不寐。《灵枢·营卫生会》说："老者之气血衰，其肌肉枯，气道涩，五藏之气相搏，其营气衰少而卫气内伐，故昼不精，夜不瞑。"对于目不瞑、多卧，《内经》仍用卫气运行来解释。《灵枢·大惑论》说："卫气不得入于阴，常留于阳。留于阳则阳气满，阳气满则阳跷盛，不得入于阴则阴气虚，故目不瞑矣。”“肠胃大，则卫气行留久；皮肤湿，分肉不解，则行迟。留于阴也久，其气不清，则欲瞑，故多卧矣。”人的睡眠与觉醒，与卫气的运行息息相关，故明代张景岳在《类经·疾病类》说：“夫阳主昼，阴主夜；阳主升，阴主降。凡人之寤寐，由于卫气，卫气者，昼行于阳，则动而为寤；夜行于阴，则静而为寐。”

营卫循行睡眠学说，认识到睡眠、觉醒规律与大自然的昼夜交替规律相统一。《素问·五十营》说，人体的营卫一昼夜循行五十周，至夜营卫都会于阴，营卫相会时人入睡，叫做“合阴”。五十营为日周期，是人体生命节律之一。营卫循行睡眠学说，指出了失眠发生的机制是多元性的，在卫气行于五脏六腑之时，不论哪一个环节，只要卫气运行失常，就会出现睡眠障碍。《灵枢·大惑论》说：“夫卫气者，昼日常行于阳，夜行于阴，故阳气尽则卧，阴气尽则寤。”五脏六腑失调皆可令人不眠。营卫循行睡眠学说，还把睡眠与人的体质、免疫功能联系在一起。营卫循行睡眠学说，主张营卫循行规律的周期变化引起睡眠和觉醒的生理现象，这与长期以来占统治地位的，主张睡眠是大脑休息的静止被动状态的睡眠学说，有着本质的区别，而与现代睡眠学说相通融。只是近二十年来，人们才认识到睡眠是一种复杂的主动的过程，并非大脑完全休息，而是改善了活动方式，睡眠时神经系统、循环系统、内分泌、肌肉和各种神经反射活动均有明显的改变。如非眼球快速运动睡眠时，全身肌肉松弛，内脏副交感神经活动占优势，心率和呼吸减慢，血压降低，胃肠蠕动增加，基础代谢率降低，大脑总的血流量减少；而眼球快速运动睡眠时，面部和肌肉有很多次发作性小抽动，如手足蠕动，内脏活动高度不稳定，胃分泌增加，有阴茎勃起，脑血流量比觉醒时明显增加，脑耗氧量也明显增加。由此可见营卫循行的运动睡眠学说，睡眠时卫气与营气相会，运行于阴经和五脏，这种认识是相当先进的，值得进一步研究。

### （三）神主睡眠学说

神的概念，中医大致有三种含义。首先，是指自然界的规律。《素问·天元纪大论》说："阴阳不测谓之神"，《荀子·天论》说："万物各得其和以生，各得其养以成，不见其事，而见其功，夫是谓之神。"阴阳化生万事万物，千变万化，好像不可预测的一样，这种现象是自然界的规律，不以人的意志为转移，是神的表现。其次，是指人整体的生命活动。《灵枢·天年》说："血气已和，荣卫已通，五藏已成，神气舍心，魂魄毕具，乃成为人。"神随先天之精，孕育于父母，从生命活动的开始，即存在于人体。对人体生命活动外在表现的总的概括，既包括生理性的表现，也包括病理性的变化，称之为神。如《素问·本病论》说："得神者昌，失神者亡。"神的第三种含义，是指人的精神、意识、思维活动等，神主睡眠学说所说的神，即指神的第三种含义。神，又有广义的神与狭义的神之分。合而言之，即广义的神、整体的神，统属于心。《类经·藏象类》说："凡情志之属，惟心所统，是为吾身之全神也。"分而言之，是狭义的神。整体的神，又分而为五，即神、魂、魄、意、志。《灵枢·本神》说："生之来谓之精，两精相搏谓之神，随神往来者谓之魂，并精而出入者谓之魄，所以任物者谓之心，心有所忆谓之意，意之所存谓之志"。神、魂、魄、意、志，分司于五脏，心藏神，肝藏魂，肺藏魄，脾藏意，肾藏志。《灵枢·卫气》说："五藏者，所以藏精神魂魄者也。"

神藏于心，而又主宰于心，《灵枢·邪客》说："心者，五脏六腑之大主也，精神之所舍也。"心主神明，统摄协调五脏，主持精神、意识和思维活动，神在人体具有重要的地位，神充则身体强健，神衰则身体虚弱，神机旺盛，则精神充沛，面色红润光泽，两目炯炯有神，动作灵活，思维敏捷，神的活动，反映了心主神明的功能，是神、魂、魄、意、志和其他精神活动的主宰，统领五脏六腑。“脑、髓、骨、脉、胆、女子胞，此六者，地气之所生也，皆藏于阴而象于地，故藏而不泻，命曰奇恒之府。”中医所说的髓，分为骨髓和脊髓。《素问·解精微论》说：“髓者骨之充也”，《素问·脉要精微论》也说：“骨者，髓之府”。肾脏藏精主骨生髓，肾中的精气化而为髓，髓充盈于骨空之中，滋养骨骼，促进其生长发育，髓藏于脊者，是为脊髓。脊髓汇聚，上通于脑，脑与脊髓相连属，故脑又称为脑髓，《素问·五藏生成》说：“五谷之津液和合而为膏者，内渗入于骨空，补益脑髓”。脑位于头，居于颅内，由髓汇聚而成。脑髓属奇恒之府，与肾脏的关系最为密切，肾为水脏，受五脏六腑之精而藏之，主骨，生髓，通于脑，脑髓为肾之精气所化。脑为髓之海，又为髓之主，诸髓者皆属于脑，故《灵枢·海论》说：“脑为髓之海，其输上在于其盖，下在风府”，《素问·奇病论》说：“髓者以脑为主”，《素问·五藏生成》还说：“诸髓者皆属于脑”。脑髓与经脉有连属关系，《灵枢·经脉》说：“膀胱足太阳之脉，起于目内眦，上额交巅；其支者，从巅至耳上角；其直者，从巅入络脑，还出别下项”。胃足阳明之脉，“循发际，至额颅”。肾足少阴之脉，“贯脊属肾络膀胱”。足厥阴肝经，“连目系，上出额，与督脉会于巅”。《灵枢·动输》说：“足之阳明何因而动？……胃气……上走空窍，循眼系，入络脑”。《素问·骨空论》说：“督脉者……其络……贯脊属肾，与太阳起于目内眦，上额，交巅上，入络脑”。脑与苗窍眼、耳、鼻、口、舌有密切的关系。如与眼的联系，《灵枢·大惑论》说，“五脏六腑之精气，皆上注于目而为之精。……裹撷筋骨血气之精而与脉并为系，上属于脑，后出于项中”；脑与耳、鼻的关系，《医林改错·脑筋说》记载：“两耳通脑，所听之声归于脑”，“鼻通于脑，所闻香臭归于脑”；脑与口、舌的关系，《医林改错·脑髓说》指出："脑髓渐满，……言语成句"。总之，脑由髓汇聚而成，属阴精的范畴，与肾脏关系最密切，有诸多经脉连属，与头部的孔窍相通。

神主睡眠说认为，睡眠和觉醒由神的活动来主宰，神安则人能进入睡眠，神不安则人不能入睡，正如明·张景岳所说："盖寐本乎阴，神其主也，神安则寐，神不安则不寐。"神的活动，具有一定的规律性，随自然界阴阳消长而变化。白天属阳，阳主动，故神营运于外，人寤而活动；夜晚属阴，阴主静，故神归其舍，内藏于五脏，人寐而休息。《血证论》说："寐者，神返舍，息归根之谓也。"又说："肝藏魂，人寤则魂游于目，寐则魂返于肝。"神安静守舍则能寐，若神不能安其舍，则魂魄游荡飞扬，会出现不寐、多梦、梦游、梦语等多种睡眠障碍。《类经·疾病类》说："盖心为君主之官，神之所舍也。神动于心，则五藏之神皆应之，故心之所至即神也，神之所至即心也，第心帅乎神而梦者，因情有所着，心之障也，神帅乎心而梦者，能先兆于无形，神之灵也。夫人心之灵，无所不至，故梦象之奇，亦无所不见，诚有不可以言语形容者。"因此，心主神明的生理功能异常，即可出现精神、意识、思维的异常，而出现失眠、多梦、神志不安，甚至谵妄；或可出现反应迟钝、健忘、精神萎顿，甚至昏迷，不省人事等临床表现。《灵枢·邪客》说："心者，五脏六腑之大主也，精神之所舍也，其藏坚固，邪弗能容也。容之则心伤，心伤则神去，神去则死矣。"《素问·灵兰秘典论》也说："主明则下安，……主不明则十二官危。"

中医神主睡眠学说，认为睡眠和觉醒由神的活动来主宰，神统摄于心，关乎五脏，也就是说睡眠和人体全身的功能活动状态有关。近年来的研究证明，睡眠是复杂的主动过程。睡眠的"黑匣子"尚未打开，睡眠时神经系统、循环系统、内分泌、肌肉和各种神经反射活动均有明显的改变，应该说睡眠是人体整体的生命活动形式。中医神主睡眠的整体睡眠观，还有许多未解决的难题，特别是心主神明和脑主神明的争论中，为我们开辟了广泛的研究领域，同样也证明了中医从整体调节治疗睡眠障碍的方法是可行的。

### （四）脑睡眠学说

脑为精之类，是为髓之海，故而属阴；头为诸阳之会，脑又为精明之府，是全身真气集聚之所。心脑相通，总摄元神。因此，人身之元神，也藏于脑髓。《人身通考·神》又说："人身之神，惟心所主。故《内经》曰：'心者，神明出焉。'此即吾身之元神也。外如魂魄、志意、五神、五志之类，孰非元神所化而统乎一心。"按照李时珍"脑为元神之府"论，外在的魂魄、志意、五神、五志之类，也都归属脑神所主。《灵枢·本藏》说："五藏者，所以藏精神血气魂魄者也。"又说："志意者，所以御精神，收魂魄，适寒温，和喜怒者也。"协调全身脏腑功能和人的精神活动，使人能对外界事物做出正确的判断和反应以适应之。脑主神明，神主睡眠。

### （五）魂魄睡眠学说

魂魄理论是中医神主理论和脑髓理论的组成部分，魂魄生于脑，藏于脏，表现于外，魂魄皆属于神，魂为阳神，魂的功能正常，则光明爽朗，聪慧灵通；人觉醒则魂游于目，主司对外界事物做出反应，如温度的高低、重量的大小、视物的远近、声音的频率、平衡的能力、气味的厚薄、听觉的强弱等。人睡眠由魂返藏于肝，主司睡眠的浅深。而睡眠不安，梦寐恍惚，变幻游行，遗精、梦交，是魂的异常变化表现。魄为阴神，魄的功能，则为本能动作，痛痒知觉之类皆是也。魂魄不能相离。运行协调，相互为用，则睡眠安宁。《人身通考》说："神为阳中之阳，而魂则是阳中之阴也。精为阴中之阴，而魄则是阴中之阳也。"阴阳要相互平衡，才能保证机体的正常运作；阴阳失去相对平衡，机体的正常运作失常，精神魂魄不能安宁，即为病态。

魂的病因病机变化往往与魄的病因病机变化同时存在，其主要表现为：其一，魂病自发。肝藏魂，郁怒则伤肝，肝郁则气滞，气滞则血瘀，则肝魂不怍。以致心烦不安、失眠、多梦，肝气及脾，则纳呆、食减。其二，魂魄同病。如邪热扰乱神明，意识丧失，感觉异常，视物模糊，神昏谵语，循衣摸床，惕而不安，如癫狂、失眠，最终魂魄分离。其三，魄病及魂。多见于各种精神患者。《灵枢·癫狂》说："狂始发，少卧不饥，自高贤也，自辨智也，自尊贵也，善骂詈，日夜不休。"由于脏腑内伤，先有魄病，如善悲、善怒、善恐等，继之则忧郁变为兴奋，则狂妄奔走，意识混乱。因内伤精气，使阴火亢盛，阳气不能入于阴分，则出现睡眠不安，梦境纷纭，变幻游行，遗精、梦交等，称之为魂魄不能相抱；又因魂阳魄阴，人之将死，阴阳离绝，称为魂魄相离。魄的病因病机是本能的失常和情志活动的异常。如：肾之虚衰，则出现目盲、耳聋、惊恐不安；脾气虚弱，则思而不记，纳差食少，饮食无味；肝血不足，则视物昏花；营气不足，则皮肤不仁等。另一方面，脏腑气血太过也会引起情志的改变，《素问·宣明五气》说："精气并于心则喜，并于肺则悲，并于肝则忧，并于肾则恐，并于脾则畏。"本脏功能不足，为他脏所并，使其所主之神过于他脏，发生神明不能控制的各种表现。

魂魄的病证与精神神经的异常表现相联系，其中最常见的是失魂证和落魄证。失魂证，又称离魂证。《灵枢·本神》说："肝悲哀动中则伤魂，魂伤则狂妄不精，不精则不正当人，阴缩而挛筋，两胁不举。"可见失魂证是情志病，且狂妄为主要表现。明·李时珍的《本草纲目》记述："有人卧则有身外有身，一样无别，但不语，盖人卧则魂归于肝，此由肝虚邪袭，魂不归舍，病名离魂。"清代鲍相敖的《重订验方新编》中也有离魂证的记述："忽有人影，与己随行作卧，多则成形，与已无异。”这都是幻觉病症，系人在睡眠处于不正常状态时，大脑皮层对外界的反应不确切，这种信息反应与皮肤对外界的感觉不协调时，则会出现噩梦，并预感人身之外又有人身，故促进睡眠是一种治疗离魂证的方法。清·沈源的《奇证汇》中有金少游治徐太乙之女案，“年十六，许字巨族，而太乙日窘，女忧虑不食不寝，常卧目不瞑。太乙往郡城售丝未归，女卧床上，自言曰：若许，丝止价四钱八分，不满五数，待讯其何以知之？答曰：予方随父入市。太乙归，少游也问其丝价，太乙言其数果符。游曰：此离魂病也。”可见离魂证是一种精神疾病。在清·陈士铎《辨证录》中专设“离魂门”，论述十分详细，对临床治疗有重要的参考价值。落魄证，现今认为是因饥寒交迫，颠沛流离中所产生的各种病证。事实上古代中医所讲的落魄证是类似于现代医学所说的精神分裂症，汉·张仲景在《金匮要略》中有“邪哭使魂魄不安者，魂魄妄行，阴气衰者为颠，阳气衰者为狂”之说。魂魄作为中医神的概念之一，与睡眠密切相关，其内容涉及脏腑、精神、情志、魂魄相抱，相互协调，运作正常，则人体睡眠安宁，魂魄睡眠理论，内容广泛，集中体现在中医对睡眠梦觉和睡眠幻觉的临床实践中，特别是指导临床用药很有参考价值，但其中很多内容有待进一步研究。

**（六）水火睡眠学说**

中医藏象学认为，人的睡眠是心（脑）与肾相互交济的结果。心主火，主动；肾主水，主静。人体在正常生理状态下，心火必须下降于肾，以助肾阳的升发；肾水必须上济于心，以滋心阴；心肾相交，则水火相济。以维持机体的动静平衡，睡眠是人体动静变化的一个重要阶段。在病理状态下，若心火不能下降于肾而独亢，肾水不能上济于心而凝聚，心肾之间的生理功能就会失去协调，而出现一系列的病理表现，称为心肾不交。这种心肾不交就表现出以失眠为主症，同时伴有心悸、怔忡、心烦、腰膝酸软、或男子梦遗、女子梦交等症。

心藏神，肾主精。神之化需要肾精的充足，而供其能量来源使脾能得以运化，胃能传输。阴阳之气在体内循环传输，需以此为交通。如果按心与脑相通，则心是脑的象征，心（脑）依靠肾水（某种物质的分泌）而发挥肾的作用。肾水少，则心火不旺，神亦疲，人思睡；肾水足，则脑清，人则寤，充满精力。清·张聿青的著作《张聿青医案》中对此种理论指导临床实践的作用有真实的案例。

水火交济睡眠学说，体现了心（脑）、肾对睡眠的调节作用。通过睡眠剥夺可以制造心虚证的动物模型，使动物的心跳加快，出现心悸的表现。脑中的褪黑素，肾上腺中的肾上腺素和前列腺分泌的前列腺素都是与睡眠有关的重要物质。

## 二、中医对睡眠障碍的认识

### （一）先天禀赋

人的体质强弱，与先天禀赋有密切的关系。不同体质类型，又有不同的性格特征，这些特征在某种程度上，影响了成年以后的睡眠质量。

先天禀赋，是指人的有生之初，受之于父母的先天之精，父母婚配时的体质强壮，生育的年龄大小的条件，对人的生后体质强壮有很大的影响。父母的睡眠类型对子女的睡眠的类型有一定的影响，有些睡眠疾病之所以有家族因素，其原因就在于此。梦游的患者，常有先天禀赋的因素存在，发病有明显的家族多发性倾向。有的患者在出现睡眠疾病以后，追查家族原因多发现与家庭成员的睡眠障碍有一定的关系。梦惊的发病，多与妊娠是孕母受惊有关，约有 50%的梦惊患者有家族史。遗尿症患者，多有先天因素。根据国外的文献统计，有 17%~66%的遗尿患者有明显的家族史。可见，先天禀赋不足，脏腑元气虚弱，是导致某些人在一定年龄段出现睡眠障碍的基础。

婴幼儿出现经常的失眠，往往成年以后出现睡眠障碍，甚至影响生长发育。

**（二）生理失调**

中医学十分强调阴阳平衡的重要性，人体阴阳失衡，进而导致周身气血的失调，出现一系列的生理失调表现，这些生理失调现象很多与睡眠有密切的关系。

生理科学所反映的是一个人成长过程中诸多的基本变化，导致人体出现睡眠障碍的生理因素主要有脏腑功能的失调，元气虚损，以及因七情剧烈变化而导致的睡眠障碍。

人体的成长过程，中医学概括为生、长、壮、老、矣。从生到死，全过程均在此列。《素问·上古天真论》说："女子七岁，肾气盛，齿更发长。二七天癸至，任脉通，月事以时下，故有子。""丈夫八岁，肾气实，发长齿更。二八肾气盛，天癸至，精气溢泻，阴阳和，故能有子。"可见女子二七、男子二八以前，人的脏腑功能还未发育成熟，元气不充，大脑发育尚不完善，少有内外因，就可出现睡眠障碍。其中尤以嗜睡、梦游、梦魇、梦惊、遗尿等病最为常见。梦游多发生于6~12岁的儿童，这时人体的脏腑精气神尚未发育完善，魂魄不调，故而每易出现睡眠障碍。梦魇患者多从10岁后开始发病，这与脏腑发育尚未健全、抵抗外邪能力不足有关。梦惊多发生在4~12岁的小儿，尤以7岁以内的小儿最为常见，14岁以后发作逐渐减少甚至消失。遗尿多发生5~12岁的儿童，成年以后逐渐减少，仅有1%左右。睡眠磨牙的患者主要在12~14岁，15~18岁以后发病就明显降低。而鼾眠症（睡眠呼吸暂停综合征）常发生在较肥胖的儿童，而非肥胖的儿童则极少发病。总之，脏腑娇嫩，元气未充是导致睡眠障碍的重要原因。

脏腑虚损，元气不足，是人体生理功能失调的基本反映。脏腑虚损，阴精不足营血亏虚，是产生虚证失眠的直接原因，同时也是实证失眠致病之邪产生的基本条件。脾气虚弱，气血不足，肾精亏乏，以致元神失养，是嗜睡病产生的重要原因。而多梦一病，可以产生于五脏的虚损。梦魇之病，多因情志内伤，肝气不舒，积久则肝气虚损。梦惊的发生主要在于心阴亏损，心气不足，以及胆气虚弱。梦呓的发生，常因正气虚弱，神魂不安，常与心肝脾功能失常有关。梦交、梦遗的发生，常与脏腑虚寒，精关不固有关。遗尿可因脏腑虚损，气化不行，膀胱失约。夜间腿部抽搐，常与阴精耗伤有关。睡眠咬牙，多因正气虚弱，虚火内生。不论内伤致病，还是外邪侵袭，均可导致人体的气血精液的亏损，进而扰乱神明，产生各种睡眠障碍。

导致脏腑虚损的另一个原因，是人的七情变化；而七情的变化，又是产生睡眠障碍的重要原因。《素问·举痛论》说："百病生于气也，怒则气上，喜则气缓，悲则气消，恐则气下……惊则气乱……思则气结"。情志变化过甚，必然影响脏腑的功能活动，脏腑功能活动的异常，常会扰动心神，波及脑神而发生睡眠障碍。忧愁思虑则伤心，心神不宁，则夜寐不安，恼怒气郁，情志不畅，气滞血瘀，则时常发生失眠、梦惊、梦魇等。思虑过度，劳伤心脾，脾失健运，胃气失养，则会出现失眠、烦躁、梦惊、梦交、梦遗等病。大惊卒恐，损伤人体，影响人的心神，则会发生失眠、梦魇等病症。因各种情志变化而产生的睡眠障碍，均会影响脏腑的功能，当这种刺激较多时，脏腑虚损会进一步加重，从而形成恶性循环。

**（三）外邪内扰**

中医学对于病因病机的认识，有一个漫长的过程，经过长时间的积累，现代中医学已经建立了新的病因病机学体系。这一体系中的许多病因均可导致睡眠疾病的发生，认识这些病因对于我们认识睡眠疾病的产生，具有重要的价值。

引起睡眠障碍的致病之邪是多方面的。中医学对于导致睡眠障碍病因学的认识，同样是与中医传统的病因学说不能截然分开的。从中医病因学的发生、发展史来看，首先是以阴阳学说对疾病的原因做出朴素的解释和分类的。《素问·调经论》："夫邪之生也，或生于阴，或生于阳。其生于阳者，得之风雨寒暑；其生于阴者，得之饮食居处，阴阳喜怒。"这是正气和邪气抗争的表现。它包涵了病因和病机。张仲景《金匮要略·脏腑经络先后病脉证治》中对病因作了归纳："千般疢难，不越三条：一者经络受邪入脏腑，为内所因也；二者四肢九窍，血脉相传，壅塞不通，为外皮肤所中也；三者房事、虫兽、金刃所伤。以此详之，病由都尽。"这是对病因的又一分类和概括。到了宋代陈无择《三因极一病证方论》，从天地表里立论，称六淫外感为外因，七情所伤为内因，饮食、劳倦、房室、跌仆、金刃、虫兽所伤为不内外因。这是中医病因学说中的三因学说。此后，不少医家均以内因、外因立论。凡来源自然界的病因均为外因，源于机体本身的均为内因。外因包括：风、寒、暑、湿、燥、火，以及虫兽、金刃、瘟疫所伤；内因包括饮食、七情、劳倦、瘀血、痰浊等。根据睡眠疾病的特点，以下简要地阐述内外因与睡眠疾病发生之间的关系。

1. 气候异常　气候的异常是中医最早认识疾病的开端。人类生活在自然中，有适应自然的能力，但也有不适应自然的时候。当天气突然变坏时，人体自身的调节尚未充分适应时，就要发生疾病。《素问·生气通天论》："春伤于风，邪气流连，乃为洞泄；夏伤于暑，秋为痎疟；秋伤于湿，上逆为咳，发为痿厥；冬伤于寒，春必病温。四时之气，更伤五脏。"更有"秋伤于燥"之说。春季的传染病，可以导致因疾病而出现的睡眠障碍，也可因内火过盛，而使旧疾复发。所谓"春季来，风癫狂。"而这些精神情志的疾病，睡眠障碍是其首要症状。腹泻、中暑、疟疾、温病等病中均有睡眠障碍的存在。现代生活条件的改善，在非时行季节，可以出现类似于季节性的疾病。如夏月空调过冷，可以出现受寒的疾病。夏季在空调中生活，会影响睡眠。

2. 地土方域　不同地理环境下，对人们的睡眠质量有不同的影响。快速地离开某一地理环境，就会因时差的改变，而出现睡眠疾病。如时差病、轮班不适综合征等。又《素问·异法方宜论》中说："东方之域，天地之所生也，鱼盐之地，海滨傍水，其民食鱼而嗜咸，……其病皆为痈疡，……。西方者，金玉之域，沙石之处，天地之所收引也，其民陵居而多风……其民不衣而褐荐，其民华食而脂肥，故邪不能伤其形体，其病生于内……北方者，天地之所闭藏之域，其地高陵居，风寒冰冽，其民乐野处而乳食，藏寒而生满病……南方者，天地所长养，阳之所盛处也，其地下，水土弱。雾露之所聚也，其民嗜酸而食胕，故其民皆致理而赤色，其病挛痹……"这是对常见地方病的描述。当然，如果我们仔细追究，就不难发现居住海边的人，不论是受台风的袭击，还是睡在床板上，他们的睡眠与在陆地上人们的睡眠是截然不同的。生活在船上人们的睡眠习惯，对于长期生活在陆地上人们的睡眠习惯是不同的，有些地方人在风浪中睡眠不会产生任何睡眠障碍；有些地方人在狂风中照样睡眠香甜；有些地方的人在空旷的原野中，从不担心夜间睡眠会出问题。这就是地域的不同。然而，当人们远离家乡到异地去生活、工作的时候，第一道难关就是睡眠问题，短时间内睡眠障碍是不可避免的。而人们初次到海拔高的地区，首先碰到的问题也是睡眠障碍。从一个国家到另一个国家，首先面临的亦是睡眠问题。

3. 外感病邪　中医学十分重视外感病邪对人体的作用，风、寒、暑、湿、燥、火、温疫、饮食、痰浊、气血都可作用于人体，而产生疾病并影响睡眠。《外台秘要》有"伤寒不得眠""虚劳虚烦不得眠""病后不得眠"。《诸病源候论》中也有相应的记载。温疫之邪可以导致温病，在温病的发生发展过程中，常有睡眠障碍发生，既有失眠、嗜睡，也有梦呓、昏睡，这些表现的出现对判定温病的严重程度，促进病后的康复很有意义。“饮食自倍、肠胃乃伤”，饮食不仅损伤肠胃，也能损伤睡眠，“胃不和则卧不安”就是最典型的表现。痰浊可以使人产生各种怪病奇疾，痰浊阻塞脑络而形成的神志病中大多有睡眠障碍，而利湿化痰的方药都改善睡眠疾病具有良效，其代表方剂如温胆汤就有广泛的影响。“百病皆生于气”，气滞于脑，则脑络瘀阻；气滞于肺则咳喘气不通顺；气滞于胃肠，则腹胀；气不行则血不畅，进而形成气滞血瘀之证，行气活血法既可改善局部，又可改善睡眠。血虚之人也同样易患睡眠疾病，此时补血当为先。

外感病邪所产生的许多疾病都伴随睡眠障碍，这些睡眠问题或睡眠障碍可以随着疾病的好转而恢复，也可以随着病情的加重，而导致睡眠过多。

4. 药毒所致　药物既可治病，也可以致病。兴奋性药物可导致人睡眠减少，或彻夜难眠。中药中的一些解表药，如麻黄过量以后可使人出汗，兴奋、失眠。饮茶过量可使入睡时间延长，服用美洛托宁可使睡眠时相后移，过量服用镇静催眠药可产生药物性失眠，吸毒戒断后也可产生失眠。服用三环类药物可使人产生不安腿综合征。不仅是药物可引发睡眠障碍，食物中毒，矿物中毒，毒气中毒均可影响全身，自然也影响睡眠。睡眠改善可以说明病情向好的方向发展，反之，则预后不佳。

5. 环境影响　环境的破坏也可成为引起睡眠障碍的诱因，《医宗必读·富贵贫贱治病别论》中说：“大抵贵之人多劳心，贫贱之人多劳力，富贵者膏粱自奉，贫贱者藜藿苟充，富贵者曲房广厦，贫贱者陋巷茅茨。劳心者则中虚而筋柔骨脆，劳力者则中实而骨劲筋强；膏粱自奉者脏腑恒娇，藜藿苟充者脏腑恒固；曲房广厦者，玄府疏而六淫易客，茅茨陋巷者，腠理密而外邪难干。”劳心者易失眠，劳力者易见梦。战乱时期，人们往往寝食难安；和平时期，人们体健身肥又会产生鼾眠证。噪音、污秽、淫秽扰身心，也干扰睡眠。激烈的竞争环境，焦虑、恐怖随之而来，神志病日渐增多，睡眠障碍也呈上升趋势。

不管何种外邪侵犯人体，只要能导致脏腑机能紊乱，也就会出现睡眠障碍。避邪有方，避邪有法，夜寐方安。

**（四）节律紊乱**

我们生活在一个有节律变化的世界中，有时，睡眠障碍的发生与内外邪所致的疾病并无明显的关系，其产生主要是由于所乘坐交通工具的改善，造成时间的改变，使昼夜颠倒，人体难以适应。经常乘坐飞机的人，可因速度的变化，时间区的改变，而不能适应，从而出现一过性或短暂的睡眠和觉醒问题，打乱了机体的生物钟。对于这些睡眠问题或睡眠紊乱，人们可以随着对环境适应能力的逐渐改善，而按照一种新的模式进行睡眠。突然或者逐渐向高原地区行走的人会因高度的改变而出现睡眠紊乱，这种睡眠紊乱可以通过吸收氧气而获得解脱，或者通过适应而逐渐改变。经常倒班的工人会因工作和休息时间的颠倒，出现觉醒不足而导致工作能力下降，甚至工伤事故的发生。长时间夜间不休息，或长时间熬夜的人，会使睡眠节律逐渐后移而影响白昼的觉醒状态，进而影响工作。不良的睡眠习惯，或者故意提前睡眠时间，同样会使睡眠的节律发生前移的改变，导致夜间休息不足。机体生物节律的改变，将影响人们对工作的热情，甚至产生厌倦生活的诸多表现。我们人为地改变睡眠节律，使机体的气血运行发生紊乱，出现本不该发生的诸多现象和病症。经常不能获得正常睡眠的人，工作易脾气暴躁，甚至诱发癫狂；而过度睡眠会使人的情绪低落，进而影响工作的效率。总之，节律紊乱是现代中医认识睡眠障碍不可忽视的方面，还需要进一步从理论和临床方法上加以研究。

## 三、中医对睡眠障碍的治疗

### （一）调整睡眠

中医治疗睡眠障碍的基本出发点，不是强迫异常的睡眠状态迅速改变，而是尽可能地恢复正常睡眠与觉醒的运行。首先，要从查找病因入手，并分析病机，以失眠为例，中医学认为，失眠的病因主要有外邪所感，七情内伤，思虑劳倦太过或暴受惊恐，亦可因禀赋不足，房劳久病或年迈体虚所致。其主要病机是阴阳、气血失和，阴阳脏腑功能失调，以致神明被扰，神不安舍。总的治则为补虚泻实，调整阴阳。补虚则用益气养血，滋补肝肾，补脑安神之法；泻实则用清肝泻火，和中消导，活血化瘀之法。对于严重嗜睡患者，则重在提高白昼的觉醒的程度，可以采用白昼提高觉醒的药物、方剂、针灸等治疗方法，而到了夜间则使用促进睡眠的中药，这种治疗方法在中医学中早有记述，只是需要重新提高认识，并进行临床实践。调整睡眠卫生对睡眠卫生不良、睡眠时相后移综合征、睡眠时相前移综合征等病都是必要的手段。

每天按时睡眠。要保持良好的睡眠，应当遵守时间的节律。中国古代养生学家按照一年四季的变化，提出了不同季节的睡眠时间，即春季的睡眠时间，是“夜卧早起”（《摄生消息论》）就是说入夜即卧，天明即起。春季促眠宜食龙眼肉、豆浆。夏季的睡眠时间，是“夜卧早起，毋厌于日”（《备急千金要方》）。就是说晚间睡眠时间宜后延，但晨起时间不变。中午可以增加午睡时间。“夏三月，宜晚眠早起，感天地之清气，令人寿。”（《运化玄枢》）秋季的睡眠时间，是“早卧早起”（《修龄要指》），就是说秋季睡眠时间宜稍长，以补夏季睡眠时所伤阴气。“早卧早起，与鸡俱兴，使志安宁，以缓秋刑，以敛神气，参外其志，使肺气清，此秋气之应，养收之盛也。”（《备急千金要方》）冬季的睡眠时间，是“早卧早起”

(《摄生消息论》)，就是说冬季的睡眠时间在一年中最长。”早卧晚起，暖足凉脑，曝背避寒，勿令汗出，目勿近火，足宜常濯。”（《修龄要指》）今天的人们虽然不能按照古代先贤提出的睡眠要求，但今天的人们应当从古代先哲的智慧中有所领悟。

**（二）促进睡眠**

中医促进睡眠有很多方法，包括中药、针灸、药浴、按摩、刮痧及单方和验方等，可以归纳为药物治疗、针灸治疗、心理治疗、非药物治疗、催眠术等。

治疗睡眠障碍时，要注意区分不同疾病，有的放矢地治疗各种疾病。而治疗失眠则是中医的强项，辨证论治是中医学的特色。其特点是治疗失眠多从肝论治，从心脾论治、从痰论治、从瘀血论治、从虚论治、从实论治等。无论从何治疗，总则不外乎调整阴阳、补虚泻实。从肝论治、从虚、从实论治则有疏肝泻热安神法，或清肝安神法，以龙胆泻肝汤加减；或平肝养阴潜阳法以黄芩、生白芍、钩藤为主加味；疏肝安神法以四逆散或柴胡加龙骨牡蛎汤或丹栀逍遥散加减；平肝安神法以天麻钩藤饮加减；调肝安神法以温胆汤加减；暖肝安神法以暖肝煎合吴茱萸汤加减；柔肝安神法以一贯煎合杞菊地黄丸加减；养肝安神法以补肝散或酸枣仁汤合八珍汤加减；疏肝解郁法以逍遥散加减；柔肝健脾法以温胆汤加减；滋阴养肾法（滋养肝肾法）以知柏地黄丸加减；补血养肝法以酸枣仁汤合归脾汤；益气镇惊、安神定志法以安神定志丸合酸枣仁汤加减；肝郁血虚型则用逍遥散加熟地、合欢皮、夜交藤、酸枣仁等；肝郁阴虚型则宗滋水清肝饮加珍珠母、柏子仁、合欢皮等；肝火上炎型用龙胆泻肝汤加苦参根；肝阳上亢型则用天麻钩藤饮加减；肝郁痰扰型宗黄连温胆汤加减；心肝血虚型则用补肝汤加味；肝肾阴虚型则宗左归丸加减；心肝胆怯虚型则用安神定志丸加减；血瘀型用血府逐瘀汤加减；胃中不和、饮食积滞则用保和丸、平胃散化裁；从心、脾、肾化治则有滋阴降火养心安神法以黄连阿胶汤合朱砂安神丸加减，补养心脾法以归脾丸合养心汤加减，健脾养心法以归脾汤加减，益气养阴法以参麦饮和黄连阿胶汤加减，调补气血、宁心安神法以天王补心丹加减，清心安神法以定心丸，心脾亏虚型用归脾汤加减，心虚胆怯型用安神定志丸、酸枣仁汤加减，阴虚火旺、心肾不交型用心肾交泰丸加酸枣仁、夜交藤等，心肾阴虚用六味地黄丸，肝火扰心则用酸枣仁汤加味，心胆气虚则用安神定志丸。从痰论治则有化痰清热安神法以温胆汤加减，痰热内扰则用半夏、竹茹、茯苓、陈皮、黄芩、黄连、苦参等，痰火内扰则用温胆汤加味，胃气不和、痰热内扰则用保和丸加黄连，痰瘀阻络则用半夏白术天麻汤，痰实阻胃则用越鞠丸加味（《丹溪心法》），痰饮内宿、心神不藏则用黄连温胆汤加珍珠母、龙骨、牡蛎。从瘀血论治则有活血化瘀清窍法以四物汤加减；疏肝活血、化瘀安神法以血府逐瘀汤加味；心肝血瘀型则用血府逐瘀汤加减；气滞血瘀型则用活血化瘀理气之品配合天王补心丹加减，以期血畅气调，肝魂得安；血瘀阻络型则用通窍活血汤合石菖蒲、远志加减等。

对于睡眠障碍除药物治疗外，针灸按摩也是非常有效、简便的方法，可以很快促眠，治疗入眠困难的失眠等症，又可以提醒，使嗜睡减轻，昏迷转醒。

睡眠障碍的各种病证，有许多都是因忧郁情志所伤，劳逸失度、久病体虚、五志过极、饮食不节等所致阴阳失调，心神不宁而成，故治疗时除用药物外，必须注意配合心理疗法，即注意患者的精神因素，根据患者病因，劝其解除烦恼，消除思想顾虑，避免激动、急躁，则多能取得较好的疗效。在失眠一症中，很多患者因受精神因素影响而致病，常因婚恋、经济、生活挫折、人际关系等因素影响而致。故此治疗时可配合心理治疗，可用疏导法、移情疗法、释疑法等法，经治疗使患者能提高认识，积极配合，增强信心，解除烦恼，消除顾虑，调节情绪，并以平等身份要求患者与医生共同承担治疗任务，根据病情，做有的放矢的解释，善意指导其生活起居、习俗，处理好其与家人、邻里、同事间关系等。在心理治疗的同时，不要忽略心理护理，诸如：正确认识睡眠与失眠、起居生活规律化（建立良好的睡眠生物节律）、优化睡眠环境、适宜的体育活动、注意睡前饮食、从事轻松愉快活动等，使之保持良好的心理状态，早日康复，这些实属必要，取效较好。

睡眠障碍的治疗，除药物治疗、针灸治疗、心理治疗外，尚有非药物治疗，亦属睡眠障碍综合调治的一种。例如：体育康复疗法，根据不同情况，要求患者适当参加各种形式的体育锻炼（跑步、打球、打太极拳等）和文娱（下棋、跳舞、看文艺会等）这样，可以放松情绪，促进心身健康；饮食起居的调节，则要求患者起居有时，饮食有节，劳逸结合，生活有度，忌食肥甘厚腻酒辣刺激之品，睡前不抽烟、喝浓茶、咖啡等，养成良好的生活习惯。除此之外，采用仪器治疗睡眠障碍，是目前较为新颖、前景广阔的一种方法。

**（三）改善睡眠**

中医改善睡眠、防治睡眠障碍的主要手段即采用睡眠养生的方法，逐渐提高睡眠的质量，进而预防睡眠障碍的发生，提高应对睡眠障碍的能力。

选择适合自己睡眠习惯的睡眠用具，或功能性睡眠用具，可以改善睡眠质量，提高睡眠的舒适度。现代研究已经证明，很多睡眠用具可以改善人体的微循环，改善颈部的血液循环，缓解疼痛，促进睡眠。以枕头为例，有人曾对使用枕头进行脑电图检测，发现枕头高度在 6~9cm 时，脑电图出现平衡的休息波形，人能获得较高质量的睡眠。因此，认为枕头偏低对人的睡眠有益。然而，枕高的选择应根据颈部的生理特点来确定。正常人的七个颈椎排列，呈向前弯曲的生理曲线，在这种情况下，肌肉、韧带及关节囊可以处于相对平衡的状态。过高的枕头因颈部过于弯曲，可以压迫颈动脉，妨碍其血液循环，造成脑缺血、打鼾和落枕。侧卧时，枕头过高可使侧肌肉、韧带疲劳、松弛，造成肢体麻木、疼痛和运动障碍。枕头过低或不用枕头，会使脑部的血液增多，血管所受的压力增大，醒后易头晕发胀和额面浮肿。一般认为，高血压、颈椎病和脊椎不正的患者不宜用高枕；肺心病、心脏病、哮喘的患者不宜用低枕；儿童及青少年不宜用高枕；老年人用高枕会加重打鼾，如果再蒙头，则会在深睡中导致窒息；人疲倦或体弱患病之时，也不宜用高枕。

中医学认为五脏精气是情志活动的物质基础，情志活动是五脏精气的外在表现。正常情况下，人体发挥着自我调节情感和防御缓冲外界精神刺激的功能，并对外界的刺激既有适应性又有保持性。然而七情所伤，五志过极，则气血逆乱，气机失和，致人体阴阳平衡失调，疾病乃生。正如元·朱震亨云："气血冲和，百病不生，一有抑郁，诸病生焉。"注意此情则可有助预防睡眠疾病。因此，为了预防睡眠疾病的发生，首先要保持心情舒畅，消除顾虑及紧张情绪，不要思虑太过，避免劳逸失调，否则伤及心脾或心虚胆怯、郁怒伤肝，肝郁化火，上扰心神而致疾病发生。另外，临睡前不宜过度兴奋，不喝浓茶，不吸烟，防止激烈运动，并要用温水洗脚，按摩涌泉穴，并进行适当体力劳动和体育锻炼。这样持之以久，便可预防睡眠疾病。

另外，要针对引起睡眠疾病的原因，有针对性地进行预防。如对于睡眠呼吸暂停综合征，应在平时就注意节食、减肥，不吃高脂肪的饮食，进行体育锻炼等。对于老年人的睡眠障碍，要从初老期就注意学习睡眠养生的方法，养成良好的睡眠习惯。

对于睡眠疾病治疗，其护理亦是非常重要的一个环节，此环节做得好，配合得当，则对睡眠疾病的治疗有积极的作用，否则可以前功尽弃或事倍功半，并不利于患者的恢复。这里首先要求医护人员对患者要绝对负责，想尽办法治愈疾病，同时要求患者也要积极配合治疗，听从医护人员的嘱咐。

如对失眠患者首先要针对病因，耐心细致地做好心理工作，进而消除紧张和忧虑。睡前不要喝茶、咖啡等兴奋性饮料。睡时关闭音响，拉好窗帘，关闭灯光，养成良好的睡眠习惯。按时服用中药，及时治疗相关疾病。

要建立适合自己的睡眠姿势，一般采用右侧卧位，尽可能不要仰卧、俯卧。

对于有睡眠障碍的人，要适当调整饮食，使用可以促进睡眠的饮食。睡前忌饮浓茶、咖啡、酒等兴奋性饮料及麻黄素类兴奋剂，避免过饥过饱，因此时经胃肠道吸收会进入大脑，兴奋脑干网状结构，进而兴奋大脑皮层。

使用睡眠促进方法，如药枕、按摩导引、食疗、外治。

使用改善睡眠的用具，选择适合自己睡眠习惯的睡眠用具，或功能性睡眠用具。

睡眠健康教育方法。建立合适的睡眠环境；睡眠前要放松，将一切与睡眠无关的东西从卧室中清除；避免酒精、咖啡因和尼古丁；进行一顿富含色氨酸的晚餐（如温牛奶、香蕉等）；傍晚或清晨进行适当锻炼，每天坚持 0.5～1 小时的活动，时间以下午为宜。睡眠前宜做一些轻微活动或体育行动，使身体有些困乏，易于入睡。

起居生活规律化，这是避免睡眠疾病最有效的方法。养成定时上床、定时起床习惯，从而建立起自己的睡眠生物节律。

优化睡眠环境，被褥舒适，室内温度适宜，避免噪音和强光刺激。事先做好室内的一切安排，一旦睡卧，他人切勿惊动，如说话、问事、开门等，要保持室内绝对安静。

睡前从事轻松愉快活动。轻松愉快的活动，对人体是一良好的刺激，有助于人的睡眠，如洗热水澡，热水泡脚或听音乐，口念一、二、三、四几个数字，或选择自己喜欢读的报纸、杂志、书籍、新闻（时间要短），促使早点入睡，这些均有利于睡眠。当然，对于郁证的患者，有时默默地数数，并不能解决问题，则可以采用呼吸调节的方法，通过增加深呼吸，反复地闭目深呼吸，可以改善睡眠。

合理应用安眠药。对于一过性失眠则通过睡眠养生方法改善；对于暂时性失眠不主张应用安眠药，而采用睡眠保健食品；对顽固性失眠，若能合理用药则可改善睡眠。

注意患者精神因素，解除烦恼，消除思想顾虑，避免情绪活动激动，保持良好的心理状态。积极调整睡眠紊乱，祛除睡眠障碍，治疗睡眠疾病。

**（四）使用睡眠**

睡眠作为一种生理过程而普遍存在。睡眠过程不仅可以改善人的精神状态，同时，医生也可以利用睡眠，使用睡眠的方式对疾病进行治疗。睡眠是治疗郁证（包括抑郁症、焦虑症、强迫症、疑病症等）的有效手段之一。同时，通过睡眠疗法可以缓解癫痫的发作，减轻消化性溃疡发生出血的几率；在中医治疗内科疾病的药物中加入促进睡眠的中药，可以帮助缓解疾病所造成的痛苦。特别是白昼频繁发生心率变化，可因睡眠而逐渐减轻。过敏性疾病和某些皮肤病可因促进睡眠中药的加入，而得到快速的缓解。

白昼的生理变化与夜间觉醒状态的生理变化有着本质的不同。夜间的觉醒可以导致人的思维、记忆能力、灵感和智慧的发生能力普遍降低，降低工作效率。连续性的觉醒状态，不仅会消耗机体的能量，同时也会造成心理、精神的改变，形成阳气过盛，而阴气衰微的诸多表现。使用睡眠疗法是一种无创伤的治疗手段，其主要目的在于恢复正常的生理节律。

当然，不正确使用催眠治疗，也可因心理暗示过度，形成对催眠的心理依赖。因使用过量安眠药物而导致的过度睡眠，会导致患者对药物的依赖过度。正确地使用睡眠疗法，可以缓解疲劳，增加灵感，减少疾病过程中亢奋现象，促进疾病的康复。科学地使用睡眠疗法，是规范化治疗的需要。我们应当进一步深入地研究，并正确地使用，以使睡眠治疗达到最佳效果。

## 第四节　睡眠与心理

心理学是与睡眠医学关系最为密切的学科之一。远在近代科学出现以前，人们早就意识到睡眠与身心健康之间存在重要联系。炼金术创始人 Wie-po Yang（公元 100-150 年）说如果人白天和黑夜都不睡觉，身体将会非常疲乏而得精神病。十九世纪末期，某些临床心理学家开始对“梦”现象作过一些尝试性的分析，其中弗洛伊德对“梦”进行过系统的解释，他认为梦是有意义的，梦可以嵌入可理解的觉醒活动的连锁之中。这可以说是近代探讨睡眠与心理和行为关系的开端。此后将近半个世纪的时间，睡眠不再引起心理学家的很大兴趣。其原因是，睡眠尽管引起人们的好奇，但却很难客观研究，因此，睡眠领域的研究近乎处于停顿状态。直到 1951 年，芝加哥大学生理学教授 Kleitman 和他的学生 Aserinsky 发现快速动眼睡眠（REM）之后，才真正开始了现代实验室研究睡眠的时代。睡眠期间眼球转动表明梦活动的可能性，这一发现使其成为心理学家重视睡眠研究的转折点。之后大量研究集中于睡眠剥夺的影响方面，1955—1975 年被称作睡眠剥夺研究的“黄金时代”。七十年代以来，睡眠研究领域的工作扩展到更广的范围，对于生理学家来说，研究睡眠可以说是研究睡眠本身；而对于心理学家来说，研究睡眠不仅局限于夜间（睡眠)，还应研究夜间（睡眠）与白天（觉醒期间的心理活动和行为）的关系，睡眠与心理和行为的相互影响；后者或许更为重要。

## 一、睡眠模式和心理行为的相关性

正常成年人的睡眠时间一般需要 7~8 小时/日。但实际上，个体之间的睡眠模式是有很大差异的。其中，如按睡眠质量可分为“低质量睡眠”和“高质量睡眠”；以自然睡眠时间的长短可划分为“短睡眠”和“长睡眠”等等。许多人还可能处于上述分类的非典型的中间过渡模式。

研究表明，不同睡眠模式的个体在觉醒期间可能表现出心理和行为的异常，研究大多集中于睡眠与个性的关系。早期，Monroe（1967）调查低质量睡眠者和高质量睡眠者的个性差异发现，高质量睡眠者表现出好的适应性和心理健康。实验室研究发现，低质量睡眠者在睡眠和觉醒期间自主性唤醒水平都较高，其夜间觉醒干扰大的受试者快波睡眠时间延长，也从侧面反映出快波睡眠时间的长短与心理苦恼相关。1975 年，Tanaka 进一步发现高质量睡眠与低质量睡眠者结束睡眠时的时相有所不同。高质量睡眠者多在最后一次快波睡眠结束之后约半小时醒，而低质量睡眠者却常常在快波睡眠结束时立即醒。由此可能解释低质量睡眠对梦的回忆较高质量睡眠为多的原因。

睡眠与个性相关性的另一个方面是研究睡眠长短与个性差异的关系。早于 1976 年，Hartmann 通过研究长、短睡眠者的心理行为和脑电图的关系发现，长、短睡眠之间存在很大的心理差异，长睡眠者表现出羞怯、轻度神经质、焦虑、抑郁和社会内向，有较多的心理问题；而短睡眠者评定为心理健康，表现为精力充沛、外倾性格、有攻击性、有雄心、保持繁忙和自我满足。实验室研究表明，长睡眠者睡眠时间的延长都只表现为慢波2期和快波睡眠时间的延长，而且报告记住的梦较短睡眠者多，有更多"梦幻型"的梦，被认为是梦行为与觉醒行为相互补充的特征。这也与前期 Monroe 研究得到的结论"快波睡眠与心理相关"的观点相符。Hartmann 之后对人群中更为普遍存在的可变睡眠者的研究中，观察到应激、忧虑、防御性平衡失调、体力劳动以及新的学习等因素均可能引起睡眠增加，这些都可以理解为脑和精神需求的增加。

从早期研究可以初步看出，睡眠与心理行为之间存在一定的关系。对于这种关系的最可能接受的解释是某种生活样式、个性或情绪对睡眠的需要有所不同。其他方面的研究支持这种观点，如紧张而繁重的学习引起快波睡眠增加，然而问题也并非如此简单，逆转这种关系也是可能的。睡眠模式和时间的变化也可能引起个性及其他心理和行为的改变，如睡眠剥夺引起脑兴奋性、注意、记忆和情绪等方面的变化。

## 二、睡眠剥夺的心理影响

早期学者认为长期睡眠剥夺对人的心理是很危险的，甚至会引起精神分裂症。Patrick 等最早报告睡眠剥夺对身心有害的实验研究。Bleuler 等分别评论过梦与精神病之间的类似性。在本世纪五十年代，Dement 等发现慢波睡眠和异相睡眠后，也完成了第一个异相睡眠剥夺实验。随之，不断报告异相睡眠剥夺对人的各种心理影响，到 1963 年为止，Dement 等报告了异相睡眠剥夺可能引起 21 种有害的心理影响，包括焦虑不安、激动、发怒、注意力集中困难、记忆力降低、疲乏、食欲增加等症状，有的被试出现性格上的变化，甚至个别被试出现猜疑进而发展到妄想狂观念。与上述实验研究进行的同时，关于睡眠剥夺的心理影响后果的争论也一直在伴随进行。一些学者坚持早期所主张的睡眠剥夺对心理是危险的观点。如 Fisher 认为，人心理上的紧张通过在梦中释放而对身心健康起到"安全阈”的保护作用，足够长时间的“梦剥夺”引起梦的亏空势必驱使梦周期在觉醒期间爆发，而发展成幻觉、妄想及其他心理疾病。他把这种解释概况为“溢出模式”理论。另一些学者同意睡眠剥夺对心理是有害的，但并不一定像 Fisher 等人所说的那么严重。Vogel 等研究则发现睡眠剥夺可能通过改善异相睡眠的异常分配而对内源性抑郁症起缓解作用。后期临床经验表明，按照要求进行的规律性睡眠剥夺可有效地减轻抑郁症状。抑郁症患者往往处于一种高觉醒的状态，睡眠剥夺可以减低其觉醒水平，对于抑郁症患者则成为一种治疗作用。在恢复睡眠后，抑郁症患者的临床症状又可恢复到病理学的高觉醒状态。

睡眠剥夺对正常人和精神病患者带来的影响是极不相同的。正常成年人经过一夜睡眠剥夺后，在睡眠恢复夜晚快波睡眠的增加占总睡眠的 5%～10%。然而，活动期精神分裂症患者经过睡眠剥夺后不出现快波睡眠的“返回”现象；在“非活动期”或缓解期可能出现快波睡眠的“返回”。

迄今虽然对于睡眠剥夺的心理影响仍然在不断深入的研究中，但是近期的实验结果不断冲击早期关于“睡眠剥夺对人的心理是危险的”这一观点。研究表明，睡眠剥夺的后果是因人的人格因素而有所不同，个体差异较大，由睡眠剥夺产生精神症状只是个别的。但睡眠剥夺的某些心理影响不容忽视，如注意力集中和维持困难，对情绪的影响由此产生对于社会环境适应能力的减弱，以及对于学习记忆能力和分散思维的影响等。而这些心理活动的高级形式对于人们保持身心健康和正常的工作和生活是重要的。

### 三、睡眠障碍的心理治疗

对睡眠生物学因素的重视使得药物治疗曾经一度成为睡眠障碍的首选疗法。研究发现，长期使用药物会导致许多副作用。例如导致过度睡眠、药物产生依赖等。事实上，除药物治疗之外，许多心理行为治疗也越来越多的应用于睡眠障碍的治疗之中。这里的行为治疗是广义的，包括除药物治疗之外的诸如认知、行为以及自我教育等成分的治疗方法。而大量文献表明，其中一些方法的确是相当有效的。

综上所述，睡眠与心理的关系不仅仅是一种一般性的相关性，而是必然存在着一种更为密切的关系甚至是互为因果的关系，这尚待进一步深入的研究论证。睡眠与心理关系的阐明，其重要意义绝不局限于二者之间关系的揭示，而且对于睡眠疾病和精神心理疾病的认识和治疗，对于正常人的身心健康都将有极大的促进作用。

第三章

# 睡眠与心血管系统疾病

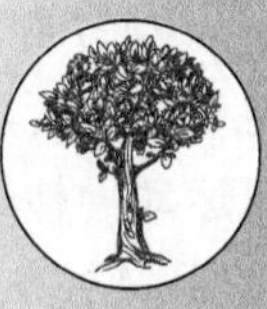

心血管疾病是常见病、多发病，占死亡率的第一位。该系统疾病不仅死亡率高，对患者的生活质量、寿命均带来很大影响，而且也给家庭和社会带来很大的经济负担，已引起国内外学者广泛关注。随着医学知识的不断深入普及，人们也开始了解和预防心血管疾病。不广为人知的是，心血管病也与睡眠障碍互相影响，关系密切。心血管疾病多种多样，整体患者群体庞大，其中合并有失眠的比例很高，与原发疾病相互影响，严重影响患者的生命质量和临床结局。心血管病患者在睡眠中可能发生心肌缺血、心律失常、呼吸失调甚至死亡等现象。有关专家统计，美国每年在夜间约有 37500 人发生猝死，其中约 88%的猝死与心血管疾病有关。睡眠障碍的识别和治疗为心血管疾病患者创造了提高生活质量及改善预后的机会，因此重视心血管患者的睡眠情况非常重要。

## 第一节　睡眠期的心血管功能

### 一、睡眠期心血管生理

心率的调节主要受迷走神经和交感神经的双重支配，人体昼夜节律对心率的调节有一定的作用。迷走神经调节的自主神经相对稳定性在 NREM 睡眠期占优势。NREM 睡眠期心率仍然是窦性的，可见心率减慢，血压下降。

REM 睡眠期，心率变化规律是心动过速和心动过缓交替。血氧饱和度降低导致呼吸变得不规则。但在 REM 期，控制膈肌运动的神经元不被抑制而辅助呼吸肌可能部分失张力。时相性 REM 睡眠期，心率会一过性增加 35%。REM 睡眠期相关心率增加可能与中枢神经系统活性增加有关。β 受体阻滞剂，如阿替洛尔，能够降低这种现象的出现频率，提示这种现象出现的根本原因是交感活性的升高。REM 睡眠期，自主神经活性的波动和心率增加会增加室性心律失常的危险，同时交感活性的升高导致氧供比氧需的下降、冠脉收缩和前后负荷的改变。

## 二、睡眠障碍与心血管疾病

睡眠通过各种不同的方式影响着心血管的功能与病理。睡眠过程中，自主神经系统和血流动力学会发生改变，例如 REM 睡眠期交感神经活跃、NREM 期血压下降，这些无论在睡眠期或刚刚入睡都可能影响心血管疾病的表现。生理性 NREM 睡眠期血压明显下降，可能与应用降压药有关。自主神经功能障碍可能破坏血压稳态的维持，过度使用降压药物增加血流动力学紊乱的可能性，因此，睡眠过程中出现缺血的表现。在老年人中，无症状性腔隙性梗死更常见于那些睡眠过程中血压下降明显的患者。REM 期睡眠的自律性及血流动力学反应也出现心血管的表现。REM 睡眠可能伴发冠脉血管痉挛导致夜间心绞痛，而且常是冠状动脉疾病患者的夜间心绞痛的促发因素。REM 睡眠也常伴随明显的心动过缓。

睡眠障碍能引起自主神经紊乱，影响人的新陈代谢，使内分泌和免疫系统都受到影响，可增加儿茶酚胺（特别是肾上腺素）的分泌，导致血管收缩、血压上升、呼吸加快、新陈代谢增加，提高血浆游离脂肪酸和三酰甘油的水平，增大血小板的黏性，进而引起一系列生理病理变化，导致冠心病、心力衰竭、高血压、心律失常等心血管疾病的发生。

睡眠剥夺可导致急性及慢性心血管事件。短期的睡眠限制可伴发血压升高，长期的睡眠限制可伴随全身炎症反应及糖耐量受损。睡眠时间的减少可与高血压和心肌梗死相关。有荟萃分析发现，在 173301 名参与者中，与每日睡眠时间 7~8 小时的人相比，每天睡眠 6~7 小时的人发生高血压的风险增加了 7%，而每天睡眠不足 6 小时的人发生高血压的风险增加了 35%。

心脏及血管事件的昼夜节律性直接显示睡眠可能对心血管疾病产生影响。急性心肌梗死及猝死在早晨 6：00—11：00 有一发病高峰，这一节律性高峰可能与睡眠觉醒对自律性及血流动力学的影响有关，清晨交感神经活性及血小板聚集性随之增加，而清晨 REM 睡眠在睡眠周期中所占的比例也增加。



## 第二节 睡眠与心绞痛

### 一、概 述

心绞痛（angina pectoris）是心肌耗氧增加和供氧减少而引起的急性冠脉综合征，以冠状动脉粥样硬化为主要病理基础，少数有冠状动脉痉挛等因素所致。我国心绞痛分类是：

1. 劳力型心绞痛

（1）初发劳力型：指过去未发生心绞痛或心肌梗死，在近一个月内突然发作的心绞痛者。

（2）稳定劳力型：指心绞痛发作的次数、持续时间、严重程度一个月以上无明显变化者。

（3）恶化劳力型：同等程度的劳累所诱发的胸痛，发作次数、严重程度、持续时间明显加重。

2. 自发性心绞痛

（1）卧位型心绞痛（夜间心绞痛、睡眠性心绞痛）：发生于平卧时，尤其是夜间平卧睡眠时，常在平卧 1~3h 内第一次发作，之后夜间可多次发作。发作时需要坐起，严重时需要站立才能缓解，发作时 ST 段明显压低。疼痛程度较剧烈，持续时间较长，常提示多支冠状动脉狭窄或左冠状动脉主干狭窄。

（2）变异性心绞痛：有定时发作倾向，夜间和凌晨多见，发作时有心电图 ST 段抬高，心绞痛发作症状较重，时间较长。

（3）心肌梗死后心绞痛：发作于急性心肌梗死后 30 天内的心绞痛。

（4）中间型心绞痛（中间综合征）：在 24 小时之内反复发作；心绞痛重，时间长，常持续在 15 分钟以上；可在休息时发作；含服硝酸甘油效果差或无效；血清心肌酶学多正常或稍高（不超过正常值 50%）；心电图有缺血性 ST-T 改变，但无 Q 波。

3. 混合型心绞痛，即既有劳力型心绞痛又有自发性心绞痛，混合存在。

上述心绞痛除稳定劳力型心绞痛为稳定性心绞痛外，其余均为不稳定心绞痛。

## 二、发生机理

夜间心绞痛是在卧位情况下发生，常与劳累性因素无关，因此有其特殊性。

1. 冠状动脉粥样硬化的基础病变　夜间心绞痛其病理基础是冠状动脉粥样硬化导致血管狭窄。在睡眠状态下，血管相对收缩，使原本狭窄的血管流入心肌的血液进一步减少，从而促发夜间心绞痛。

2. 微小血栓形成　在睡眠状态下，卧位时血液流速减慢，在原有动脉粥样硬化斑块的基础上再次形成微小栓子，部分堵塞血管，导致心肌供血不足而引起夜间心绞痛。但这种微小栓子常能自溶而未导致心肌梗死。

3. 自主神经功能紊乱　在睡眠时自主神经活动以迷走神经为主，交感神经与副交感神经维持相对平衡。如果平衡失调，可促发冠状动脉痉挛，诱发心肌缺血和夜间心绞痛。

4. 血液流变学和动力学异常　睡眠是处于卧位情况下，人体处于安静状态，与白天运动状态下相比，卧位时血液的流速减慢，由运动产生的肌肉收缩对血管挤压性按摩作用减少。加之夜间饮水减少，血液黏稠度增加，这样也可造成心肌供血减少而诱发心绞痛。

5. 睡眠时低氧状态　在中老年有相当一部分人睡眠时出现睡眠呼吸暂停或低通气，导致血氧饱和度下降，出现睡眠时低氧状态，使心肌供氧不足而导致心绞痛。

6. 睡眠时回心血量增加，心脏负荷加重，心肌负担加重导致心肌相对供血不足而诱发夜间心绞痛。睡眠中心绞痛常发生于 REM 期，可能与此期呼吸不规则，心律变化大，机体对 $CO_2$ 升高和血氧降低的反应下降有关。

## 三、临床特点

1. 疼痛引起入睡困难或醒后难以入睡　心绞痛的疼痛是一种难以忍受的、濒死感的疼痛，不管是睡眠前、睡眠中发生，使患者无法入睡，即使心绞痛通过药物治疗已缓解，还要持续影响患者很长时间的睡眠。

2. 紧张的作用　心绞痛一旦发生后，患者即有恐惧感，非常担心再发。高度的紧张使大脑皮层处于兴奋状态，睡意被干扰，睡眠节律被打乱。

3. 医疗行为的影响　住院患者心绞痛发作后，医护人员在给予治疗时会影响患者的睡眠。如给予吸氧，氧气经湿化瓶时产生的水泡声可影响睡眠，鼻导管刺激鼻黏膜和异物感影响睡眠。少数需静脉给药，输液导管连接于肢体，患者担心脱落、挤压或输液完后的换输液瓶，使患者有牵挂而睡不着或睡不深。有些患者需要做心电图检查或心电监护，导线的牵拉、床边监护时有些患者在医护人员不在时，还要自己去观看，担心有无异常，虽然自己不一定看懂。当心率数据反复跳动变化，有快有慢时，自己又担心是病情变化而难以继续入睡。

4. 环境的影响　当夜间心绞痛发作时他人会开灯，观察患者、寻找药物、倒水喂药，尤其是灯光的刺激，视觉上影响睡眠。灯光还可使褪黑激素分泌减少而使睡眠节律紊乱。人员的走动、监护仪器的响声和偶尔的报警声都可影响患者的睡眠。

5. 心理因素　心绞痛反复发作后患者的紧张情绪是显而易见的。一是心绞痛本身的濒死感使其有恐惧心理，二是害怕心绞痛突变心肌梗死，三是一旦用药效果不明显，担心药物失效而难以救治。这些心理因素既可影响睡眠，又可加重心绞痛。

6. 生理因素　心绞痛发作后，由于疼痛刺激使体内儿茶酚胺物质、血管紧张素、内皮素等缩血管作用的血管活性物质分泌增多，促使大脑兴奋性增强，这些物质都有促醒作用，加之自主神经平衡功能失常，因而患者难以入睡，导致睡眠紊乱。

7. 心绞痛可使睡眠效率下降88%。

## 四、治　疗

1. 原发疾病的处理　心绞痛一旦发生，需立即停止活动或并保持安静，避免能诱发或加重心绞痛的因素并积极给予心绞痛的治疗药物，尽快缓解心绞痛。

（1）劳力型心绞痛的药物治疗：首选β受体阻滞剂，并合用硝酸酯类和钙离子拮抗剂。

①发作时处理　首选硝酸酯类药物，以亚硝酸异戊酯鼻吸入作用最为迅速，10~15s 即可起效。硝酸甘油喷雾剂喷咽部或 1%硝酸甘油溶液舌下滴 2~3 滴。其次是硝酸甘油片舌下含化，1~2 分钟即发挥作用。静脉滴注硝酸甘油作用也是比较快的。硝酸异山梨醇（消心痛），舌下含化也在 2~5 分钟起效。β 受体阻滞剂和钙离子拮抗剂由于起效时间稍慢，在发作期应用可起巩固和协同作用。中药速效救心丸、麝香保心丸、救心丹、复方丹参滴丸也可含化或口服。

②缓解期药物治疗　此时以口服长效药物为主，如硝酸异山梨醇片、单硝酸异山梨酯或缓释片以及 β 受体阻滞剂或钙离子拮抗剂，如硝苯地平、维拉帕米、地尔硫䓬片及缓释片等。

③抗血小板药物治疗　阿司匹林：每次 50~300mg 口服，每日 1 次。双嘧达莫：每次 50mg 口服，每日 3 次。其他药物可酌情单用或合用，如噻氯匹定片、中药成药。有关肝素抗凝治疗应根据情况使用并掌握适应证和禁忌证。

（2）自发性心绞痛治疗：自发性心绞痛若疑有冠状动脉痉挛存在，一般不宜单独使用 β 受体阻滞剂，尤其是变异性心绞痛和卧位性心绞痛。这类心绞痛常合并有冠状动脉痉挛因素存在。其他治疗可同劳力型心绞痛。

（3）不稳定心绞痛治疗：不稳定心绞痛，目前把它列为急性冠脉综合征的一种表现。随时有演变成心肌梗死的可能，应给予高度重视。①积极有效的止痛，可肌注吗啡、哌替啶、罂粟碱，尽快控制心绞痛很重要。②综合用药，不稳定性心绞痛要综合用药，有效缓解心绞痛并预防反复发作，必要时静脉给药。③加强监护，对心率、心律、监测血压、心功能、心电图、心肌酶谱的检查。生活的安排和管理，保持大便通畅，避免诱发因素都至关重要。

2. 睡眠的处理

（1）减少和禁止探视：心绞痛患者应保持在一个安静的

环境里，避免他人的干扰而影响其休息和睡眠。

（2）适时应用镇静催眠药：心绞痛患者都存在焦虑、紧张心理，使用镇静催眠药不仅可对睡眠有益，同时对心绞痛的治疗也有益，可阻断交感神经及中枢神经系统兴奋链，有利于稳定病情。

1）安定（地西泮）：严重心绞痛伴有紧张症和失眠时可肌注 10mg，以后可每晚睡前 30 分钟，口服 2.5~5mg。

2）阿普唑仑（佳乐定）：对有焦虑心理者效果更好，0.4mg 一日三次或 0.4~0.8mg 睡前 30 分钟，口服。

3）其他类型镇静催眠药的选择：此类药物较多，要根据失眠类型和心绞痛夜间发作的时间合理选用。镇静催眠药只有在治疗心绞痛药物合用时才能起到协同和互补作用，从而收到理想效果。

（3）减少医疗行为的干扰：夜间心绞痛，患者的睡眠严重受干扰。医护人员在考虑有利于患者诊治的前提下，尽量减少对患者睡眠的影响。当患者有个良好的睡眠时，他的病情也减轻了一半。

（4）心理治疗：夜间心绞痛对患者心理影响程度因人而异，但不管怎样，患者心理压力、疼痛的折磨、恐惧、担心等都会产生不同程度的心理干扰。及时心理治疗，对心绞痛的转归、睡眠的改善都是非常重要的。

（5）在中医辨证论治的基础上，加入养血安神的中药，如炒酸枣仁、远志等。

## 第三节　睡眠与心力衰竭

### 一、概　述

心力衰竭（简称心衰）或心功能不全是指心脏收缩和

（或）舒张功能障碍，心排血量不足以维持组织代谢需要的一种病理生理综合征。

1. 按发病缓急分为急性心力衰竭和慢性心力衰竭。

2. 按心衰发生的部位分为左侧心衰（左心衰竭）、右侧心衰（右心衰竭）和两侧心衰（全心衰竭）。

3. 按收缩与舒张功能改变可分为收缩功能不全性心力衰竭（收缩性心衰）与舒张功能不全性心力衰竭（舒张性心衰）。

4. 按排血的相对高低可分为低排血量型心衰和高排血量型心衰。

5. 按心衰时血流动力学的方向分为前向性心衰和后向性心衰。

6. 按病程进展和症状有无分为无症状性心衰、充血性心衰和难治性心衰。

7. 按解剖部位分心房衰竭和心室衰竭。

8. 按流出道排血受阻或反流分排血受阻性心衰或排血反流性心衰。

## 二、发生机理

1. 睡眠时心肌收缩功能障碍　夜间心衰多数是左心衰竭为主，常是心肌收缩功能减退所致。

2. 睡眠时心脏舒张功能障碍　心脏收缩功能障碍引起的充血性心力衰竭多数医务人员已知晓，但因心脏舒张功能障碍引起的心力衰竭尚未更多地给予关注。实际上临床心衰中 1/3 是舒张性心衰，另外 1/3 收缩和舒张功能均有衰竭。

3. 睡眠时心肌能量代谢障碍　心肌能量代谢是提供给心肌力量的源泉，如果能量的产生、能量的贮存、能量的运送和能量的利用哪一个环节发生障碍都可引起心肌的收缩和舒张功能障碍而引起心衰。

4. 睡眠时心室重构和心室肥厚　心室肥厚是心脏长期处

于较高压力或容量负荷下而产生的一种代偿性现象。但肥厚的心肌使心脏的收缩结构和舒张功能均带来破坏。

5. 睡眠时血流动力学异常　血流动力学异常主要表现在：周围血管的阻力增加（如高血压）；回心血量的增多（如夜间平卧位回心血量增多），它是夜间心衰的主要因素；反流血量的增多，如主动脉瓣和二尖瓣的关闭不全；流出道的梗阻引起排血困难；心脏排血功能降低使充盈压上升等。

6. 睡眠时血管活性物质分泌异常　儿茶酚胺、肾素-血管紧张素、内皮素（ET）、精氨酸血管加压素（AVP）、心钠素等分泌增加。这些血管活性物质有使血管收缩作用，从而使心脏负荷加重。

## 三、临床特点



夜间卧位使回心血量增加，心脏负担加重

（1）静脉回心血量增加，前负荷加重：静脉血因白天的重力作用回心较少，平卧后回心血量增多，从而使原来白天心功能尚能代偿，到夜间出现阵发性呼吸困难，这就是左心功能失代偿，而出现心衰。这是影响夜间睡眠的主要因素。患者睡眠后1～3h突然出现呼吸困难，不能入睡，需要坐起，甚至站立位方可缓解。有时一夜发作多次，严重影响睡眠。

（2）夜间副交感神经相对占优势，易出现心律失常：心衰患者平卧后由于迷走神经功能占优势，心率减慢，心肌收缩力降低，这样易导致心律失常、心功能下降促发心衰，心律失常可产生心慌胸闷，影响患者睡眠。

（3）急性肺水肿：由于回心血量增加、心律失常和心功能失代偿，肺动脉楔嵌压升高，肺循环淤血，从而引起气急、端坐位、极度呼吸困难，这时患者处于极度紧张状态、恐惧、濒死感状态。

（4）一旦心功能失代偿，应激机制作用的影响：心衰一开始表现时，机体就处于应急状态，血管活性物质分泌增加，中枢兴奋性增强，睡意减弱或暂时消失，睡眠节律紊乱，这样也可促发心衰的加重。

（5）抢救心衰的医疗措施对睡眠的影响：首先是患者夜间阵发性睡眠性呼吸困难，导致患者不能入睡，同时病情逼迫患者坐起或站。加之治疗或抢救时医疗行为又干扰了患者睡眠，如吸氧、开灯、输液、心电监护等，因此心衰患者夜间睡眠是大受影响的。

## 四、治　疗

1. 预防心衰的发生　心衰早期预防很重要，心衰控制了，睡眠也可改善了。

（1）减少心衰的诱发因素：①避免日间的劳累，白天劳累后常可促发夜间心衰。②降低血压，对高血压者应有效的减低血压，方可预防心衰，如钙离子拮抗剂。③改善心肌缺血，扩张冠状动脉的药物应及时合理使用，如硝酸酯类药物。④减少回心血量，如利尿剂的应用。

（2）逆转心脏功能异常：血管紧张素转化酶抑制剂（ACEⅠ）、血管紧张素Ⅱ受体拮抗剂（AT-Ⅱ），β 受体阻滞剂均有好的作用，尤其是可逆转心室肥厚、血管平滑肌增生和心室重构。这是近年来治疗心衰的一大进展。

（3）切断睡眠障碍对加重心衰的恶性循环：心衰可影响睡眠，睡眠障碍又可促发心衰，要切断这一相互影响的恶性循环，镇静是关键，可起到事半功倍的效果。镇静可使患者安静休息，去除紧张恐惧，可帮助睡眠。

1）氯丙嗪：对急性左心衰、肺水肿患者，血压偏高者，可肌注 12.5～25mg，既可催眠又可治疗心衰，是一种好的办法。

2）安定：急性心力衰竭时可肌注10mg，对失眠、心衰都有效。尤其是急性左心衰竭患者，有紧张心理效果更好。

3）阿普唑仑：0.4~0.8mg，每晚一次。对有失眠和夜间阵发性呼吸困难患者或有焦虑者是非常适合的。

4）急性肺水肿可用吗啡3~5mg于3分钟内静脉注射，吗啡有镇静作用。必要时15分钟后可重复，也可10mg皮下注射。

2. 不同心衰的不同处理。

（1）收缩性心衰，早期使用β受体阻滞剂量要小，增加剂量间隔时间要长。

（2）舒张期心衰，使用β受体阻滞剂为主，强心剂疗效较差。

（3）前向性心衰，以利尿为主，辅以扩张静脉药。

（4）后向性心衰，以扩张动脉为主，辅以强心剂。

（5）夜间心衰，尤其是左心衰引起的夜间阵发性睡眠性呼吸困难，以镇静、扩血管为主，辅以利尿剂。

## 第四节　睡眠与高血压

### 一、概　述

高血压是指以体循环动脉血压（收缩压和/或舒张压）增高为主要特征（收缩压≥140mmHg，舒张压≥90mmHg），可伴有心、脑、肾等器官的功能或器质性损害的临床综合征。高血压是最常见的慢性病，也是心脑血管病最主要的危险因素。近年来随着人们工作、生活方式的改变，高血压的发病率逐年上升。2007年中国慢性病监测数据显示，35.7%的调查对象反映睡眠质量不好。人的睡眠时间从童年到老年逐渐减少，睡眠质量也不断下降，即使是健康人，随着年纪的增大，睡眠时间也会逐年减少，有的人还伴有睡眠质量的下降。年龄在32～59岁的人群中睡眠每晚少于5小时者，高血压的患病率为24%，而睡眠在7～8小时者高血压患病率仅为12%，说明睡眠减少有增加高血压的危险。睡眠越少，5年内患高血压的风险越大。如把每天睡5小时与睡6小时的人相比较，睡5小时的人5年内患高血压几率将增加37%。调查也发现，睡眠时间减少和高血压之间的关系似乎在中年人中最为密切。中青年人冠状动脉风险进展评价578名年龄在33～45岁美国人的睡眠质量及5年高血压发病率和收缩压、舒张压的变化，发现睡眠时间减少导致高血压发病率的升高，每减少1小时的睡眠时间将会增加37%的高血压发病率。

## 二、发生机理

1. 失眠可能会增加高血压风险　许多高血压患者合并有失眠症，高血压病伴失眠发病率以中老年为多。现代医学认为高血压可致大脑皮层兴奋与抑制过程失调而引起失眠。失眠对血压有显著的影响，高血压病可以导致失眠，失眠常使血压升高，高血压与失眠之间相互影响，并形成恶性循环。临床中发现，高血压患者休息得好，则血压相对平稳，长期失眠的高血压患者，血压多半控制不理想。

2. 交感活性增高　其发病原因可能与睡眠时呼吸浅慢、暂停、心率快慢波动、血氧饱和度下降、二氧化碳浓度升高而致的交感活性增高有关。多见于阻塞性睡眠呼吸暂停综合征的患者和鼾症伴有睡眠呼吸暂停的人。由于睡眠时上呼吸道分泌物增多或阻塞，引起血氧饱和度下降，二氧化碳浓度升高，从而导致交感活性增强。而交感活性亢进可造成周围阻力小动脉发生代偿性改变，引起管壁肥厚，管腔狭窄，对缩血管活性物质的反应性增高，使之出现血压升高，并常因血气改变而发生各种心律失常及其他心血管疾病。

## 三、临床特点

1. 高血压病患者的性格特征对睡眠的影响　高血压患者多为A型性格的人，易激动、易怒、多愁善感、容易出现失眠。睡眠不好又可促发高血压。

2. 高血压的直接作用　血压升高后可出现头胀、头痛，使患者难以入睡，睡不深、易醒。

3. 高血压并发症的影响　血压严重升高或突然升高可引起高血压危象、高血压脑病、高血压性心力衰竭和高血压肾功能不全。当出现这些情况时睡眠均会受其影响，致有效睡眠减少。

4. 某些降压药物的影响　如有些高血压患者服用钙离子拮抗剂可出现头胀痛影响睡眠；某些患者服用转换酶抑制剂可引起夜间咳嗽也可影响睡眠；某些降压药白天服用后易打瞌睡，晚上药效减弱后反而难以入睡或早醒，如复方降压片；有些药物本身有引起失眠的副作用。

5. 降压药过量引起低血压的反应对睡眠的影响　高血压患者血压突然下降过快过多，或用降压药过量致低血压均可导致不良反应。也可对睡眠产生不利影响，使睡眠质量下降。

## 四、治　疗

1. 合理、有效、平稳和及时降压是保证良好睡眠的前提。

2. 对有失眠的高血压患者应给予适当的镇静催眠药物治疗。

3. 及时发现或了解降压药物的副作用，及时调换降压药的品种。

4. 高血压病患者约有40%合并存在睡眠呼吸暂停综合征（SAS）。虽然看起来患者睡眠很好，睡得快，容易打瞌睡，睡的时间长，但他的睡眠质量下降，有效睡眠减少。应及时治疗

SAS，既可改善睡眠质量，减少白天打瞌睡，又可降低血压。

5. 调节情绪，白昼可以练习八段锦、太极拳等，或者进行必要的心理治疗。对于老年人应当缓慢降压，以避免脑卒中的发生。

## 第五节　睡眠呼吸障碍和心血管疾病

### 一、概　述

心血管疾病的患者睡眠呼吸障碍发病率很高。临床心血管疾病的患者若出现夜间呼吸困难、胸痛、心悸以及打鼾和周期性呼吸暂停，应怀疑患有睡眠呼吸障碍性疾病。常规治疗无效的患者，尤其是顽固性高血压、难治性心力衰竭及复发性心房颤动的患者应考虑合并睡眠呼吸暂停的可能。

### 二、睡眠呼吸暂停综合征

#### （一）概念与历史

睡眠呼吸暂停综合征（sleep apnea syndrome，SAS）是指睡眠时出现反复的呼吸暂停现象，并伴有白天嗜睡、多系统损害、工作和生活质量下降的一组综合征。

1836 年，英国小说家狄更斯，在《匹克威克外传》中就描述了一个叫小乔的胖男孩，他一天当中大部分时间是在吃与睡中度过。睡觉时发出震耳欲聋的鼾声，常作为被人嘲笑的对象。

1877 年医学界才开始认识打鼾憋气现象，一位医生首次描述了陈-施呼吸。之后又有一种匹克威克综合征的诊断。这种综合征就是肥胖、打鼾、嗜睡和右心功能不全。

1952 年日本池松武之亮进行了 SAS 的调查。

1965 年正式报道 SAS。1965 年 SAS 已正式见于刊物。

1978 年 Lugaresi 出版了《过度睡眠与周期性呼吸暂停》（Hypersomnia with Periodic Apneas）。

1969 年德国人用气管切开术治疗重症 SAS。

1981 年澳大利亚的 Sullivan 医师发明了一种小型呼吸机治疗 SAS，并取得了很好的疗效。

1982 年之后，耳鼻咽喉科及口腔科应用各种手术治疗 SAS。

20 世纪初，虽有一些有关打鼾憋气的临床病例报道，但在诊治方法上还无大的进展。直至 60 年代初，由于科学技术的发展，微型传感记录、声音记录技术的出现，打鼾憋气的诊断才有了科学依据，其对人体危害的面纱也逐渐被揭开。在美国估计有 2000 多万人打鼾憋气，全球每天约有 3000 人死于打鼾憋气。我国是 13 亿人口的大国，患有 SAS 的患者数字可想而知。在成年人群中，10 个打鼾的人有 9 个伴有憋气或通气降低。

我国孙济治教授自 80 年代初即开始了对 SAS 的诊治研究，尤其对手术治疗 SAS 作出了很大贡献。

对 SAS 的研究，我国在 20 世纪 80 年代初已开始，以黄席珍教授领导的研究小组在国内最先成立了睡眠呼吸暂停实验研究室，并对 1 万多例患者进行了诊治。采用多学科协作，开始了手术、医疗装置、药物等治疗，取得了可喜成绩，并在全国带领和帮助其他医院成立了睡眠研究室，目前已形成了较大规模。

**（二）流行病学**

1983 年 Nau 统计了 1506 例以色列居民，睡眠呼吸暂停综合征（SAS）发病率为 1.26%，如体重超过标准 20%者有 2/3 发生呼吸暂停。Gibson 同年调查了 30～69 岁瑞典男性为 0.5%，女性为 0.1%。Akoni 1986 年统计了 1865 例 65 岁以上美国居民，男性发病率为 28%，女性为 19.5%，平均为 24%。国内的人群调查发病率在 1%～11.29%。男女之比各家报道不一，在 2∶1 和 10∶1 之间。

出现人群 SAS 发病率的明显差别，可能与以下几个因素有关：①早期的调查多数是根据病史，而无较先进的检测仪器，使诊断准确率下降；②先期诊断标准不统一，有的以每次呼吸暂停时间大于 15s 甚至有用大于 20s 者，从而使漏诊率增加；③可能与检测仪器的敏感性不高，尤其是呼吸气流热敏感受器影响较大；④调查的人群年龄段不一，使结果不同；⑤人们的生活水平提高，使发病率增加。

**（三）发病原因**

引起 SAS 的原因很多，本节仅就相关疾病导致 SAS 作一病因性分类。

1. 五官科疾病

（1）鼻部疾病：鼻及鼻道先天性异常、肥厚性鼻炎、鼻咽部肿瘤、鼻咽部异物、鼻中膈偏曲等。

（2）口腔咽喉部疾病：巨舌症、扁桃体肥大、悬雍垂肥大、口咽部肿瘤、腺样体肥大、口咽部狭窄症等。

2. 头面颈部疾病

（1）面部疾病：小颌症、缩颌症、颌面发育畸形等。

（2）颈部疾病：短颈症、环椎脱位、头颈部畸形、颈椎病、颈髓损害、颈部肿瘤、甲状腺肿大等。

3. 神经系统疾病　有脑卒中、脑部肿瘤、脑炎、脑脓肿、脑结核、脑囊虫、脑积水、帕金森病、脊椎病变、周围神经病变等。

4. 代谢和内分泌疾病　有肥胖症、甲状腺机能减退症、肢端肥大症、糖尿病、重症肌无力等。

5. 呼吸系统疾病　有慢性阻塞性肺病，气管、支气管软骨软化症，气管狭窄症，气管内肿瘤，膈肌起搏等。

6. 其他疾病　主要有高血压病、冠心病；先天愚型综合征、家族性遗传性镰状细胞性贫血、某些与遗传有关的先天性畸形；类风湿性关节炎、硬皮病、系统性硬化症、系统性红斑狼疮、肾功能衰竭、高原病；铅中毒、酗酒、药物等。

（四）病理生理

睡眠呼吸暂停综合征的病理生理主要有：

1. SAS 对人体危害的主要机制，如图 1-3-1：

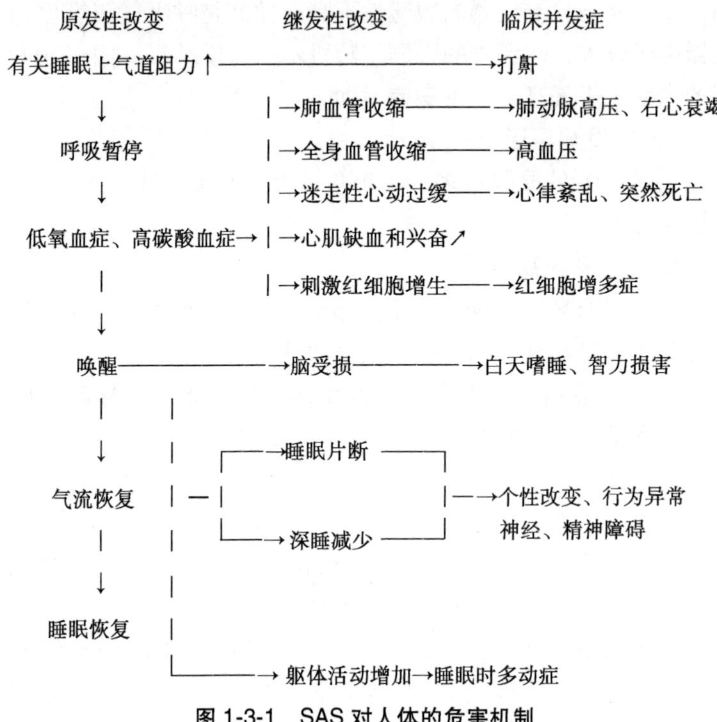


**图 1-3-1　SAS 对人体的危害机制**

2. SAS 患者血管活性物质变化　SAS 患者儿茶酚胺、肾素、内皮素、红细胞生成素、瘦素在血浆和尿中都是增加的。

3. 血液黏稠度变化　SAS 引起红细胞增多、红细胞压积增加、高脂血症、血小板聚集力增强等可导致血液黏稠度增高。

4. SAS 患者血流动力学变化　①颅内血流动力学改变：表现为脑血流量减少，脑血流量减少约 20%～30%，脑血管血流动力学改变是憋气时脑血管阻力增加，血流量减少，憋醒后脑血流量又增加，脑血流图也提示脑血管弹性减退，波幅低平，血流动力学异常，加之血流缓慢，又因缺氧损害了脑血管内皮，易促发脑血栓形成。②心血管血流动力学：表现为心脏前后负荷加重，血压升高，肺动脉高压。血液黏稠度增加，血流缓慢，易发生脑中风。

5. SAS 对心血管系统损害：心律和心率的改变可出现心脏节律和心律紊乱，可发生各种心律失常；心脏结构的改变主要是出现左右心室肥厚。易促发冠状动脉病变、痉挛而出现夜间心绞痛和无症状心肌缺血，重者可导致心肌梗死；对心功能影响可直接造成心肌收缩力下降而出现心衰；可发生夜间睡眠性猝死。

6. SAS 对呼吸系统病理生理影响　呼吸节律的改变：呼吸节律呈现呼吸暂停-呼吸增快-呼吸减慢，周而复始。呼吸频率的改变：呈周期性快慢。呼吸深度的改变：呼吸深度有浅慢-暂停-深快周期性变化，有时呈陈-施呼吸。胸腔压力的改变：正常胸腔呈负压，低于大气压 3～5 厘米水柱，而 SAS 最大负压可达-60 厘米水柱。肺循环及气道压力的改变：可引起低氧血症，引起肺动脉高压，气道肺泡压与毛细血管压差增加，易促发肺水肿、肺心病。血液气体成分的改变：可引起低氧血症和高碳酸血症，这是 SAS 引起多系统器官损害的主要病理生理基础，严重者血氧饱和度（$SaO_2$）可低达 30%～60%。肺功能的改变：可引起肺功能降低，重者可出现呼吸衰竭。

7. 对内分泌系统病理生理影响：可引起甲状腺功能减退、垂体功能失调、糖代谢紊乱、糖尿病增多。

8. 对神经精神系统病理生理影响：脑功能的损害，认知功能、记忆功能减退，学习能力、反应能力、推理能力下降，判断力、注意力、警觉力降低。

### （五）临床表现

1. 白天嗜睡　SAS 者，嗜睡，躺下即睡，睡时即鼾，鼾则憋气，周而复始。甚至看书、读报、看电视、谈话即呼呼入睡，鼾声大作。

2. 晨起头昏头痛　SAS 患者 18%~38%有晨起头痛。

3. 咽干口臭　SAS 患者常有夜间和晨起咽干口苦，需要反复饮水。

作者在调查的 3286 例中，有 SAS 病史者为 959 例，对 959 例 SAS 的临床表现统计见表 1-3-1：

**表 1-3-1　SAS 组和对照组主要临床表现发生情况**

| 临床表现 | SAS 组（n=959） | （%） | 对照组（n=2327） | （%） |
|---|---|---|---|---|
| 白天嗜睡 | 710 | 74.0 | 91 | 3.9** |
| 遗尿 | 67 | 6.9 | 19 | 0.8** |
| 头痛 | 173 | 18.1 | 75 | 3.2** |
| 夜间多尿 | 412 | 42.9 | 446 | 19.2* |
| 记忆力减退 | 470 | 49.1 | 483 | 20.8* |
| 性欲减退 | 134 | 13.9 | 143 | 6.1* |
| 乏力 | 201 | 20.9 | 209 | 8.9* |
| 不安腿 | 585 | 61.0 | 419 | 18.0** |
| 头晕 | 115 | 11.9 | 57 | 2.4** |
| 胸痛 | 105 | 10.5 | 74 | 3.2** |
| 反应迟钝 | 96 | 10.0 | 93 | 4.0* |
| 语言障碍 | 48 | 5.0 | 40 | 1.7* |
| 噩梦 | 134 | 13.9 | 251 | 10.8 |
| 精神异常 | 86 | 8.9 | 42 | 1.8** |
| 憋醒 | 738 | 76.9 | 112 | 4.8** |
| 惊恐 | 58 | 6.0 | 21 | 0.9** |

注：SAS 组和对照组比较 * $P<0.05$，** $P<0.01$

### （六）SAS 的体征

1. SAS 患者体征特点：SAS 患者临床体征特点有①多为肥胖，SAS 患者中 70%～80% 为体形肥胖者，超重多在 20% 左右；②颈部短粗，短粗颈部使气道和咽部脂肪增多，引起气道狭窄；③肤色多暗紫，或呈多血色体质，可能为慢性缺氧有关；④眼裂多缩小，可能为夜间有效睡眠减少，白天思睡，眼睑下垂有关；⑤多半有腮腺肥大，或部分有面部畸形，下颌后缩，小颌症；⑥小儿 SAS 多有扁桃体和腺样体肥大；⑦肢端肥大等。

2. SAS 患者易出现夜间心律失常：镇江解放军 359 医院内科对 SAS 动态心电图观察，心律失常情况见表 1-3-2，昼夜心率变化见表 1-3-3。

### （七）SAS 的并发症

1. 心血管系统并发症　高血压、冠心病、心绞痛、各种心律失常、心肌梗死、心肌肥厚、心力衰竭、心脏性猝死。

表 1-3-2　两组心律失常情况

| | SAS 组（n=56） | | 对照组（n=56） | |
|---|---|---|---|---|
| | 昼 | 夜 | 昼 | 夜 |
| 窦性停搏 | 1 | 4 | 1 | 1 |
| 窦房阻滞 | 2 | 7 | 2 | 1 |
| 心房纤颤 | 2 | 4 | 3 | 2 |
| 房室传导阻滞 | 2 | 5 | 2 | 2 |
| 阵发性室上速 | 3 | 6 | 5 | 3 |
| 室性心动过速 | 1 | 3 | 1 | 1 |
| 束支传导阻滞 | 4 | 5 | 3 | 2 |
| ST 段下移（≥1mm） | 2 | 5 | 4 | 2 |

表 1-3-3　两组昼夜心率和早搏变化

| | SAS 组（n=56）$X \pm S$ | | 对照组（n=56）$X \pm S$ | |
|---|---|---|---|---|
| | 昼 | 夜 | 昼 | 夜 |
| 最高心率（次/分） | 120.6±21.1 | 110.6±22.2** | 122.8±21.1 | 105.1±16.9** |
| 最低心率（次/分） | 63.6±7.5 | 48.1±7.5**△△ | 60.7±7.7 | 53.1±6.2** |
| 室上性早搏（次/小时） | 5.1±22.3 | 13.7±53.1** | 15.3±49.7 | 12.5±41.3 |
| 室性早搏（次/小时） | 12.3±67.6 | 33.1±69.9**△ | 11.2±53.4 | 8.7±42.3 |

注：两组自身比较** $P<0.01$，SAS 组和对照组比较△ $P<0.05$、△△ $P<0.01$



2. 呼吸系统并发症　肺动脉高压、睡眠性哮喘、肺心病、急性肺水肿、呼吸衰竭。

3. 消化系统并发症　胃食管反流症、胆石症。

4. 内分泌系统并发症　糖尿病、高脂血症、性功能障碍、肥胖症。

5. 神经系统并发症　缺血性卒中、脑出血、脑动脉硬化、痴呆、脑功能减退、不安腿综合征、夜间癫痫。

6. 血液系统并发症　红细胞增多症、高黏血症。

7. 精神系统并发症　抑郁症、躁狂症、心理和行为障碍。

8. 泌尿系统并发症　肾功能损害、遗尿症、夜间多尿症、夜间蛋白尿。

作者调查了 3286 例，有 SAS 病史者为 959 人，患病率为 29%，其中男性 711/1824（39%）人，女性 248/1462（17%）人。无 SAS 的对照组 2327 人，SAS 组与对照组主要疾病发生情况见表 1-3-4。10 年中死亡 128 例，SAS 组为 86 例（8.9%），无 SAS 组为 42 例（1.8%），SAS 组死亡率显着高于无 SAS 组（$P<0.01$）。

表 1-3-4　SAS 组与对照组主要疾病发生情况

| 疾病 | SAS 组（n=959）<br>n　（%） | 对照组（n=2327）<br>n　（%） |
|---|---|---|
| 高血压病 | 489（51.0） | 226（9.7）** |
| 冠心病 | 396（41.3） | 193（8.3）** |
| 脑卒中 | 129（13.5） | 44（1.9）** |
| 心肌梗死 | 61（6.4） | 14（0.6）** |
| 心绞痛 | 300（31.3） | 175（7.5）** |
| 高脂血症 | 477（49.7） | 242（10.4）　** |
| 糖尿病 | 56（9.2） | 28（1.2）** |
| 肺心病 | 105（10.9） | 126（5.4） |
| 心衰 | 204（21.3） | 182（7.8）* |
| 哮喘 | 131（13.7） | 67（2.9）** |
| 呼吸衰竭 | 41（4.3） | 19（0.8）* |
| 肥胖症 | 554（57.8） | 219（9.4）** |
| 痴呆症 | 80（8.3） | 40（1.7）** |
| 夜尿症 | 412（42.9） | 154（6.6）** |
| 胆石症 | 92（9.6） | 114（4.9） |
| 抑郁症 | 49（5.1） | 28（1.2）* |

注：SAS 组和对照组比较 * $P<0.05$，** $P<0.01$

### （八）诊断与鉴别诊断

SAS 诊断标准是：在睡眠中每次呼吸暂停时限大于 10s，7h 睡眠中，呼吸暂停总次数大于 30 次，呼吸暂停指数（AI）或呼吸暂停紊乱（呼吸暂停低通气）指数（AHI）大于 5，老年人大于10。但监测时患者不能服用影响睡眠的药物，或存在干扰睡眠的环境因素。

1. 美国睡眠学会的诊断标准

诊断至少应包括以下第1)、2)、3）项：

1）主诉睡眠过多或失眠，有时尽管患者不在意，但会引起他人的注意；

2）睡眠过程中频繁出现周期性呼吸阻塞现象；

3）相关表现包括：响亮的鼾声、晨间头痛、醒后口干、年幼儿童睡眠中出现胸廓回收；

4）多导睡眠图监测证实：发生阻塞性呼吸暂停5次以上，每次持续时间10s以上。每小时睡眠中出现以下一项或多项：由于睡眠相关的呼吸暂停导致频繁唤醒、心搏快慢交替和呼吸暂停相关的动脉血氧饱和度降低；多次小睡潜伏期测定，平均睡眠潜伏期不足10分钟；

5）临床表现可与其他躯体疾病（如扁桃体增大）相关；

6）可与其他类型睡眠障碍并存，如周期性肢体运动障碍或发作性睡病。

2. 2005年睡眠障碍国际分类诊断标准

成人睡眠呼吸暂停

1）出现至少以下的一个问题：

ⅰ患者主诉在清醒时出现无意的睡眠情节，白天嗜睡，无法恢复精力的睡眠，疲劳，或失眠。

ⅱ患者由于呼吸停止，喘气或窒息而觉醒。

ⅲ在一起睡的人指出患者有响亮的鼾声，或呼吸停顿，或两者都出现。

2）多导图显示如下：

ⅰ睡眠中有5次/小时或更多的可鉴定的呼吸时间（如：暂停，低通气或呼吸事件相关性微觉醒。

ⅱ在每个或部分呼吸事件中都有呼吸努力的现象。（呼吸事件相关性微觉醒可通过食道压测定证实。)

或

3）该疾患无法用现行的其他睡眠疾患，或内科疾病，神经疾患，或使用药物等引起的反应来解释。

3. 病程标准　急性≤2周；亚急性>2周，但<6个月；慢性≥6个月。

4. SAS家庭自我诊断方法　有无SAS，可通过以下方法进行家庭自我诊断，如果有以下情况者可能存在SAS。

1）保持清醒试验：在安静黑暗的环境下保持清醒时间，SAS者平均为10分钟，而正常人多在18分钟以上。

2）多次睡眠潜伏试验：在安静环境下，每2小时让患者小睡一次，共5次。正常人每次睡眠潜伏时间大于10分钟，SAS者在5~10分钟。

3）工作性能试验（或称10分钟拍打试验）　受试者拍打某物体10分钟，若拍打间隔大于3秒认为清醒度暂时降低，如自动暂停再令受试者继续拍打，如多次暂停，表示有睡意，提示有SAS。

如果上面情况多数有异常，你很可能有SAS，进一步你可去医院做多导睡眠监测仪检查，这样不仅可以确诊而且可以分型。

5. 鉴别诊断　SAS应与发作性睡病、周期性嗜睡症、原发性嗜睡症、外伤后嗜睡症、低通气综合征、重叠综合征的鉴别。有关鉴别要点参考相关章节。

6. SAS的相关检查

（1）多导睡眠记录仪检查：多导睡眠记录仪（PSG）一般是指有6个通道和6个以上参数的睡眠记录仪。目前最多的有30多个通道：如脑电图、眼球运动图、口鼻呼吸气流热敏感受器、声级计、胸动仪、腹动仪、心电图、肢动图、肌电图、动态血压测定和脉搏血氧等。有连续走纸记录形式，也有连续取样，电脑贮存和分析。根据软件的不同，分析的参数也不一样，它是在患者睡眠前安放，早晨起床前取下，多导睡眠记录仪为 SAS 的诊断、分型和治疗效果的判断提供了很好的依据。

（2）SAS 的其他检查

1）SAS 患者上气道 X 线透视和连续摄像：患者晚上睡眠时卧于有 X 线装置的检查床上通过 X 线透视或连续摄像技术，从不同投照部位动态观察清醒和睡眠时发生呼吸暂停时咽部结构变化情况。主要观察以下几项指标：①清醒时上气道最窄部位；②发生呼吸暂停时上气道最先阻塞部位；③发生呼吸暂停时最狭窄部位；④通过吞咽或应用荧光素增强技术来进一步显示上气道狭窄情况。

2）SAS 的磁共振成像检查：磁共振成像是目前影像学上一门较新的技术，由于它能从不同的角度成像，能更清晰地显示上气道的结构和阻塞部位。并可观察 CPAP 呼吸机治疗效果，如果治疗有效，显示相应部位上气道较治疗前增大。磁共振成像是观察颅咽结构像一种简单实用的方法。如果颅咽结构像正常，可行非手术治疗。并且可根据颅咽结构像异常的部位，采用不同的手术治疗方法。颅咽结构像测量标记点如图1-3-2：

（3）SAS 患者鼻咽纤维内窥镜检查：鼻咽纤维内窥镜是直接观察上气道有无解剖异常，肿瘤和疾病以及上气道的大小和狭窄情况，为 SAS 诊断提供更为客观和直接的依据，检查时需注意：①检查当日晨应禁食；②在表面麻醉下进行，麻醉成功后，经鼻插入鼻咽纤维内窥镜，依次检查鼻咽，口咽（软腭、咽侧壁）、下咽（舌根和喉）等上气道情况；③患者作 Valsalva 和 muller 运动，以了解气道内陷情况；④患者作前伸、后缩下颌骨运动，用于估计部分患者手术移动颌骨后对气道阻塞的改善效果；⑤观察气道周围新生

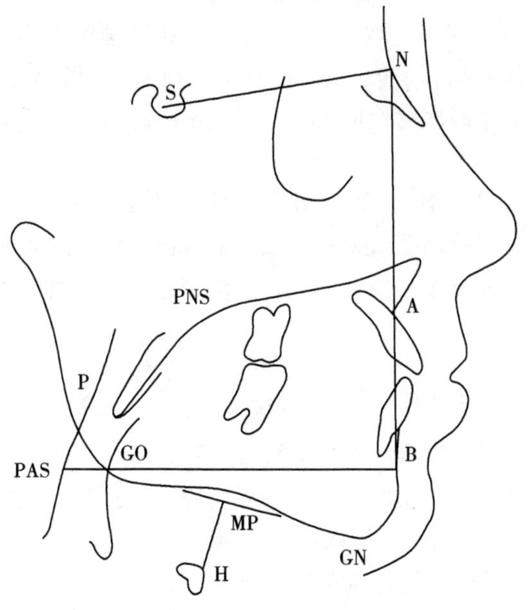


图 1-3-2　颅咽结构像测量标记点



物对气道的压迫，纤维内窥镜 muller 运动可以发现 X 线不能发现的左右径的狭窄；⑥对区分中枢性和阻塞性呼吸暂停有价值；⑦判断阻塞部位及程度；⑧选择手术方案，作疗效预测。

（4）利用声音反射技术测量咽横截面积：这是一种通过分析口咽反射的声波来测定咽横截面积的技术，结果发现，有 SAS 患者都有口咽和下咽部狭窄，且在体重、性别和年龄相配对后两者进行功能研究比较，咽的大小上无显著差别，本法缺点是不能评估软腭后或软腭水平之上的气道。

（5）多次睡眠潜伏试验：多次睡眠潜伏时间试验（MSLT）的方法是：测定白天睡眠，每次间隔 2 小时，记录每次睡眠 30 分钟的睡眠潜伏时间。正常成人 5 次睡眠潜伏时间的均值多在10分钟；发作性睡病多次睡眠潜伏试验时间最短，小于5分钟，并有2次或2次以上的REM睡眠发作；SAS多次睡眠潜伏时间亦缩短，多在5~10分钟，但仅偶有REM睡眠发作。如果睡眠潜伏时间大于30分钟仍不能入睡者，可能存在失眠。

（6）AI和AHI计算：AI和AHI是诊断SAS的一个重要指标，也是评价治疗效果的一项可靠标准。同时对判断病情和预后也有重要价值。指数越大，病情越重，危险性越大，预后越差。

$$\text{呼吸暂停指数}=\frac{\text{呼吸暂停总次数}}{\text{睡眠时间（分）}}\times 60$$

SAS患者呼吸暂停指数≥5，老年人≥10。

$$\begin{matrix}\text{呼吸紊乱指数}\\\text{（呼吸暂停低通气指数）}\end{matrix}=\frac{\text{呼吸暂停+低通气总次数}}{\text{睡眠时间（分）}}\times 60$$

SAS患者呼吸暂停紊乱指数≥5，老年人≥10。

（7）脉搏传输时间（PTT）微觉醒：通过PTT觉醒终止的呼吸暂停、低通气及呼吸相关觉醒事件检测儿童睡眠呼吸紊乱，是检测血压和皮质下觉醒的无创性指标。

7. 睡眠呼吸暂停综合征分型　SAS目前分三型：即阻塞性、中枢性和混合性。阻塞性睡眠呼吸暂停综合征（OSAS）是指口鼻气流停止，但胸腹式呼吸运动仍存在；中枢性睡眠呼吸暂停综合征（CSAS）是指口鼻气流停止的同时，胸腹式呼吸运动也停止；混合性睡眠呼吸暂停综合征（MSAS）是指一次呼吸暂停过程中，先有中枢性睡眠呼吸暂停，继而表现阻塞性呼吸暂停，二者也可能交替混合在一起。也有作者按病因分为肥胖性、中枢性、末梢神经障碍性、咽腔形态异常性等。

SAS按病情程度分为：轻度为AI或AHI 5~20，最低$SaO_2$≥86%。中度为AI或AHI 21~50，最低$SaO_2$ 80%~85%，重

度为 AI 或 AHI 大于 50 以上，最低 $SaO_2 \leqslant 79\%$。

**（九）治疗**

1. 西医治疗

（1）一般治疗：SAS 是否需要治疗应根据病史、临床表现、并发症、严重程度、经济和医疗条件等综合分析。

1）减肥治疗：如肥胖者体重减轻 5%～10%以上，改善呼吸暂停，提高血氧饱和度，改善症状，有肯定疗效。减肥方法主要是控制饮食、运动、药物、物理方法和手术等。作者对 SAS 减肥治疗前后体重下降和临床症状改善结果见表 1-3-5，治疗前后有关呼吸暂停参数变化见表 1-3-6。

**表 1-3-5　减肥治疗前后体重下降和临床症状改善情况**

| | n | 体重（Kg） | BMI | 白天嗜睡（n） | 头昏头痛（n） | 血压（mmHg） |
|---|---|---|---|---|---|---|
| 治疗前 | 53 | 85±12 | 31±4 | 48 | 19 | 164±18/98±9 |
| 治疗后 | 53 | 71±9** | 26±3** | 15** | 7* | 151±16*/87±8* |

注：治疗前后比较 * $P<0.05$，** $P<0.01$

**表 1-3-6　减肥治疗前后有关呼吸暂停参数变化**

| | n | AI | 平均呼吸暂停时间（s） | 最大呼吸暂停时间（s） | 最低 $SaO_2$（%） |
|---|---|---|---|---|---|
| 治疗前 | 53 | 31±14 | 24±3 | 82±11 | 71±8 |
| 治疗后 | 53 | 9±4** | 16±4* | 58±9** | 87±6** |

注：治疗前后比较 * $P<0.05$，** $P<0.01$

2）运动治疗：运动主要指体育锻炼。合理适当的体育锻炼可增强体质，有益健康，同样可起到减肥，对防治 SAS 有益。作者对运动治疗前后体重和临床症状改善情况比较，36 例中无效 2 例，有效 7 例，显效 23 例，治愈 4 例，总有效率为 94%。结果见表 1-3-7。

表 1-3-7 运动治疗前后体重和临床症状改善情况

| | n | 体重（kg） | BMI | 白天嗜睡 | 乏力 | 憋醒 | 头晕头痛 |
|---|---|---|---|---|---|---|---|
| 治疗前 | 36 | 83±11 | 32±4 | 32 | 12 | 30 | 11 |
| 治疗后 | 36 | 72±7** | 28±3* | 9** | 2** | 10** | 6* |

注：治疗前后比较 * $P<0.05$，** $P<0.01$

3）避免酗酒：酗酒尤其是晚间的酗酒更易促发和加重SAS。乙醇是中枢神经系统的抑制剂，早期可表现为兴奋，患者有头昏、乏力、自控力差、欢快感，继之出现共济失调期，动作不协调，步态不稳。进一步可出现昏睡期，患者沉睡期全身肌肉松弛，尤以上呼吸道肌肉松弛明显，肌肉运动不协调，鼻黏膜和呼吸道黏膜充血扩张，可伴鼻塞，多有张口呼吸，舌根后坠，出现打鼾、憋气、呼吸浅慢、呼吸暂停，重则呼吸麻痹而死亡。由于乙醇的抑制作用，中枢神经系统和外周化学感受器对低氧血症敏感性降低，不能及时的作出调整和纠正反应，而使病情加重。

4）夜间吸氧：夜间吸氧适用于轻度的、不能手术者、老年人、缺少经鼻 CPAP 呼吸机、尤其是伴有心脑血管疾病的 CSAS 或 MSAS 更为适用。给氧方法：经鼻导管给氧、氧立得或家庭氧吧等。

5）睡球法：睡球法是背部放一自动感应充气装置，当患者仰卧位时，由于背部重力作用，自动感应装置受压后自行充气将患者由平卧式推向侧卧位。当侧卧位后气囊自动放气，当一侧卧位过久，需改变侧位时，充气囊又按上述原理使患者朝向另一侧体位睡眠。本方法尤其适应于仰卧位，易出现舌后坠而有打鼾，而侧位时打鼾明显减轻或消失的患者。因此睡球法是一种实用可行的非手术治疗 SAS 的方法。

6）咽黏膜下注射：作用机理可能为：①止鼾液可能使软腭组织功能加强，减少局部充血水肿；②收缩局部黏膜和皮下组织，使松弛的软组织紧张度增加而扩大上气道；③起到局部硬化作用，使狭窄的咽腔增大，呼吸时震颤减少，鼾声减轻。

7）消鼾操治疗 SAS：该方法主要适用年龄大，伴有心脑血管疾患又不适合手术治疗患者。有效率达 41%。具体方法可因人而异，主要是运动口、面、颈、咽部肌肉，如张口深呼吸，颈部运动等动作。其作用机理是通过反复加强口咽面颈部肌肉运动，减少口咽、面、颈部脂肪，增强局部肌肉张力，使口咽、面、颈部肌肉松弛状态得到改善，使咽腔扩大而治疗 SAS。该方法的另一优点是可锻炼人的意志，增强体质，防治颈椎病亦起一定作用。

消鼾操有多种形式，可锻炼颈肌，上呼吸道肌肉，防止颈及上气道周围脂肪堆积和发胖。

（2）药物治疗

1）药物治疗要点

①明确类型，对症施治：OSAS 多主张用医疗装置或手术治疗，药物治疗效果较差；而 CSAS 不适合手术治疗，但发生率低，医疗装置治疗为主，辅以药物治疗；MSAS 需了解哪种因素占主导作用，以及患者愿意采取的方法来进行。不可盲目施治，应在医生指导下使用。

②药物治疗，疗效有限：目前市场上有各种关于治疗 SAS 的药物，品种很多，但患者反应疗效有限。原因是这些患者多数是未经任何检查，不知什么类型，就开始用药，而大多数 SAS 是阻塞型的，药物这时仅起辅助作用，很难起到根除效果。CSAS 可在医生指导下用药。

③药物治疗，方法多多：SAS 药物治疗方法很多，但主要还是减轻体重，避免饮酒和服安眠药。药物治疗有外用和口服的。

2）口服药物

①黄体酮：可刺激呼吸，增加换气量而治疗 SAS。用法：10mg 肌肉注射，每天一次，10 天为一疗程。

②孕酮：有改善咽部肌肉功能，起到治疗 SAS 作用。用法：150mg，一日一次。

③乙酰唑胺：通过刺激呼吸中枢减少 SAS 次数而发挥作用。用法：0.25~0.5g/d，疗程 2~4 周。

④氨茶碱：促进中枢呼吸运动和增强膈肌收缩力和换气反应。用法：0.1~0.2g，每晚睡前半小时口服。

⑤普鲁替林：能减少憋气次数的改善通气。用法：50~150mg/d。

⑥都可喜和烟碱和 γ 羟基丁酸等。

⑦烟酸类药物：烟酸和烟酰胺合称为烟酸类药物。

⑧赛乐特：用法：20mg/d，早餐时顿服，疗程六周，最大剂量不应超过每日 50mg，不应骤停。

3）注射用药

①黄体酮：黄体酮为孕激素，对妇女有促进怀孕、安胎等作用。但黄体酮有呼吸中枢兴奋作用，可增加平均 $PaO_2$，降低 $PaCO_2$ 及增进通气。刺激颈动脉体增加呼吸活动。安宫黄体酮 12~16mg/d，疗程 4 周以上。黄体酮注射液，10mg 肌注，1/d，10 天为一疗程。注意事项：年青女性 SAS 慎用，除非有妇科疾病，如习惯性流产、原发性痛经、功能性子宫出血、子宫内膜异位症而应用者，更年期妇女应用应在医生指导下进行，密切观察有无突破性子宫和阴道出血。男性 SAS 患者使用，对性功能无明显副作用，尤其是当合并有良性前列腺增生症更为适合，对有严重心脏病、肾病、抑郁症者慎用或不用。

②纳洛酮：纳洛酮是阿片受体拮抗剂。在脑内和外周组织有内源性阿片样物质（脑啡肽、内啡肽、强啡肽）与阿片受体结合后而发挥作用。内源性阿片肽，尤其是 β-内腓肽，有调节神经、精神、内分泌活动、记忆、睡眠觉醒以及呼吸、心血管功能等重要作用。当机体应激时下丘脑释放因子促使垂体前叶释放 ACTH 和 β-内腓肽与阿片受体结合后有抑制呼吸和

神经反射，肺换气不足，而出现呼吸暂停和鼾声。纳洛酮为阿片受体特异拮抗剂，有对抗吗啡类药物和内源性物质的呼吸抑制和催醒作用，从而减少呼吸暂停次数和持续时间，减轻SAS。罗星照曾用纳洛酮治疗了24例婴儿SAS，取得了很好效果。尤其是在麻醉镇痛剂过量，急性酒精中毒和镇静安眠药中毒引起的呼吸暂停，疗效更为突出。纳洛酮常用剂量为0.4～0.8mg，皮下、肌肉、静脉和气管内给药均可，静脉和气管给药1～3分钟即见效，肌肉和皮下注射5～10分钟产生效果，口服较差。脑内浓度比血浆高4.6倍。人血浆半衰期为90分钟。有报道作用持续时间在3～4小时。副作用较少，个别患者可有恶心呕吐、血压升高、躁动不安和肺水肿，应加以观察。纳洛酮多需静脉给药，这给长期用药带来不便。

（3）医疗装置

1）鼻扩张器治疗：鼻瓣区是上呼吸道最狭窄处，鼻瓣区阻力约占鼻总阻力的一半以上。鼻瓣区弹性降低的原因可能有：①鼻瓣区结缔组织先天性缺陷；②鼻手术时该区弹性组织被切除；③老年人该区弹性组织逐渐减弱以致丧失。鼻周期的出现也可引起间歇性交替性鼻阻塞。鼻阻力增大与SAS及其严重程度有明显的相关性。

应用前鼻孔扩张器治疗SAS，可防止鼻瓣的塌陷和鼻周期的阻塞，使鼻气流通畅。镇江解放军359医院自1991年采用塑料制成的前鼻孔扩张器，治疗因鼻腔疾病引起的OSAS。作者设计了塑料空心导管置放于SAS患者前鼻孔内，支撑前鼻孔鼻阈部，以保证鼻腔气流通畅，治疗因鼻腔疾患引起的SAS31例，有效率达90.3%。

2）舌位置保持器治疗：舌位置保持器，主要是用于因舌后坠引起的上气道阻塞患者。舌位置保持器首先由夏柯西克于1903年提出并应用于临床。之后这种方法不断改进，借助下牙，固定舌根，防止后坠，取得了一定的效果。但佩戴这种装置，开始患者不适应，随着佩戴时间延长和舌位置保持器的个体化，适应能力也渐增强。

3）鼻咽通气导管治疗 SAS：鼻咽通气导管是在患者入睡前将 7 毫米直径的导管，表面涂上石蜡油，经一侧鼻孔放置在咽腔中，内端开口于会厌上方，外端固定于鼻部，次晨觉醒后将导管拔出。鼻咽通气导管其疗效可靠，方法简便，费用低廉，唯插管时部分患者不能耐受或睡眠时感不适而不能很好配合治疗。

4）经鼻持续正压通气呼吸机治疗 SAS：经鼻持续正压气道通气（CPAP）呼吸机是英文“Continuous Positive Airway Pressure”的缩写，中文之意是“持续正压气道通气”。用持续正压气道通气治疗临床疾病已有很长历史了，但用 CPAP 呼吸机经鼻罩治疗第一例 OSAS 始于 1981 年，由澳大利亚 Sullivan 医生等首次报告和使用并取得很好效果。由于当时鼻罩戴得不舒服而未很好推广。后来经过美国医生和工程技术人员的改进而不断完善。美国伟康公司并将其机器商品化，之后沙利文医师也吸取别人的优点，制成了梦幻型鼻罩，是目前更为理想的和较舒适的鼻罩了。

CPAP 呼吸机可以消除夜间打鼾、改善睡眠结构、改善夜间呼吸暂停和低通气、纠正夜间低氧血症，使白天嗜睡、头痛及记忆力减退等症状显著改善。长期应用 CPAP 呼吸机，可提高中枢神经系统对低氧及高二氧化碳的敏感性，改善神经系统的呼吸调节功能。CPAP 呼吸机治疗能使患者夜间睡眠时感到舒适，白天精神足，不再瞌睡，还能降低血压，特别是对夜间小便次数增加的患者，用了呼吸机后，起夜次数明显减少，解决了影响患者休息的一大难题。

CPAP 呼吸机是治疗 SAS 最为有效的、最为可靠的方法，也是首选方法。它适用于各种类型 SAS 患者，只要患者能耐受，无严重鼻阻塞，效果是确切的。CPAP 呼吸机近几年来有了很大的发展，向小型化、轻便型、便携式、多功能、智能化、低噪音、家庭化、无创性、简单化、价格廉和高适应性发展，尤其是自动调节持续气道内正压通气（AUTO-CPAP）为SAS患者带来福音。

5）膈肌起搏治疗SAS：膈肌起搏器是一种定时发放刺激膈神经或膈肌的脉冲发生器，它可为植入式或佩带式。如果膈神经传导功能正常，可将电极直接与膈神经连接，如果膈神经有病变，可将电极直接与膈肌连接。按正常呼吸频率发放脉冲、引起膈肌收缩产生呼吸运动。膈肌起搏，主要适用CSAS，或MSAS，对OSAS疗效差。因OSAS，本身胸腹式呼吸运动仍存在，只是由于上气道阻塞而气体进入受阻。但新型感应式脉冲发放器对OSAS仍有效。当呼吸暂停大于10秒时，脉冲发放器即发放脉冲，产生呼吸运动，从而避免呼吸暂停时间过长。对膈肌麻痹、膈肌本身因肿瘤粘连、收缩无力，则膈肌起搏多不能见效。

6）下颌畸形矫治器治疗SAS：采用下颌畸形矫治器治疗SAS是Robin1902年应用于临床的。之后相继有多种不同类型的下颌畸形矫治器被发明并应用于临床。主要用于小颌症、下颌后缩畸形、下颌发育功能不全等。

7）口腔矫治器治疗SAS：口腔矫治器是放置在口腔内，通过改变下颌和舌的位置来纠正上气道狭窄，达到扩大上气道或增加上气道的稳定性。口腔矫治器只适用于OSAS，并且阻塞部位是在口咽部，而不适用于CSAS，也不适用于下咽部阻塞。但口腔矫治器简单、方便、费用低，并且适用于不能耐受CPAP治疗和不能进行手术治疗者。有效率可达86.3%，是治疗SAS一种有效的保守疗法。

8）上颌合垫牵引法治疗SAS：SAS在口腔科的治疗原理，主要采取下颌前移使舌后缘与气管保持一段距离。这样呼吸道通畅不致阻塞。镇江359医院口腔科从4年前就致力于治疗方法的改良，经40多例患者的治疗，疗效显著。并获得国家发明专利（032215452）。运用上颌合垫牵引法，主要也是通过下颌前移，力量轻，持续使上气道扩大而减轻口咽部阻塞达到治疗 SAS 的效果。此方法优点是：舒适、异物感少、不引起颞颌关节疼痛、适应性强、吞咽说话不受影响，力量轻和。该科统计 42 例，治疗有效率为 95.2%。

（4）手术治疗

1）悬雍垂腭咽成形术：1952 年悬雍垂、咽、软腭成形术（UPPP）治疗打鼾。1981 年日本人就用该手术治疗 SAS，80 年代初期在美国很盛行，但不能降低远期死亡率，在 80 年代末期，该手术就减少了。但在我国目前仍还作为常规手术。手术成功率和远期效果在 50%～60%。可用激光手术和等离子刀射频消融术等手术方法。

适应证：软腭平面咽腔狭窄、SAS 为中重度、Fujita Ⅱa 或 Ⅲb 型、合并有扁桃体、悬雍垂肥大和软腭松弛者。

并发症：围手术期：①气道阻塞、窒息；②心血管意外；③出血；④感染；⑤伤口裂开；⑥麻醉意外。术后远期并发症：①最常见的并发症为咽部异物感；②鼻咽狭窄；③舌麻木；④应激性消化道出血；⑤味觉改变。

2）舌成形术

适应证：根据头颅 X 线测量，Miiller 氏法检查，上气道 CT 或磁共振，咽部纤维镜等检查，确定上气道塌陷位于下咽部者；对 UPPP 手术无效或效果轻微者；下咽部解剖异常者，如大舌，舌根后移，舌根扁桃体肥大，会厌增长，会厌裂皱增厚者。

并发症：一般无大并发症，轻微出血 25%，咽痛 17%，味觉改变 8%等。有效率在 75%左右。

3）下颌骨移位及舌骨悬吊术

适应证：下颌骨畸形后缩、小颌症；舌根后坠伴下颌畸形者；显著颌面部解剖缺陷；伴有严重高碳酸血症，$PaCO_2>50mmHg$）和低氧血症（$SaO_2<50\%$者；肥胖颈粗短，呼吸紊乱指数≥50 者；并发严重心律失常、晕厥、昏迷和肺心病者。

并发症：出血；感染；颅神经麻痹；暂时性语言和吞咽困难。

4）气管切开或气管造口术

适应证：SAS伴有严重高碳酸血症，$PaCO_2>50mmHg$；$SaO_2<50\%$；心率缓慢低于40次/分；室性心动过速；合并肺心病；有窒息反复发作史；术前预防性气管切开适应证：行UPPP术前、有严重肥胖、颈短粗者、$SaO_2<60\%$、AI或AHI≥50、SAS引起明显心律失常、有因憋气引起晕厥昏迷史、白天仍有明显发绀者、有显著的颌面颈部畸形、有严重心、肺、脑并发症。

5）颌面整形术：颌面畸形可导致舌后缩和咽气道狭窄，易导致SAS。颌面畸形主要包括以下疾病：①小颌症；②颅底角度异常；③颌面畸形综合征；④后缩颌；⑤吸气性气道阻塞综合征（Pierre Robin syndrome）；⑥特雷彻·柯林斯综合征（Treacher Collins syndrome）；⑦关节性全身性假性麻痹（Klippel-Feil syndrome）；⑧软骨发育不全症（achondroplasia）；⑨三低肥胖综合征（Prader-Willi syndrome）。

颌面整形术既可治疗SAS，又可起到美容矫形作用，可起到一举两得的效果。但常见并发症仍可发生。如出血、感染、神经误伤、咬合功能不理想、截骨线过高造成下颌骨骨折、语言和吞咽功能障碍等。

6）颏舌肌前移、舌骨下移固定术：本手术首先由美国斯坦福大学Boer等医师开展。新近加拿大睡眠与鼾声研究所开展了这一新技术，对颏舌肌前移、舌骨下移固定术改良。目的是改善舌根阻塞上气道。

7）扁桃体切除术：儿童SAS由扁桃体肥大引起者占大多数，并且SAS的严重程度与扁桃体肥大程度呈显著正相关。发病年龄多在7~12岁之间，国内苏虹等人对100例慢性扁桃体炎患儿检查，SAS发生率占43%，其中扁桃体Ⅱ$^0$56例，SAS发生率为7.1%，扁桃体Ⅲ$^0$44例，SAS发生率86.3%。统计学处理有非常显著性差异，表明扁桃体肥大与SAS密切相关。

扁桃体切除的适应证有：①有慢性扁桃体炎、扁桃体肥大Ⅱ$^{0}$以上；②SAS由扁桃体肥大所引起者；③直接造成儿童的生长发育滞缓、智力低下者；④因SAS导致心肺疾病者；⑤呼吸暂停监测符合SAS诊断和手术标准者。

单纯由扁桃体肥大引起的SAS，切除扁桃体后SAS可治愈，疗效可靠。术后原有的并发症可明显改善或消失，并且可促进儿童正常的生长发育。但由于一些医务人员和家长认为扁桃体参与儿童的免疫功能，而不主张手术切除，使病情渐加重，甚至造成严重后果。因此多数学者认为，由扁桃体肥大引起的SAS宜早期行扁桃体切除术。

8）SAS鼻疾患的手术

适应证：SAS与鼻部疾患有密切关系。其适合手术适应证有：①鼻翼塌陷：如鼻瓣区结缔组织先天性缺陷，鼻部外伤，年老弹性组织减退等。可采用耳廓软骨、人工软骨修复鼻翼；②鼻炎：主要为肥厚性鼻炎。由于激光手术的开展，可对各种类型的鼻炎进行治疗；③鼻中隔偏曲：可行鼻中隔矫正术；④鼻息肉：可行鼻息肉摘除术；⑤鼻甲肥大，鼻中隔血肿：可行鼻甲切除术，血肿清除术；⑥鼻部肿瘤：如鼻咽癌、囊肿、腺瘤等；⑦先天性鼻畸形：如鼻孔闭塞、鼻嵴过大、鼻中隔缺损等，可行鼻部矫形术；⑧腺样体肥大：可行腺样体刮除术；⑨鼻窦炎：可行鼻窦手术。

2. 中医治疗

（1）外用中药

①止鼾灵滴鼻剂：具有散风祛湿、通窍止鼾而起到治疗SAS，适用于各种类型SAS者。OSAS效果较差。使用方法：滴入鼻腔内一次1~2滴，临睡前用。

②止鼾药枕：主要为中药成分，具有疏通经络，流畅气血，芳香开窍。能改善脑部组织的微循环及代谢，能解除血管痉挛，扩张血管，增强大脑皮层的抑制过程，从而达到治疗

SAS 和降压健脑作用。用法：睡觉时置于枕部。

③喷咽鼻：对过敏性鼻炎或咽炎等引起的鼻塞或咽部充血水肿导致的 SAS，可用呋麻液、止鼾灵、鼾立停等滴鼻或喷咽，起到收缩黏膜血管而改善 SAS。

中医认为 SAS 是因湿热窍闭神昏、痰浊壅塞所致，可用安宫牛黄丸、消鼾汤等治疗。

（2）口服中药

1）安宫牛黄丸：有醒脑、控制惊厥和抽搐作用。用法：1 丸，每日睡前服。

2）复方丹参滴丸：有活血化瘀、降低血黏度、改善脑供血和脑功能，对中枢型 SAS 有效。用法：10 丸，一日三次。

（3）针灸治疗：针灸治疗打鼾，这是对我国传统医学宝库的发掘，通过针灸疏通经络，消除痰壅，活血化瘀而起到治疗 SAS。采用局部或沿经络穴位针灸治疗 SAS 也有报道，中医认为打鼾与痰壅阻塞，经络不通有关。同时针灸可增强上气道呼吸肌的收缩功能，调节中枢神经和肌肉活动的协调性、增加中枢神经和周围化学感受器对缺氧的敏感性和反应性。

（4）中西医结合治疗

中西医结合治疗 SAS 主要适用于以下情况：①老年 SAS；②患有 SAS，但不能耐受手术者；③引起 SAS 的原因多为混合性因素者；④合并有心脑血管疾病时；⑤手术后效果不理想者；⑥CSAS 或 MSAS 者。

中西医结合治疗 SAS 疗效评价：镇江解放军 359 医院内科曾对 50 例 SAS 患者进行了中西医结合治疗，每组 10 例。第 1 组为安宫牛黄丸 1 丸，睡前服；第 2 组为黄体酮组 10mg，每日一次肌注；第 3 组为氨茶碱组，每晚 0.2g 睡前口服；第 4 组为鼾立停组，每晚睡前滴鼻和咽；第 5 组为上述 4 种药物合用组。组间性别年龄基础疾病和 SAS 程度相配对。治疗前和治疗一周后复查呼吸暂停各项指标见表 1-3-8。

表 1-3-8　睡眠呼吸暂停综合征患者各组治疗前后各项指标比较

| 组别 | 最大呼吸暂停时间（s） | | 平均呼吸暂停时间（s） | | 呼吸暂停指数 | | 血氧饱和度 | |
|---|---|---|---|---|---|---|---|---|
| | 治疗前 | 治疗后 | 治疗前 | 治疗后 | 治疗前 | 治疗后 | 治疗前 | 治疗后 |
| 1 组 | 62±24 | 56±19$^{\triangle}$ | 26±7 | 23±6$^{\triangle}$ | 22±11 | 17±8$^{\triangle}$ | 0. 81±0. 07 | 0. 86±0. 08$^{\triangle}$ |
| 2 组 | 61±23 | 55±20$^{\triangle}$ | 25±8 | 21±5$^{\triangle}$ | 21±10 | 17±7$^{\triangle}$ | 0. 80±0. 08 | 0. 85±0. 07$^{\triangle}$ |
| 3 组 | 60±26 | 54±21$^{\triangle}$ | 25±7 | 21±7$^{\triangle}$ | 23±12 | 16±7$^{\triangle}$ | 0. 82±0. 09 | 0. 86±0. 08$^{\triangle}$ |
| 4 组 | 62±22 | 55±19$^{\triangle}$ | 26±6 | 22±7$^{\triangle}$ | 22±10 | 18±6$^{\triangle}$ | 0. 82±0. 07 | 0. 85±0. 09$^{\triangle}$ |
| 5 组 | 63±24 | 42±18$^{\triangle *}$ | 27±8 | 18±8$^{\triangle *}$ | 23±13 | 12±8$^{\triangle *}$ | 0. 80±0. 10 | 0. 90±0. 06$^{\triangle *}$ |

注：治疗前后自身比较$^{\triangle}$ $P<0.01$；治疗后组间比较$^{*}$ $P<0.01$

结果显示：第5组（中西医结合组）临床症状和呼吸暂停各项指标改善最为明显，与其他组比较有显著性差异。SAS是一种多因素所致的一种综合征，除与口、鼻、咽局部解剖异常有关外，还与中枢神经系统及内分泌异常等因素有关。安宫牛黄丸为中药制剂，有醒脑，控制惊厥和抽搐作用。

**（十）睡眠呼吸暂停综合征的遗传学研究**

1. SAS的遗传学研究概况　迄今研究提示SAS很可能是由多基因加上环境因素以及它们的交互作用而确定的。临床上出现显著的睡眠相关呼吸紊乱也许就是当易感性超过一定的阈值，引起上气道的反复塌陷所致。对任何一个个体来说，发生SAS可能就是其解剖学、生理学以及环境的危险因素共同作用的结果。也许与颅面结构、上气道软组织、体内脂肪分布、上气道的神经控制和中枢对呼吸调节相关的遗传因素交互作用，影响着SAS的产生和发展。遗传上的差异可能是个体间的变异所致，即除了能影响每一特定中间特征的多种遗传病因之外，不同个体对SAS产生的相对主导影响因素也往往是不同的。

2. SAS的遗传流行病学及遗传类型的调查　在美国、芬兰、丹麦、冰岛、英国和以色列的研究均发现无论是SAS的症状还是AHI均存在明显的家族聚集现象。其中报道当有一位直系亲属为鼾症者时，SAS的发病危险性增加了3倍，当父母亲均为SAS时，SAS的发病危险性增加了4倍。在美国通过对AHI的持续跟踪检测，也发现了类似的家族聚集状况，只是在校正了体重指数（BMI）后发生率稍有降低。总之，大量的SAS的遗传流行病学调查资料均一致显示了家族聚集现象。该现象在全球的广泛程度还不明了，但由于人群的变异性和基因表型的差异，可能会造成家族聚集性上的差异。种族分析在弄清疾病的遗传模式上是有用的。对高加索人种（177个家族，1202位成员）和对非洲裔美国人（123个家族，709位成员）的分析提示，虽然在遗传模式上可能存在种族差异，但所观察到的 AHI 分布与主要遗传因子在两类种族中是一致的。

3. 危险因子及其基因研究　鉴别出那些能决定在产生 SAS 通路中间表型的基因有助于明确哪些是易感基因。对于 SAS 已认识到的危险因素有：肥胖、男性、上气道细小和呼吸调控机制缺陷。这些特征可能与特定的基因产物有着更加密切的相关性，它们更容易受到较复杂的基因表型的影响，而受环境因素的影响要小些。基因可能通过至少三条中间介导病理通道增加了 SAS 的易感性。

（1）肥胖和代谢综合征相关基因：肥胖候选基因包括：β-肾上腺素能受体基因、肿瘤坏死因子 α 基因、糖皮质激素受体基因、胰岛素类生长因子 1 及其受体基因、生长激素释放激素受体基因和瘦素及其受体基因；潜在候选基因包括：体内脂肪分布方面的基因，瘦素、鸦片黑色皮质素前体（pro-opiomelanocortin）、黑色皮质素（melanocortin）-3 受体、胰岛素生长因子、腺苷脱氨酶（deaminase）、肿瘤坏死因子 α、糖调节蛋白、刺鼠（agouti）蛋白与蛋白相关肽、$β_3$ 肾上腺素能受体、食欲肽等。

（2）颅面形态学相关基因：研究提示 SAS 的这些解剖特征具有高度遗传性。潜在候选基因包括：Class Ⅰ Homeobox 基因、生长激素受体、生长因子受体、维甲酸、内皮素-1、Ⅰ型和Ⅱ型胶原、肿瘤坏死因子 α 等。

（3）呼吸调控的相关基因：此外，控制睡眠和生物钟节律的基因对发生 SAS 也是重要的。潜在候选基因包括：RET-原癌基因（pro-oncogene）、酪氨酸激酶受体、嗜神经生长因子、内皮素-1、内皮素-3、瘦素、Krox-20、食欲肽等。

4. 染色体链分析

（1）SAS 的易感位点：为找出 SAS 的易感位点，Susan 等对 349 名欧洲裔美国人的 66 个家谱和 277 名非洲裔美国人的

59 个家谱进行了基因体的广泛筛选，对 AHI 和 BMI 作一种无固定模式多位点的遗传链分析。在高加索人种中，对于经过对数转换、年龄校正后的 AHI 值，在 13 对染色体中 12 多位点 LOD 评分都超过了 1.0。最高的 LOD 评分为 1.64，在染色体 2 上（2p16）；1.43 在染色体 12 上；1.40 在染色体 19 上。但在经过 BMI 校正后，以上 10 条染色体基因链的 LOD 评分都明显降低（<0.7），提示在这些调节 AHI 部位的任何易感性位点发挥作用都要通过一条也牵涉到 BMI 的途径。然而，在染色体 2p 和 19q 的链上仍然无实质性的改变，提示这 2 条潜在的染色体链上存在着基本独立于 BMI 的修饰 AHI 基因。对非洲裔美国人的染色体链分析又提示不同的结果。

（2）BMI：BMI 与多个染色体部位有关联，在高加索人种中最显著的标记在染色体 2p（LOD=3.08），7p（LOD=2.53）和 12p（LOD=3.41）上。而非洲裔美国人却有所不同。有趣的是，在经过 AHI 校正之后，一部分染色体链的 LOD 评分明显降低，而另一些染色体链依然不变，提示在构成对 SAS 和肥胖的易感性上，存在着一些共享和一些非共享的遗传因素；而且决定人群中肥胖的遗传因素又受到 SAS 严重程度的调节。

5. 染色体链检出区域的候选基因　Susan 等发现几种生物学上值得关注的候选基因位于最有可能取得进展的染色体区域。其中在染色体 2p 区就含有酸性磷酸酶 1、脱辅基蛋白（apoprotein）B 前体、鸦片黑色皮质素前体以及 α-2B-肾上腺素能受体。这些都是肥胖症的可能候选基因，已发现它们与 BMI、体内脂肪含量和血清瘦素相关。

6. 瘦素　瘦素对 SAS 具有多方面影响的基因产物，越来越多的证据表明，瘦素，一种来自脂肪细胞的循环激素，不仅能够影响食欲调节、能量消耗和肥胖，也能够影响与 SAS 相关的其他遗传特征。鼠实验模型已提示瘦素水平可调节肺组织生长、呼吸调控和睡眠结构。瘦素对 SAS 表型的多个方面产生多效性的影响。

另一个引起极大兴趣的区域是染色体 19q 区，该区含有脱辅基脂蛋白（apolipoprotein）E 基因。脱辅基脂蛋白 E 调节脂肪代谢，ε4 等位基因已被发现与心血管疾病、痴呆症和 SAS 相关。

**（十一）睡眠呼吸暂停综合征的预后评价**

1. SAS 患者治疗效果判断标准

（1）SAS 治疗效果判断主要依据判断

1）根据鼾声响度分：无效：鼾声响度降低小于 10 分贝；有效：鼾声响度降低 10~20 分贝；显效：鼾声响度降低 20~30 分贝；治愈：鼾声基本消失或小于 30 分贝。

2）根据 AI 或 AHI 判断：无效：AI 或 AHI 下降小于 20%；有效：AI 或 AHI 下降在 20%~50%；显效：AI 或 AHI 下降 50%~80%；治愈：AI 或 AHI 下降大于 80%或在正常标准范围。

3）根据最低 $SaO_2$ 判断：无效：$SaO_2$ 上升小于 10%；有效：$SaO_2$ 上升 10%~15%；显效：$SaO_2$ 上升 15%~20%；治愈：$SaO_2$ 上升大于 20%或在正常范围。

（2）根据临床症状判断：无效：临床症状无改善；有效：临床症状好转；显效：临床症状明显改善；治愈：临床症状消失。上述几种指标，在评定治疗效果时应综合分析和评定。

2. SAS 长期预后　流行病学的研究已经证明，在早晨 4 时到 8 时死亡率增加，在这些时间里 REM 期睡眠的量增加比晚上多。SAS 患者夜间死亡率上升与 REM 期呼吸暂停延长和严重低氧血症相一致。新近的一项回顾性研究指出，在没有治疗的 SAS 患者中，5 年死亡率在 11%~13%。AI 可作为预测死亡率的一项有效指标。AI 大于 20，8 年累计死亡率为 37%，而小于 20 者为 4%。睡眠中的动脉 $SaO_2$ 亦可作为判断指标之一，$SaO_2$ 小于 80%，死亡率显著高于大于 85%的患者。呼吸暂停时间对长期预后影响很大，憋气时间越长对人体的危害越大，死亡率越高。凡采用有效的方法治疗 SAS，可显著降低死亡率。在死亡的患者中，多数是由于并发了心脑血管疾病有关，也有观察到直接死于呼吸暂停持续阶段。因此积极的防治 SAS，逆转和消除对多系统的损害，改善生活质量和延长生命有重要意义。

## 三、睡眠呼吸障碍和高血压

高血压影响了北美 6000 万~7000 万的人，并且是卒中、冠状动脉疾病、肾衰竭及心力衰竭的一个主要风险因子。高血压患者中只有 5%~10%的患者原发病因确切，最近 OSA 正逐渐被当做高血压的一个常见病因。联合国委员会（JNC）关于高血压诊断及治疗指南的第六版首次正式认可 OSA 在治疗高血压中的重要作用，并认为 OSA 是难治性高血压的可能原因之一。在最近的 JNC 第七版中，OSA 被定为高血压的首要病因。

OSA 患者高血压发病率增加，而高血压患者 OSA 的发病率也增高，这一点提示白天高血压可能与 OSA 存在某种机制上的相关性。与无 OSA 的患者相比，OSA 患者的血压用常规的治疗方法更难控制。据报道，有难治性高血压的患者 OSA 发病率非常高。非勺型高血压的患者，如睡眠中血压未适当下降者，尤其是肥胖者，也应注意与 OSA 相鉴别。因此，OSA 应该在所有的高血压患者中作为原发病因或加重因素进行鉴别。

OSA 患者可能晚上及白天出现高血压。CPAP 或气管造口术治疗的随机实验证明，白天血压正常的患者经治疗夜间血压可下降。一个单纯采用 CPAP 治疗难治性高血压的研究表明，2 个月的 CPAP 治疗可明显降低患者夜间及白天的血压。一项随机研究表明 CPAP 治疗不仅可以降低高血压患者夜间血压，对于白天血压也有明显效果。

## 四、睡眠呼吸障碍和缺血性心脏病

心肌需氧量的增加由心率增快、血压升高及心肌收缩力增强引起。患有冠状动脉疾病及OSA的患者的夜间心绞痛及无症状性心肌缺血可被反复缺氧相关的生理活动促发。频繁发作夜间心绞痛，尤其是白天心绞痛症状控制良好或表现极轻微而夜间频繁发作者，应考虑OSA的可能。

OSA并存冠状动脉疾病的患者夜间心肌缺血频繁发生，有报道称，这些人中冠脉缺血导致ST-T段改变。这类事件通常由血氧饱和度下降及呼吸暂停引起的心率及血压的波动引起，可能表现为心绞痛也可无症状。因此，OSA似乎既是冠状动脉疾病的危险因子，又是血流动力学的应激因子，因而，促使已有冠脉疾病患者急性心肌缺血发生。

曾有关于冠状动脉疾病患者应用CPAP治疗夜间心绞痛缓解的报道。然而，目前尚没有这方面的随机实验。



## 五、睡眠呼吸障碍和充血性心力衰竭

人们常把端坐呼吸及夜间阵发性呼吸困难归为心力衰竭，而不考虑这些症状可能是由于睡眠呼吸暂停或者是结构性心脏病合并呼吸暂停所致。CSA与左室功能不全、心力衰竭密切相关，而且，这两种疾病的症状也非常相似、难以区分，患者通常都主诉嗜睡及夜间呼吸困难。其实，一些心力衰竭患者常同时合并OSA和CSA。不依靠PSG很难正确鉴别。其中，心力衰竭伴有低呼末二氧化碳及高二氧化碳灵敏性的患者患有CSA的可能性更大。

有小型研究证实了OSA患者应用CPAP治疗左室功能不全的有效性。其中一个研究是仅针对非缺血性疾病患者的非对照性研究；另一个是随机的、对照的、包括缺血性与非缺血性两类患者。这些研究除了证实CPAP在改善左室功能方面的作用外，还表明 OSA 对左室功能不全有改善作用。CPAP 是否可以降低 OSA 及心力衰竭患者的发病率及死亡率尚需要前瞻性随机临床实验证实。

## 六、睡眠呼吸障碍和心律失常

由睡眠呼吸暂停引起的特异性心律失常很难识别，因为该病患者多合并有其他可以导致心律失常的疾病。然而，OSA 患者患心动过缓及心动过速的风险明显升高。

与 OSA 相关的缓慢性心律失常包括窦性心动过缓、窦性停搏及高度房室传导阻滞，这些是由呼吸暂停及低氧触发了潜水反射从而导致迷走神经张力增高所致。因此，对于已确诊的患有夜间缓慢性心律失常的患者，应该先除外 OSA，再考虑减慢心率药物的使用及起搏器的安装。对于存在夜间缓慢性心律失常的患者要考虑与 OSA 鉴别，同时，我们还应该意识到睡眠呼吸暂停的患者通常由非常严重的嗜睡及呼吸暂停相关的白天的缓慢性心律失常。

心房颤动是影响人们最普遍的持续性快速性心律失常，有显著的发病率及死亡率。心房颤动常见的发病原因包括高血压、甲状腺疾病及结构性心脏病。OSA 增加了心房颤动的复发率。此外，PSG 显示的低氧血症的程度与复发率密切相关，持续气道内正压通气（CPAP）治疗可明显降低复发的风险。这些研究提示 OSA 不仅是心房颤动的一个始发因子而且是复发的促发因素。因此，对于任何需要评估及治疗的心房颤动患者，OSA 的鉴别诊断都相当重要。

有关 CSA 与缓慢性及快速性心律失常关系的研究明显地较 OSA 少。此外，CSA 通常发生在有明显左室功能不全伴或不伴心力衰竭的患者。左室功能不全的患者患有多种心律失常的风险增高，常见的是心房颤动及室性心动过速。心力衰竭患者非持续性室性心动过速的发病率增加与 CSA 有关。由于

CSA 为心力衰竭的不良预后的独立危险因素，已经证实，CSA 与非持续性室性心动过速相关，表明 CSA 致猝死的风险增加。

有研究表明，CPAP 治疗可降低心房颤动复发。对于临床表现提示可能患有 OSA 的复发性心房颤动的患者，应该考虑做 PSG 监测。对于已经确诊为 OSA 的心房颤动患者，即使没有明显的嗜睡症状，也应当考虑应用 CPAP 治疗以降低心房颤动的复发率。

第四章

# 心血管疾病伴睡眠障碍的治疗

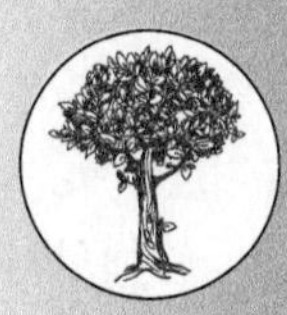

## 第一节　心血管疾病伴失眠的药物治疗

用西药治疗失眠的发展历史有 100 多年。1860 年首先用水合氯醛治疗失眠；1870 年开始用溴剂如三溴合剂治疗失眠，并取得了一定的效果；1880 年用副醛治疗失眠和小儿惊厥；1903 年治疗失眠的巴比妥类药就已上市，之后又用于治疗惊厥。

1960 年用苯二氮䓬类药物治疗失眠，为失眠的治疗开创了新纪元，相继不同品种、不同作用时间的药物用于临床，是目前治疗失眠的常用药。

1980 年用环吡咯酮类（佐匹克隆、Zopiclone）和咪唑吡啶类（唑吡坦，Zolpidem）；1994 年用扎来普隆（Zaleplon），这一代新药由于疗效好、副作用少、不易成瘾而受患者广泛欢迎。

在睡眠障碍的治疗中，药物治疗是整个治疗的一个重要组成部分，其中帮助睡觉的药物是治疗失眠的药物。这一类药物通常在药物分类上分别归为镇静催眠药和中枢神经系统药物。

失眠是一种睡眠质量或数量达不到正常需要的主观感觉体验。引起睡眠紊乱有许多原因，如躯体疾病或疼痛的后果、精神科疾病中的抑郁症、药物的副作用、生物节律周期障碍或原发性睡眠障碍中的阻塞性睡眠呼吸暂停综合征等。失眠治疗的最佳选择是治疗并找出引起的原因或障碍。

## 一、药物治疗的指导思想

心血管疾病伴失眠症的患者，在应用安眠药物时必须在医生的指导下合理使用，根据不同的病因进行选择。比较难以入睡者应选用起效快、持续时间短的催眠药；而早醒的则应选用持续时间长的药物。在使用药物期间，应定期更换，如一种药物持续应用2周，则产生药物依赖的可能性会增大。我们在应用药物时的指导思想是：

1. 诱导睡眠。
2. 尽可能以最小剂量获得最佳效果。
3. 在发生药效时，产生对睡眠的影响最小。
4. 在增加药物剂量后有明显的疗效，而醒后无不良反应。
5. 不引起记忆障碍。
6. 停药后无不良反应。

## 二、药物分类

治疗失眠的西药安眠药从18世纪末就出现了，随着科学技术的发展和药物使用后历史的检验，其品种也不断推陈出新、层出不穷。

根据药物开发时间和化学结构的差异，现在多把安眠药分为三大系列或称为一、二、三代安眠药。

### （一）第一代安眠药巴比妥类

第一代巴比妥类，又分为长效、中效、短效和超短效四类。

1. 长效类有巴比妥、苯巴比妥等。作用时间6~8小时。
2. 中效类有异戊巴比妥、戊巴比妥等。作用时间4~6小时。

3. 短效类有司可巴比妥等。作用时间 2~3 小时。

4. 超短效类有硫喷妥钠。作用时间约 15 分钟。

巴比妥类安眠药从用于临床至今约 100 年历史，由于副作用较多，目前已很少使用。其作用机制在于选择性抑制脑干网状上行激动系统，抑制多突触反应，降低大脑皮质兴奋性。镇静催眠作用随剂量增大而逐渐增强。代谢方式为再分布、肾脏排泄和肝脏分解，故肝、肾功能不全者慎用。

由于这些药物的治疗指数低、容易产生耐药性和依赖性、药物之间相互影响比较大、中等剂量即可抑制呼吸等原因，近年已逐渐不用。但这类药也有自身的特点，如羟嗪对有自主神经功能紊乱的患者更合适；水合氯醛因药物间的相互作用少，广泛用于药物临床试验与对不合作者进行某些特殊检查时的快速催眠；苯巴比妥可对苯二氮䓬类与其他催眠药进行替代与递减治疗，也可用于儿童梦游、夜惊、梦魇等。

巴比妥类为经典的镇静催眠药，可缩短睡眠潜伏期，延长 NREM 睡眠第 3、4 期，延长睡眠总时间。本类药物对 REM 睡眠有影响，用药后首次进入 REM 睡眠时间延长，使 REM 睡眠总次数和持续时间缩短。可以使焦虑患者和巴比妥类成瘾者 NREM 睡眠缩短，但苯巴比妥可使健康人 NREM 睡眠第 4 期延长，对患有夜尿症和夜行症者，可使 NREM 睡眠时间延长，REM 睡眠潜伏期、周期和持续时间缩短。如果突然停药，可因产生的依赖性而出现反跳性失眠，REM 睡眠延长，引起噩梦连绵。不良反应为次日清晨可出现头晕、困倦、精神不振等宿醉效应。反复使用该类药可产生耐受性、依赖性和成瘾性，停用后出现反跳性失眠和焦虑、精神不振，甚至震颤等戒断症状。少数患者可出现皮疹等过敏症状。

### （二）第二代安眠药

第二代苯二氮䓬类安眠药（BZD），又分长效、中效、短效三类。

1. 长效类有地西泮（安定）、氯氮䓬（利眠宁）等。作用时间约 50~100 小时。

2. 中效类有硝西泮、艾司唑仑、劳拉西泮（罗拉）等。作用时间约 15~30 小时。

3. 短效类有三唑仑、咪达唑仑（咪唑安定）等。作用时间约 0.5~5 小时。

此类药用于临床约 50 年，由于价廉是目前使用最广泛的安眠药。BZD 药物的药效是间接地通过 GABA 能神经的功能实现的。BZD 能迅速诱导患者入睡、减少夜间惊醒次数、延长睡眠时间和提高睡眠质量，但也改变了通常的睡眠模式，使浅睡眠延长、REM 睡眠持续时间缩短、首次 REM 睡眠出现时间延迟，做梦减少或消失。BZD 药物各有特点，如三唑仑吸收快，起效快，无蓄积，无后遗作用，是较理想的催眠药，但其缺点是由于半衰期短，用药后易产生清晨失眠和白天焦虑，这可能被误认为是剂量不足而不断加量，容易形成依赖性，导致停药后的反跳性失眠和焦虑更加严重。氟西泮的半衰期（T1/2）较长，很少发生清晨失眠与白天焦虑，但由于其主要代谢物有活性，且活性代谢物 T1/2 长达 47~100 小时，故易蓄积。尽管不同的 BZD 药物的用量有别，但所有不同名称的 BZD 药物均具有同一性质的依赖潜力，并且越是短作用的药物类别，其成瘾潜力越高，成瘾的时间越短。甚至使用通常治疗量 1 个月以后就难以撤药。BZD 药物的其他不良反应与巴比妥类基本相似。

### （三）第三代安眠药

第三代非苯二氮䓬类，是近几年才开发的新型安眠药。主要有：唑吡坦、佐匹克隆、扎来普隆。作用时间约 0.5~5 小时。此类药物催眠效果好，安全性高，不易产生耐药性和依赖性，保持生理睡眠结构，治疗指数高。但由于价格昂贵，难以普及。

主要包括唑吡坦、佐匹克隆、扎来普隆。主要作用机制是选择性地与中枢神经系统 GABAa 受体的 $\omega_1$ 或 $\omega_{1,2}$受体亚型结合，增加 GABA 的传递，抑制神经元激动，产生药理作用。其作用部位为大脑皮层、小脑、海马等处。$\omega_3$ 受体通常是周围性分布，易致出汗、口干、视物模糊、困倦、乏力现象；$\omega_2$ 受体主要位于与认知、记忆、精神运动有关的区域，具有肌肉松弛和抗痉厥作用；$\omega_1$ 受体主要位于与镇静作用有关的大脑区域。在这些药物中，唑吡坦具有高度的受体专一性，能够选择性地作用于 $\omega_1$ 受体，在小剂量时即能缩短入睡时间，延长睡眠时间，不影响睡眠结构；在较大剂量时，NREM 睡眠第 2 期和第 3、4 期时间延长，REM 睡眠时间缩短，不引起肌肉松弛。由于其半衰期短，可迅速被吸收，不产生蓄积，后遗症作用少，对白天的影响微弱。

1. 第三代安眠药佐匹克隆的特点　佐匹克隆的化学结构与第一代和第二代安眠药截然不同，但催眠作用却更明显。佐匹克隆是吡嗪哌酯的衍生物。

佐匹克隆口服吸收快，口服后约半小时即入睡，1.5~2 小时后血中即达药物浓度高峰。半衰期 0.5~8 小时，服药后可使睡眠深度加深，NREM 睡眠的 3 期增加，其他睡眠期变化不大，总睡眠时间延长。

佐匹克隆对心、肝、肾、肺的毒副作用很少，安全性高。但服药后次日仍有 25% 的患者有思睡、困倦、昏昏沉沉，但并不影响工作、学习和其他活动。另外，该药是从唾液中排泄，服药后第二天口苦，有一种怪味，可持续半天，这使患者感到不愉快和不舒服。

有关佐匹克隆有无药物依赖性，动物实验认为没有成瘾性，但这一结论没有得到公认。临床上仍有个别报告长期服用佐匹克隆后突然停药，可出现轻度激动、肌肉痛、焦虑、噩梦等。但较第一、二代安眠药轻。

由于佐匹克隆价格较贵，使用受到一定的限制。

2. 第三代安眠药唑吡坦的特点　唑吡坦是咪唑吡啶的衍生物，与第一、二代安眠药化学结构完全不同，口服后30分钟即可入睡，0.5～2小时血中可达药物浓度高峰，半衰期1.4～3.8小时。

唑吡坦服用后可缩短入睡时间，延长NREM睡眠第2期，加深3期，使半夜觉醒次数减少，做梦减少，不影响其他期睡眠结构，明显提高睡眠质量。总睡眠时间可达6小时以上。个别患者次日可有思睡、困倦、头昏等不适感觉，但不影响学习、工作和日常生活。

唑吡坦是通过增强中枢神经抑制性递质γ-氨基丁酸的作用而起到催眠的作用。目前通过半年连续服药，尚未发现药物依赖性，所以是比较安全的。在欧美国家已列为治疗失眠的首选药物。在我国因价格昂贵而难以接受。



## 三、选择理想安眠药的标准

1. 能很快催眠，30分钟内入睡。

2. 不引起睡眠结构紊乱，没有宿醉作用。宿醉作用是指用安眠药者第二天出现头昏脑胀，像喝醉酒一样。理想安眠药应使第二天醒来后头脑清醒。

3. 无呼吸抑制作用。

4. 无药物依赖性。

5. 与其他药物无相互作用。

6. 服药后第二天无思睡现象。

7. 不损害记忆。

8. 用于治疗失眠，可增加睡眠持续时间，改善睡眠质量，减少觉醒次数，避免早醒。

## 四、安眠药使用注意事项

### （一）对西药安眠药要有一个正确的认识

要使患者完全认识到使用安眠药只是治疗失眠的一项辅助

方法和对症治疗方法，必须探索引起失眠的病因和祛除这些病因。如注意睡眠卫生，养成良好的睡眠作息制度。精神心理因素引起者要进行心理疏导或让其发泄。

**（二）严格掌握用药的适应证**

一过性失眠和短期失眠是安眠药使用最好的适应证。前者一般临时服用 1～2 次，后者一般不超过 2～3 周。且一旦睡眠改善，即可停药，必要时再间断服用。对慢性失眠者，一般不宜长期用安眠药，可间断性或短期使用长效药物，仅用于一些特殊情况下。

**（三）合理用药**

苯二氮䓬类安眠药是目前常用的催眠药，要根据患者生理性、病理性、心理性、精神性和药源性产生的原因采取不同的方法。对入睡困难或睡眠中易醒者可使用短、中效，早醒者可用长效苯二氮䓬类药物。

（四）减药速度不宜太快，否则会引起反跳现象。

（五）老年人宜选用中长效的苯二氮䓬类催眠药物，对长期使用者，不宜强行撤药，小剂量长期维持是必要的。

（六）镇静、催眠药物易引起呼吸抑制，对慢性呼吸功能不全患者要慎用。

## 五、中药治疗

**（一）辨证论治**

1. 痰火热扰型　主方用温胆汤加减：常用黄连、半夏、陈皮、枳实、茯苓、紫苏子、胆星、栀子、竹茹。

2. 心阴亏虚型　主方用朱砂安神汤加减：常用黄连、黄芩、生地黄、栀子、朱砂等。

3. 心脾两虚型　主方用归脾汤加减：常用人参、黄芪、当归、桂圆、白术、酸枣仁、远志、茯苓等。

4. 肝郁化火型　主方龙胆泻肝汤加减：常用龙胆草、柴胡、当归、白芍、黄连、黄芩、栀子、生地黄、生龙牡等。

5. 心胆气虚型　主方安神定志汤，常用人参、茯苓、钩藤、珍珠母、石菖蒲、酸枣仁、五味子等。

6. 肝肾阴虚型　主方用知柏地黄汤加减：常用知母、黄柏、地黄、玄参、黄连、肉桂等。

7. 心肾不交型　主方黄连阿胶汤加减。

8. 胃气不和型　主方半夏秫米汤加减。

**（二）常用中成药治疗**

1. 酸枣仁合剂　配方：酸枣仁、知母、川芎等。用法：每次服10ml，每日3次。主治：失眠、多梦、心烦等，具有养心安神作用。

2. 速效枣仁安神胶囊　配方：酸枣仁、左旋延胡索乙素等。用法：每晚睡前服1~2粒。主治：失眠多梦，心烦头痛等，具有养心安神、镇静催眠作用。

3. 夜宁冲剂　配方：夜交藤、合欢皮、浮小麦、大枣等。用法：每次服20g，早晚各服一次。主治：失眠多梦、心烦不宁等，具有养心安神作用。

4. 安神补心丸　配方：丹参、五味子、石菖蒲、生地、珍珠母、女贞子等。用法：每次15粒，每日3次。主治：失眠、头晕、耳鸣、健忘等，具有养阴安神作用。

5. 朱砂安神丸　配方：朱砂、黄连、生地黄、当归、甘草等。用法：蜜丸每次服9g，早晚各服一次。主治：心火亢盛的失眠并伴有口干、头昏、心烦、舌红、尿黄等症。具有清心火、安神志并能滋养心血作用。

6. 琥珀多寐丸　配方：琥珀、羚羊角、茯苓、远志、党参、甘草等。用法：每次服1.5~3g，早晚各服一次。主治：肝阳上亢引起的失眠、烦躁、易怒、眩晕、面红等，具有平肝安神的作用。

7. 磁朱丸　配方：磁石、朱砂、六神曲等。用法：每次

3g，每日 2 次。主治：心肾阴虚、虚阳上浮的失眠多梦，具有镇心安神、明目作用。

8. 复方酸枣仁片　酸枣仁、远志、茯苓、甘草、六神曲等。用法：每次 4~6 片，每日 3 次。主治：心烦、失眠，具有宁心安神、除烦作用。

9. 枕中丹　配方：龟板、远志、龙骨、九节菖蒲等。用法：每日服用 3~9g，早晚各服一次。主治：心肾不足引起的失眠、多梦、健忘、头昏、耳鸣、五心烦热、遗精等，具有滋阴安神的作用。

10. 养血安神片　配方：鸡血藤、熟地黄、生地黄、墨旱莲、仙鹤草、夜交藤、合欢皮等。用法：每次服 5 片，每日 3 次。主治：阴血亏损引起的失眠、多梦、健忘、头昏、心悸等，具有养血安神作用。

11. 夜宁糖浆　配方：夜交藤、浮小麦、灵芝、甘草、大枣等。用法：每次 40ml，每日 2 次。主治：失眠多梦、心情抑郁、喜怒易哭等。

12. 神经衰弱片　配方：五味子、夜交藤、合欢花、黄精、当归、丹参、酸枣仁、远志、知母、磁石等。用法：每次 6g，每日 2 次。主治：心肾不交、夜卧少眠等，具有补肾益智、养心安神的作用。

13. 眠安宁糖浆　配方：丹参、夜交藤、熟地黄、白术、制首乌等。用法：每次 30ml，每日 2 次。主治：心血亏损引起的失眠，具有养血安神的作用。

14. 脑乐静冲剂　配方：甘草、小麦、大枣等。用法：每次冲 6g，每日 3 次。主治：失眠伴有精神忧郁、心烦不宁等，具有养心安神、镇静中和的作用。

15. 人参归脾丸　配方：人参、黄芪、白术、茯苓、甘草、当归、桂圆肉、酸枣仁、远志、薏苡仁、木香等。用法：每次服 6~9g，每日 3 次。主治：心脾两虚型的失眠、心悸、头昏眼花、气短乏力、食少便溏等，具有补养气血、宁心安神的作用。

16. 天王补心丹　配方：人参、丹参、玄参、柏子仁、酸枣仁、远志、熟地黄、天冬、麦冬、当归、桔梗、茯苓、五味子、朱砂等。用法：每次服 6~9g，每日 2~3 次。主治：心阴不足的失眠、多梦、健忘、头昏、耳鸣、心悸、腰酸、口舌干燥等，具有滋阴、养血、安神的作用。

17. 宁心片　配方：由天王补心丹减去桔梗、天冬、茯苓，用党参取代人参，并将丸剂改为片剂。用法：每次服 6 片，每日 2~3 次。主治：见天王补心丹。

18. 柏子养心丸　配方：柏子仁、党参、黄芪、当归、川芎、酸枣仁、远志、五味子、朱砂等。用法：每次服 9g（8 粒），每日 2~3 次。主治：失眠多梦、心悸易醒、健忘、气短乏力等，具有补养气血、宁心安神的作用。

19. 安神补气丸　配方：茯苓、远志、黄芪、柏子仁、朱砂等。用法：每次 20 粒，每日 2 次。主治：气血两亏的失眠。

20. 安神丸　配方：降香、沉香、当归等。用法：每次 5 丸，每日 1~2 次，碾碎用温开水冲服。主治：有镇心安神补气的作用。

21. 参茸安神丸　配方：人参、鹿茸、肉苁蓉、五味子、菟丝子、山药、芡实、玄参、玉竹、生地黄、丹参、琥珀、酸枣仁、柏子仁、远志、桔梗、石菖蒲等。用法：每次服 6~9g，每日 2 次。主治：心悸失眠、气短乏力、怕冷、腰膝酸软等，具有益气、补肾、安神的作用。

22. 健脑丸　配方：肉苁蓉、枸杞子、益智仁、天竺黄、天南星、琥珀、当归等。用法：每次 20 粒，每日 2 次。主治：心肾不足虚火上炎的心悸不安、虚烦健忘、失眠等。

23. 安神定志丸　配方：人参、茯神、龙齿、远志等。用法：每次 9g，每日 3 次。主治：惊恐不安、睡卧不宁、梦中惊跳等。

24. 脑立清　配方：生磁石、生代赭石、冰片、薄荷脑、半夏等。用法：每次 10 丸，每日 2 次。主治：肝阳上亢之失眠健忘、头痛脑胀、头晕耳鸣等。

25. 安神宁糖浆　配方：五味子、灵芝、刺五加等。用法：每次 15～20ml，每日 3 次。主治：健脾补肾、益智安神等。

26. 安神健脑液　配方：人参、麦冬、枸杞子等。用法：每次 10ml，每日 3 次。主治：养心安神、益气生津、活血固肾的作用。

27. 七叶神安片　配方：由三七叶的提取物组成。用法：每次 4 片，每日 1～2 次。主治：失眠及神经衰弱等，具有益气安神、活血止痛的作用。

## 第二节　心血管疾病伴睡眠障碍的中医非药物疗法

### 一、拔罐疗法

拔罐疗法是我国古老的中医治疗学的一个重要方法，是我国祖先发掘并广泛流传的，宜于老百姓开展，能够治病、防病的民间疗法，是传统医学特色医疗和民间疗法的精华。

**（一）优点**

1. 器械简单，便于制造　只需一个口小肚大、周边光滑的玻璃瓶、竹罐、木罐均可，以玻璃瓶最好，易观察皮肤的变化。

2. 简便易行，一学就会　没有文化的普通老百姓也能学会，有文化基础会掌握得更好。若有中医学的基本知识，按经络、脏腑、穴位进行效果更佳。

3. 见效很快，疗效较高　拔罐可选择阿是穴，尤其是对急性损伤见效快、疗效高。

4. 成本低廉、经济实惠　拔罐疗法对农村经济困难的患者，拔罐器械成本低。

5. 安全、无毒副反应　一般根据拔罐部位、时间，易于掌握，玻璃瓶更易于观察局部反应，因此拔罐疗法安全，无毒副反应。

**（二）治疗机理**

中医认为：失眠与阴阳失调、营卫不和、风寒湿邪有关。拔罐可使“风寒湿邪，随气水出，阴平阳秘，精神乃治”。

现代研究认为：拔罐时罐内形成负压，使局部毛细血管扩张、充血、淤血，并产生一种类组织胺物质，经血液循环，刺激多个器官，增强其功能活动，提高机体抵抗力。另外，拔罐时的机械刺激，通过感受器作用到中枢神经，可以调节兴奋与抑制过程，使之趋于平衡。同时拔罐可使局部组织代谢旺盛，提高机体抵抗力，促使机体恢复机能。

常用的拔罐法有留罐法、走罐法。走罐法的操作手法有三种：一是轻吸快推术；二是重吸缓推术；三是重吸快推术。

**（三）常用拔罐部位**

风池、合谷、肾俞、关元、印堂、中脘、天枢、足三里、三阴交、心俞、内关、神门、大椎、胆俞、肝俞、脾俞、丰隆、阿是等部位。

**（四）注意事项**

1. 选准应拔的部位。

2. 保持环境舒适。

3. 选择好体位。

4. 掌握拔罐的吸力。

5. 注意患者的反应，随时询问患者感觉。

6. 观察局部反应。

7. 注意火的大小。

8. 防止烫伤，尤其是点火时，罐口过热，容易烫伤。

9. 拔罐时间长短要适宜，一般5~10分钟，不要超过半小时。儿童、老年人宜短。

10. 根据病情决定疗程。

11. 掌握起罐方法，切不可硬拉或旋转罐具，以免损伤皮肤。

12. 起罐后局部瘙痒或发绀不要抓。

13. 局部水疱应及时合理处理。

14. 拔罐时防止器具脱落。

15. 严重器质性疾病，患者局部有感染、破损者不宜拔罐。

16. 在大血管处、乳头、静脉曲张处不宜拔罐。

## 二、灸疗法

### （一）灸疗治疗的机理

灸疗时所产生的药力和热力，有温经通络、活血化瘀，激发和调节经络功能，强化经络的传导和输送血气的作用，改善体质，提高机体免疫力、恢复正常生理状态，从而治疗失眠等疾病的目的。

灸疗借助艾条产生的药力和热力刺激穴位，作用独特，治疗范围广泛，没有毒副作用，内病外治，安全可靠，既有保健功能又有治病作用。

灸疗还具有简单、方便、灵验、价廉的优点。

### （二）灸疗方法

方1：每晚睡前用艾条悬灸百会穴10~15分钟，适用于各型失眠。

方2：磁石20g、茯神15g、五味子10g、刺五加20g。先煮磁石30分钟，然后将其余药加入再煎30分钟，去渣取汁，用一块洁净纱布浸泡于药汁中，趁热敷于患者前额及太阳穴。每晚一次，每次20分钟。适用于各型失眠。

方3：艾条灸神门、百会、足三里、列缺、养老、三阴交、心俞。每穴灸5分钟，每晚一次，7~10次为一疗程。适用于各型失眠。

方4：每晚睡前用热水泡脚10分钟，擦干后用点燃的艾条对准涌泉穴灸，每侧各灸15~20分钟，每晚一次，7日为一疗程。适用于各型失眠。

## 三、橡皮锤疗法

### （一）橡皮锤疗法机理

橡皮锤疗法是用橡皮锤弹击穴位或经络，从而起到疏通经络、运行气血、调和脏腑、扶正祛邪、调理阴阳而得到治疗失眠等疾病。

橡皮锤直接弹击穴位，皮肤的接触面积远大于针灸。这种敲击力从皮肤透向深层组织，通过震动和激发经气而产生效应。

橡皮锤疗法不仅能治疗失眠等功能性疾病，也可以治疗某些器质性病变。橡皮锤疗法简单易学，不需特殊设备，一锤即可，便于推广和普及，尤其是老人和儿童。

橡皮锤疗法主要弹击头面部、胸腹部等督脉、任脉、足太阳膀胱经、足少阳胆经等穴位和经络集中的地方。

### （二）橡皮锤疗法的注意事项

1. 持锤姿势要正确掌握。
2. 手法训练要按步骤进行。
3. 手法运用要正确。
4. 临床应用要因人因病而异。
5. 弹击强度要适中。
6. 弹击速度　每分钟弹击120次左右为补，每分钟弹击

180 次为泻。

7. 弹击次数　慢性病和虚证，每穴一遍 60~90 次，每部位 1~3 遍。急性病和实证较慢性病每穴次数和遍数均增加一倍。

8. 弹击方向　顺着经络方向弹击，可推动经气循环，增强抵抗力为补法，多用于慢性病和虚证。逆静脉的走向弹击可遏制邪气，调节阴阳为泻法，多用于急性病和实证。

9. 穴位选配　根据五行学说“子母相生”的原则，采用“虚证补其母，实证泻其子”的方法。

10. 体位的选择　一般采用正坐位、俯坐位、卧位。

11. 有以下情况者慎用或禁用橡皮锤疗法：

（1）急性传染病或炎症急性期。

（2）严重器质性疾病如癌症晚期。

（3）出血性疾病。

（4）各种骨折。

（5）妊娠妇女。

（6）各种皮肤病。

## 四、推拿疗法

推拿疗法是最古老的一门医术。从古代经过漫长的历史发展形成的以阴阳五行、气血津液、脏腑、经络等为基础的专门学科。推拿学运用现代医学的人体解剖、生理特点来诊断疾病和治疗疾病。

### （一）推拿疗法治疗机理

1. 疏通经络。

2. 促进气血运行。

3. 调节脏腑功能。

4. 调节睡眠和觉醒节律。

5. 增强抗病能力。

**（二）推拿疗法常用穴位**

足三里、三阴交、阳陵泉、阴陵泉、绝骨穴、肾俞、大肠俞、神门、内关、风池、太阳穴、印堂、合谷等穴。

推拿疗法治疗失眠需注意：

（1）按揉时要有酸胀、得气感。

（2）手法力度要适中。

（3）针对不同的失眠病因采取不同穴位和手法。

**（三）推拿治疗常用方法**

1. 患者仰卧位，施术者坐于患者头部的上方，以右手食、中指点按睛明穴 3~5 次后，以一指禅推法或双拇指推法，自印堂穴向两侧沿眉弓、前额推至两太阳穴，换用余下四指推擦脑后部，在风池穴至颈部两侧重复推两遍。在以双拇指指尖点按百会穴。食欲不振者，可按摩腹部及推柔中脘穴。

2. 患者坐位，施术者站于患者的右侧，用右手五指分别置于头部督脉、膀胱经及胆经上，自前发际推向后发际 5~7 次。然后施术者站在患者之后，沿两侧胸锁乳头肌拿捏 3~5 次。

3. 患者俯卧位，施术者在其背部用㨰法，沿督脉和膀胱经穴操作 3~5 分钟。心脾两虚者，多揉按心俞、脾俞；肾虚者，可多按揉肾俞、关元俞；总后在点按神门、足三里、三阴交穴。

## 五、刮痧疗法

**（一）刮痧疗法的机理**

刮痧术是我国传统医学的一种特色疗法。刮痧术利用中医经络学说来调节脏腑功能而发挥治疗失眠的作用。主要体现在：

1. 刮痧对皮肤的作用　刮痧通过机械作用使皮肤充血、毛细血管扩张，汗腺充溢，痧毒从汗而出，起到了加快新陈代谢的作用。

2. 刮痧对血管的作用　刮痧术通过经络刺激血管，使血气通畅周流，通达五脏六腑，平衡阴阳，扶正固本，恢复体力，促进睡眠。

3. 刮痧对神经系统的作用　刮痧术通过经络和穴位对神经系统产生刺激。不同的刮痧手法可引起大脑皮层兴奋和抑制活动的加强或减弱。原来亢进的可使其抑制，原来抑制的可使之兴奋，起到治疗疾病、改善睡眠作用。

4. 刮痧对免疫功能的作用　刮痧有促进正常免疫细胞的生长发育，促进免疫细胞对病毒、细菌等病原体的过滤和吞噬作用，从而提高机体的免疫力，预防和减轻疾病，间接有助于睡眠。

5. 刮痧对消除疲劳、增强体力的作用　刮痧术可使肌肉产生和堆积的大量乳酸还原为能量物质，并且可以放松肌肉，降低肌张力而消除疲劳、恢复体力，也有益于治疗失眠。

### （二）刮痧疗法的方法

刮痧术通过持久、有力、均匀、柔和、渗透的手法而发挥作用，手法的不同而有补泻之分。

刮痧有直接刮痧（接触患者的皮肤）和间接刮痧（不直接接触患者的皮肤）。刮痧时有刮具和刮痧介质。用于治疗失眠的常用刮痧穴位有：百会、身柱、肝俞、神门、三阴交、太溪、照海、申脉。

有恶性贫血、产后恶露未净、久病体弱、血压过高、妊娠妇女不宜或慎用刮痧术。

## 六、捏脊疗法

捏脊疗法通过刺激人体某些特定部位，产生解剖学、生物力学、生物化学、生物电学变化而发挥防病治疗作用。

### （一）捏脊疗法治疗的机理

捏脊疗法通过能量转换、能量守恒定律使局部皮肤血管扩张、循环加快，调节神经、体温平衡。失眠常使大脑皮层兴奋增强、抑制减弱，捏脊可降低其兴奋性，使其处于相对平衡状态。

### （二）捏脊的手法

1. 捏　捏三提一。
2. 拿　是捏的进一步动作。
3. 推　向前推进，速度适当。
4. 捻　捻法与推法常结合而作。
5. 提　常捏提并用。
6. 放　放法是捏、拿、推、捻相结合的过程。
7. 揉　揉法一般比较轻柔。
8. 按　按摩穴位，常按揉结合。

常规捏脊手法是从长强穴捏拿至风府穴。根据临床表现及其症状加些配穴。

有以下情况者不宜用捏脊疗法：

背部皮肤烧伤、烫伤、开放性创伤、血液病、椎体肿瘤、结核、骨折、严重骨质疏松症、严重心脏病都禁用或慎用此疗法。

## 七、针刺疗法

### （一）体针

主穴：神门、三阴交、百会

辅穴：四神聪

配穴：

心脾两虚加心俞、厥阴俞、脾俞穴。

肝郁化火证加肝俞、胆俞、期门、大陵、行间。

心肾不交加心俞、肾俞、照海穴。

肝火上扰加肝俞、行间、大陵穴。

胃气不和加中脘、足三里、内关穴。

痰热内扰证加神庭、中脘、天枢、脾俞、丰隆、内关、公孙。

虚火旺证加神庭、太溪、心俞、肾俞、郄门、交信。

心胆气虚证加神庭、大陵、阴郄、胆俞、气海、足三里、丘墟。

**（二）皮内针**

在心俞、肾俞穴埋入皮内针，可单侧或双侧埋之，取皮内针或5分细毫针刺入穴中，使之有轻度酸胀感，3天换一次，注意穴位清洁。

**（三）耳针**

取皮质下、交感、神门、枕、心点、脾点、肝点、肾点，埋压王不留行籽。

随证加减：早醒加垂前。

方法：在穴位处寻找敏感压痛点，用胶布贴生王不留行籽，嘱患者每日自行按压4~6次，每次10~15下，以穴位局部疼痛，发热，有烫感为佳。隔日换贴1次，双耳交替选用，l0次为1疗程。

**（四）水针**

取心俞、肝俞、足三里、三阴交穴，每次取2~3穴，药用维生素$B_1$和维生素$B_{12}$混合液，每穴注射0.1~0.5ml，每日或隔日一次，10次为一疗程。注意局部预防感染。

**（五）皮肤针**（梅花针）

用此针沿背部、头部的督脉和膀胱经穴进行轻度叩刺，以腰骶部为重点，可用中等刺激，以皮肤红润为度。

另在心俞、肝俞、肾俞、三阴交等穴进行重点叩刺，每日或隔日一次，10次为一疗程。

**（六）电针**

常用穴：百会、印堂、足三里、阳陵泉、内关、三阴交、四神聪。

方法：穴位常规消毒，选用 28 号 1.5 寸毫针，刺入深度不超过 1 寸，进针得气后，行快速小角度捻转 1 分钟，接上电针仪，选择连续波频率为 5.0~6.0Hz，电流强度以患者能耐受为准，通电 30 分钟，去电后留针 1~2 小时，针灸 1 次/天，治疗 4 周为一疗程。

## 八、指针点穴法

指针点穴法治疗必须具备指力工夫和医学基础知识，并且施术要辨证明确、手法要得当。首先要询问病史及术中的感觉，其次是细心触摸患部的特点，再则仔细观察患者神态反应，及时调整手法、力度。

指针点穴法治疗失眠常用的穴位和方法：

1. 取掌间、合谷穴，然后施以按压、按拨法，取十指手甲根穴施以功法。

2. 头部施叩击法 20~30 次，颈部、乳突、风池、池上、颈后施轻点法 5~7 遍。

3. 取合谷、曲池、臀外、阴郄、经渠、纹上、肩井穴，施以重点法。还有其他一些穴位和方法，不一一介绍。

指针点穴法禁忌证有：传染性疾病、严重高血压、严重心脏病、出血性疾病、过度疲劳、过饥、过饱、醉酒、妇女妊娠。

## 九、耳穴贴压疗法

耳穴贴压疗法治病早在《内经》《针灸甲乙经》和《灵枢·经脉》中就有论述："手阳明之别……其别者，入耳合于宗脉。"手太阳小肠经脉："起于小指之端……，上项系耳后，直上出耳上角。有其支者从耳后入耳中，出走耳前。"即所谓"耳为经络之聚"。

从现在解剖学和神经生理学对耳的研究也很深入。耳部有来自脊神经丛的耳大神经和枕小神经；有来自脑神经的耳颞神经，面、舌、咽、迷走各神经的分支，交感神经的分支等。耳廓皮肤含有丰富的各种神经感受器。耳廓的穴位对各种刺激有高度的敏感性。

耳穴贴压疗法操作简便，易学易用，花费少，安全无毒副作用，适应证广，奏效迅速。

常用的药物有：王不留行籽、莱菔子等。另外要配的有胶布、剪刀、镊子、装药籽的特制有机玻璃板，75%酒精或2.5%碘酒。由他人选准穴位、贴压1~1.5分钟，每次贴3~7个穴位。之后患者自己可逐个按压10~15次，每次每个穴位按压15下。可隔日贴一次，10贴为一个疗程。

治疗失眠常用的耳穴有：

方1：双侧心、神门。

方2：主穴：皮质下、神门；配穴：肾、脾、心等。

方3：主穴：肾、心、脑干、阳性反应点。

方4：主穴：神门、枕、额、皮质下；配穴以辨证选之。

方5：主穴：神门、心、神官点、皮质下、枕；配穴：肝、脾、胃、肾。

方6：主穴：神门、脑干、神经衰弱点、利眠。配穴：头痛、皮质下。

## 十、气功疗法

气功，是我国人民一种独特的传统保健运动方式，也是中医学防病治病的重要方法，在治疗失眠方面有着广泛应用。

### （一）练功的要领

姿势以平坐式为主，盘坐式和站立式次之，身体太弱者也可用卧式。

1. 平坐式　端坐在宽平的方凳上，两足平稳踏地，两腿平行分开，距离与肩宽相等，膝关节屈成90度，身体端正，大腿和躯干亦成 90 度，两手掌面向下，轻松地放在大腿上，两肘自然弯曲，头端正，下颌微收，腰背正直，垂肩含胸，两眼轻闭，口自然闭合，上下牙齿轻轻接触，舌尖自然抵住上腭。

2. 盘腿坐式　取自然盘腿式，两腿自然交叉盘起，两足放在腿下，两膝不着床榻，臂部稍向后突，稳坐下坐垫上，腰背正直，两肩自然下垂，胸部含蓄（即垂肩含胸），头端正，下颌微收，两手互握置于脐下或小腹处，握法为两手叠放，掌心向上，两拇指交叉，眼、口、舌要求同上。

3. 站式　以三圆式站桩最为实用。两腿分开与肩同宽，脚尖稍向内，两膝微屈，腰直，胸平，两肩抬起，手与肩平，两臂圆曲抱大树状，两手各指微屈作半握球状。应掌握以下原则：

（1）松静自然：所谓“松”，是指练功时精神不紧张，肢体充分放松，并通过意念的调整，使肢体维持一定的练功状态，以便于入静与气机运行。

所谓“静”，是指练功时，情绪安定，排除杂念，思想入静，便于“意”的锻炼。入静是在觉醒状态下一种特殊的安静状态。这种入静状态称为“气功态”。

“松”与“静”是互相促进、相互影响的。如果“松”掌握得好，就容易静下来；而静下来以后，也就更容易放松。

（2）动静结合：气功有动功和静功两大类。一般说来，动功多借助肢体的运动来导引内气运行；而静功多借助意念的作用，使气聚丹田。但是，当练功达到一定程度时，则要做到“动中静”，“静中动”。即练静功要体静而内气动；练动功，要相对的内气静。

练功者应根据自身的情况，选择练功方法。就一种功法的锻炼而言，应注意身体与内气的动静结合，使练功收到更好的效果。

(3) 上虚下实：上虚是指练功过程中，上身特别是胸、头部的气机要虚灵、通畅，息息归根，下沉丹田。下实，是指练功过程中，下丹田的气机要充实，使气储于下部。

上虚和下实是互相联系的。只有气息归原，上身虚灵，下丹田之气才能充实。上虚和下实是随意念转移来实现的。所以，练功时不能把意念停留在人体上部，而应着重稳定在下部。即使练气息运行的功法，也不能使其离根（下丹田）。

4. 意气相随　“意”，指练功者的意念活动；“气”，指人体的真元之气，它包括呼吸之气和练功家所说的“内气”。意气相随是指练功者能用自己的意念去影响、锻炼自己的呼吸和内气运动，使意念活动与气息运动结合起来，故又称“意气合一”。在进行呼吸锻炼时，要使呼吸随着意念的活动缓缓进行，在自然状态下逐步把呼吸锻炼得柔细匀长。当练功者内气能量达到一定程度，并能在体内运行时，则应让意念随着内气循经运行，而不是以气强领。

5. 火候适度　“火候”，指练功家练气功夫的时候。火的功验，散之则成气，集之则成火，化之则成水，其作用在于“凝此一气使真元不散”。火候的运用，有文烹、武火炼、下手、体歇、先后、缓急之分，一步有一步的火候，变化多端，因势而行。所以，练功火候适度实际就是在练功中不同阶段、不同层次上的练功限度和转化点。一般应掌握以下几个方面：意念上做到若有若无，勿忘勿助；气息上力求自然，慢稳缓和，使气息在自然状态下形成，不可以意强行；姿势上要自然松缓，适宜轻舒。练功中宜适可而止，使功夫日益而进。

6. 练养相兼　“练”，是指练功过程中在意识领导下的气力表现形式。“养”，是指练功后对精力的弥补。气功家讲的“武火为练，文火为养”清楚地说明：练功不是以一种意识形式练到底，而应练养结合。如在练功中感到疲劳时，即可注意丹田部位，使意驻丹田，并调整呼吸，进行静养。只有练养交替进行，使养中有练，练中有养，相辅相成，才能提高练功质量。

7. 循序渐进　练功者要按照练功原则、功法要领进行锻炼，不能操之过急。急则不能松静。气功是一种自我内省体察、发挥能动作用的锻炼方法，不可能一朝一夕奏效。只有按一定程序进行练习，才能功到自然成。

### （二）常用的有效功法

**静功**

1. 放松功

（1）基本要求

1）姿势站式、坐式或卧式均可，但以坐式比较容易放松，站式次之，卧式主要是用于久病体弱和不适于站式和坐式练功的人。用站式和坐式练功时，两腿可以轻闭，也可以微睁。但是，如果觉得站立不稳时，就应该把眼睛睁开一些。

2）呼吸开始练习自然呼吸，待有一些基础之后，再逐步锻炼腹式深呼吸。

3）意守练功者以自己的意念活动，注意肌肉放松的状态和放松的感觉，并进一步以自己的意念活动诱导肌肉放松，以逐步锻炼成为主动性的放松。

（2）功法：放松功的核心是一个“松”字，就是消除紧张，做到放松，所谓放松，一是肌肉放松；二是精神放松。要做到肌肉的放松，首先要消除精神上的紧张。精神不紧张了，肌肉也就容易放松了。放松不是绝对的，松与紧是相对而言的。放松功既然要有一定的姿势，就说明练放松功时的肌肉是维持在一定程度的紧张状态的，只是练放松功时的肌肉张力要比平时工作状态相对地放松一些。如果初学者不能体会放松的感觉时，可先使某一部分的肌肉成紧张状态（如将手握紧），然后再一点一点地使它放松。如此，反复练习，就可以逐步地体会到放松的感觉。具体分为分段放松、分线放松、头部放松、整体放松和局部放松等方法。

2. 内养功

（1）准备：在做内养功前，应注意做好练功前准备。

1）排除烦恼，做到心无牵挂。

2）无论坐式或卧式，都要宽松衣带，以免影响呼吸和血液循环。姿势要自然，不要挺胸、耸肩，也不要拿劲。

（2）功法

1）松弛，练功前的准备是否充分及练功过程中的精神与肉体是否保持松弛状态，是练好功的一个重要环节。松弛一般可以分为两个方面：

①身体松弛：练功前可饮适量开水。排除大小便，脱帽，摘眼镜，宽解衣扣、腰带、鞋带、表带。有意识地使头、躯干、四肢、全身肌肉都完全松弛，从外观形态上表现出一种松静的姿态。

②意识松弛：在全身各部肌肉松弛后，意识上要发出准备练功的信号，心情舒畅，再开始练功。

2）姿势：练功姿势要求按患者体质及病情而酌定，以达到自然松弛为度。不要因过分硬性强调姿势，而引起患者不自然和紧张。要照顾到具体患者各部器官的机能情况。

①卧式取侧卧位（左右均可），头略向前低，平稳地枕于枕上。上面的上肢自然伸于身体上侧，手掌心向下，放于髋关节部，下面的上肢屈肘，手自然伸开，掌心向上，放在距头约2寸远的枕上。腰部略向前屈。下面的腿自然伸出，微弯曲，上面的腿弯曲约120度，放于下面的腿上。

②坐式身体端正稳坐凳上，两腿自然分开，与肩等宽，两膝关节弯曲成90度，两小腿平行而垂直于地面，两脚底踏实地面（如凳的高低不合适，可在凳上垫毛毯或脚下放踏板。如凳腿有调节装备，则可调节之），两手掌面向下，自然平放在两大腿中三分之一处，两肘关节自然弯曲、

放松。

③身体各部应取协同姿势在行功中不论取卧式或坐式，身体各部的姿势以及有关器官的配合动作，都必须起到协同作用，方能收到预期的疗效。

3）默念字句：在练功呼吸时，须随同默念字句，但只是用意念（即脑子想），而不要念出声。一般由3个字开始，根据患者情况可逐渐增加，并灵活掌握。不过，增加字数最多以不超过9个字为宜。平常用的字句有“自己静”“自己静坐”“自己静坐身体好”“自己静坐身体能健康”等。其与呼吸法的具体配合如下：

第一种呼吸法的配合：默念第一个字时开始吸气，念中间的字时停顿呼吸，中间的字句越多，则停的时间越长。念最后一个字时将气呼出。

第二种呼吸法的配合：吸气呼气中均不念字，呼吸完了，停顿时开始念字。例如，念”自己静”3个字，用第一种呼吸法时，默念“自”字吸气，同时舌轻抵上腭，默念“己”字时，停顿呼吸，默念“静”字时舌放下，同时将气呼出：用第二种呼吸法时，吸气时将气吸满，呼气时气自然呼出，停顿时舌轻抵上腭，同时默念字句。念完后舌放下，再吸气，如此周而复始地呼吸，两种呼吸法之差别，在于前者是吸后停闭，后者是呼后停闭。

4）呼吸法：呼吸法是内养功的主要内容之一，即要锻炼成一种腹式呼吸。如吸气时腹部逐渐向外鼓出，随着呼气腹部再逐渐回收。这种有意识的锻炼，目的在于使腹部随着一呼一吸的动作，逐渐形成明显的张缩。呼吸法分下列两种。

第一种呼吸法：用鼻呼吸。吸气时舌抬起轻抵上腭，气自然地吸入，意念引到小腹部，所谓气沉丹田。此时且勿用力吸气，亦勿用力将气压到小腹，呼气时舌放下。如此反复呼吸。

第二种呼吸法：用口鼻呼吸，吸气时自然地将气用口吸入，意念引导到小腹部，亦不要用力吸气。练功开始时，可稍留余地，不要将气吸满。随后再将气自然地用鼻呼出，然后停顿呼吸和默念字句，同时舌轻抵上腭。字句念完，舌即放下，再吸气。这样，周而复始地进行。

5）意守法：为了使思想集中，起诱导作用，练功时，要使患者意念集中于丹田（脐下一寸三分处），即所谓“意守丹田”，这样锻炼久了，可以排除杂念，思想集中，达到入静。

3. 站桩功　以站式为主，躯干、四肢保持特定的姿势，使全身或某些部位的松紧度呈持续的静力性的运动状态，从而保健强身，防治疾病的静功功法。

功法

站桩功的姿势很多，有基本式、休息式、高位式、中位式、低位式等。基本式可分为双重基本式和单重基本式。双重基本式是两脚平均着力的姿势。单重基本式是两脚交成85度，一前一后斜向错开，前脚着力轻，后脚着力重。休息式是站桩功里身体支撑力最轻的姿势，体势高度比身高约低半拳。练功者按其身体支撑量的程度，可选轻靠休息式、双扶休息式、单扶休息式、贴腰休息式等。高位式是站桩功最基本的体势，体势高度比休息式又降半拳左右。它又可分为垂撑式、下按式、提抱式、环抱式等。中位式的体势高度又比高位式降低自己身高的两拳左右。低位式比中位势又降低自己身高的三拳左右，它是站桩功里体式最低、身体支撑量最大的一种练法。低位式又可分为马式、伏虎式。

**动功**

1. 太极拳

（1）太极拳的医疗保健作用

1）促进血液循环，降低心肌耗氧量，减轻心脏负担，改善心肌供血，提高心排血分数，从而增强心功能。

2）增加肺活量，增强肺通气和换气功能。

3）改善神经系统功能，调节自主神经功能而增加脑血流、改善脑功能，防止痴呆。

4）增加胃肠蠕动，促进消化液和消化酶的分泌，有利于营养物质的吸收。

5）调节内分泌功能，降低血糖，延缓更年期出现时间，减少内分泌紊乱。

6）提高机体免疫力，增强体质，可预防疾病、治疗疾病、延缓衰老。

7）治疗失眠、神经衰弱，尤其是对表现为失眠多梦、心烦易怒，健忘神疲，可起到很好的效果。

（2）太极拳疗法具体操作要求

1）锻炼要领：打太极拳要求心静放松，含胸拔背，呼吸均畅，动作圆活，分清虚实。

2）神静：练太极拳时要始终保持精神安定，排除各种思想杂念，全神贯注，用意念指导动作。

3）含胸拔背，气沉丹田：含胸即胸略内涵而不挺直，拔背即指脊背的伸展，能含胸自然拔背，使气沉于丹田。

4）身体放松：打太极拳时要全身放松，不得紧张，故上要沉肩坠肘，下要松腰松胯，肩松下垂即是沉肩，肘松下坠即是坠肘，腰胯要松不宜僵直板滞。

5）呼吸均匀：太极拳要求意、气、形的统一，和谐呼吸是十分重要的，呼吸深长则动作轻柔，一般来说，吸气时动作为合，呼气时动作为开，呼吸均匀则气沉丹田。

6）以腰为轴：太极拳中，腰是各种动作的中轴，宜始终保持中正直立，虚实变化皆由腰转动，故腰宜松，宜正直。

7）分清虚实：分清虚实是太极拳的一个重要原则，初练太极拳主要是步法。要分清虚实，如全身重心坐于右腿，则右腿为实，左腿为虚，运动中左虚则右实，右虚则左实，分清虚实则动作灵活，如不能分，则迈步重滞，站立不稳。

8）连绵自如：太极拳讲究动作要轻柔、自然、连绵不断，由脚而腿到腰，要一气呵成手随足运，足随手运，做到意到、眼到、身到、手到、步到，一齐俱动。一个动作的结束，恰好是下一个动作的开始，似行云流水，连绵不断，而忌用僵硬之拙劲，宜用意、不用力。

目前比较普遍的是二十四式太极拳，易学易练，是一种比较适宜的自我锻炼方法。

2. 八段锦

起式：出左脚，两脚与肩同宽；两手打开，屈膝，向前抱球；两手放在小腹前，手心向内，呼吸六到八次。

第一式：两手托天理三焦

接上式，两手心转向上，微下移，两手交叉，两腿伸直，同时两手向上抬到胸前的位置，然后外旋，向上撑过头顶，头向上看，然后两眼平视前方，微收下颌。身体不要前俯后仰。

接着两手打开，自然从身体两侧下落，同时屈膝抱球。

第二式：左右弯弓似射雕

接上式，重心右移，出左脚，两腿伸直，两手交叉，左手成八字掌，右手虚握成拳，同时马步下蹲，成左右拉弓之式，同时眼望左手。

右手划弧，两手同时变掌打开，收左脚，两脚并拢，两手抱球。重心左移，右脚向外跨一大步。同时两手交叉，右手在外，右手变八字掌，左手虚握拳，屈膝成马步，向右拉弓。重心在两腿之间。

第三式：调理脾胃须单举

接上式，右脚收半步，两脚与肩同宽，屈膝，同时两手在腹前抱球，手心向上。左手向上抬到胸前，翻腕上托，同时右手向下按落到身体右侧。两腿伸直。

左手自然下落，同时屈膝，两手在腹前抱球，手心向上。

第四式：五劳七伤往后瞧

接上式，两手心向下，放在身体两侧，两腿微屈。两腿伸直，两手心转向后，全身放松，同时两手心外旋，外展，两臂抬起与身体成四十五度角。眼睛看着左手。挺胸收下颌。

两手内旋，两手心向下，扶于身体两侧，同时两膝微屈。

第五式：摇头摆尾去心火

接上式，手心向上，在小腹前抱球。重心左移，出右脚，两腿伸直，两手心向上抬到胸前，翻腕上托，手打开，同时屈膝成马步。两手放在两膝上方，拇指向后。

重心右移，眼睛看着右脚尖，以头部带动身体，向前，向下，向右，向后，划弧，身体转正，重心稍上移。

重心左移，眼睛看着左脚尖，以头部带动身体，向前，向下，向左，向后，划弧，身体转正，重心稍上移。

第六式：两手攀足固肾腰

接上式，重心左移，右脚收半步，同时两手向身体两侧打开，向上举过头顶，手心相对，两手心向下按落，到小腹前向前平抹，指尖转向前，两臂向上抬过头顶，两手心相对。

两手心向下按落，到胸前从腋下向后穿出，两手沿着背部两侧向下，经过臀部，弯腰，再经过两腿向下，到两脚跟，脚尖，向前划弧向上抬起。两手向上抬过头顶，手心相对。

第七式：攒拳怒目增气力

两手自然下落于身体两侧，握拳，拇指在内，同时出右脚，屈膝下蹲成马步。

左拳向前冲出，动作不宜过快，拳眼向上，与肩同高。同时两眼圆睁。目视左拳。

左拳内旋打开，放松，外旋握拳，拇指在内。缓慢收于身体左侧。

第八式：背后七颠百病消

接上式，两臂自然下落于身体两侧，同时收右脚。两脚并拢。

重心上移，脚跟抬起。保持重心，身体不要前倾。口中默念：“一、二”。数一时，脚跟落下一半，数二时，足跟着地。全身放松。

收式：两手交叉，放于小腹前，（男）左手在内，右手在外。（女）右手在内，左手在外。自然呼吸。

3. 六字诀

预备式：两脚平等站立，约与肩同宽，两膝微曲，头正颈直，下颏微收，竖脊含胸，两臂自然下垂，周身中正，唇齿合拢，舌尖放平，轻贴上腭，目视前下方。

动作要点：①鼻吸鼻呼，自然呼吸；②面带微笑，思想安静，全身放松。

起势：动作一，接上式，屈肘，两掌十字相对，掌心向上，缓缓上托至胸前，约与两乳同高，目视前方。动作二，两掌内翻，掌心向下，缓缓下按，至肚脐前，目视前方。动作三，微曲膝下蹲，身体后坐，同时两掌内旋外翻，缓缓向前拨出，至两臂成圆。动作四，两掌外旋内翻，掌心向内，起身，两掌缓缓收拢至肚脐前，虎口交叉相握，轻覆肚脐，静养片刻，自然呼吸，目视前下方。

第一式“嘘”字诀

动作一：接上式，两手松开，掌心向上，小指轻贴腰际，向后收到腰间，目视前下方。两脚不动，身体左转 90 度，同时右掌由腰间缓缓向左侧穿出，约与肩同高，并配合口吐“嘘”字音，两目渐渐圆睁，目视右掌伸出方向。

动作二：右掌沿原路收回腰间，同时身体转回正前方，目视前下方。

动作三和动作四：与动作一和动作二内容相同，方向相反。如此左右穿掌各 3 遍，本式共吐“嘘”字音 6 次。

动作要点："嘘"字吐气法："嘘"字属牙音，发音吐气时，嘴角后引，槽牙上下平对，中留缝隙，槽牙与舌边亦有缝隙。发声吐气时，气从槽牙间、舌两边的空隙中呼出体外。穿掌时口吐"嘘"字音，收掌时鼻吸气，动作与呼吸应协调一致。

第二式"呵"字诀

动作一：接上式，吸气，同时两掌小指轻贴腰际微上提，指尖朝向斜下方，目视前方。屈膝下蹲，同时两掌缓缓向前下约 45 度方向插出，两臂微屈，目视两掌。

动作二：微微屈肘收臂，两掌小指一侧相靠，掌心向上，成"捧掌"，约与肚脐相平，目视两掌心。

动作三：两膝缓缓伸直，同时屈肘，两掌捧至胸前，掌心向内，两中指约与下颏同高，目视前下方。

动作四：两肘外展，约与肩同高，同时两掌内翻，掌指朝下，掌背相靠。然后两掌缓缓下插，目视前下方，从插掌开始，口吐"呵"字音。

动作五：两掌下插至肚脐前时，屈膝下蹲，同时两掌内旋外翻，掌心向外，缓缓向前拨出，至两臂成圆，目视前下方。

动作六：两掌外旋内翻，掌心向上，于腹前成"捧掌"，目视两掌心。

动作七：两膝缓缓伸直，同时屈肘，两掌捧至胸前，掌心向内，指约与下颏同高，目视前下方。

动作八：两肘外展，约与肩同高，同时两掌内翻，掌指朝下，掌背相靠，然后两掌缓缓下插，从插掌开始，口吐"呵"字音。

重复五至八动作 4 遍，本式共吐"呵"字音 6 次。

动作要点："呵"字为舌音，发气吐声时，舌体上拱，舌边轻贴上槽牙，气从舌与上腭之间缓缓呼出体外。两掌捧起时鼻吸气，插掌、外拨时呼气，口吐“呵”字音。

第三式“呼”字诀

动作一：当上式最后一动两掌向前拨出后，外旋内翻，转掌心向内对肚脐，指尖斜相对，五指自然张开，两掌心间距与掌心至肚脐距离相等，目视前下方。

动作二：两膝缓缓伸直，同时两掌缓缓向肚脐方向合拢，至肚脐前约 10 厘米。

动作三：微屈膝下蹲，同时两掌向外展开至两掌心间距与掌心至肚脐距离相等，两臂成圆形，并口吐“呼”字音，目视前下方。

动作四：两膝缓缓伸直，同时两掌缓缓向肚脐方向合拢。重复三至四动作 5 遍，本式共吐“呼”字音 6 次。

动作要点：“呼”字为喉音，发声吐气时，舌两侧上卷，口唇撮圆，气从喉出，在口腔中形成一股气流，经撮圆的口唇呼出体外。两掌向肚脐方向收拢时吸气，两掌向外展开时口吐“呼”字音。

第四式“呬”字诀

动作一：接上式，两掌自然下落，掌心向上，十指相对，目视前下方。

动作二：两膝缓缓伸直，同时两掌缓缓向上托至胸前，约与两乳同高，目视前方。

动作三：两肘下落，夹肋，两手顺势立掌于肩前，掌心相对，指尖向上。两肩胛骨向脊柱靠拢，展肩扩胸，藏头缩项，目视前斜上方。

动作四：微屈膝下蹲，同时松肩伸项，两掌缓缓向前平推逐渐转成掌心向前亮掌，同时口吐“呬”字音，目视前方。

动作五：两掌外旋腕，转至掌心向内，指尖相对，约与肩宽。

动作六：两膝缓缓伸直，同时屈肘，两掌缓缓收拢至胸前约10厘米，指尖相对，目视前方。

动作七：两肘下落，夹肋，两手顺势立掌于肩前，掌心相对，指尖向上，胛骨向脊柱靠拢，展肩扩胸，藏头缩项，目视斜前上方。

动作八：微屈膝下蹲，同时松肩伸项，两掌缓缓向前平推逐渐转成掌心向前，并口吐“呬”字音，目视前方。

重复五至八动作4遍，本式共吐“呬”字音6次。

动作要点：“呬”为齿音，发声吐气时，上下门牙对齐，留有狭缝，舌尖轻抵下齿，气从齿间呼出体外。

第五式“吹”字诀

动作一：接上式，两掌前推，随后松腕伸掌，指尖向前，掌心向下。

动作二：两臂向左右分开成侧平举，掌心斜向后，指尖向外。

动作三：两臂内旋，两掌向后划弧至腰部，掌心轻贴腰眼，指尖斜向下，目视前下方。

动作四：微曲膝下蹲，同时两掌向下沿腰骶、两大腿外侧下滑，后屈肘提臂环抱于腹前，掌心向内，指尖相对，约与脐平，目视前下方。两掌从腰部下滑时，口吐“吹”字音。

动作五：两膝缓缓伸直，同时两掌轻抚腹部，指尖斜向下，虎口相对，目视前下方。

动作六：两掌沿带脉向后摩运。

动作七：两掌至后腰部，掌心轻贴腰眼，指尖斜向下，目视前下方。

动作八：微曲膝下蹲，同时两掌向下沿腰骶、两大腿外侧下滑，后屈肘提臂环抱于腹前，掌心向内，指尖相对，约与脐平，目视前下方。

重复五至八动作4遍，本式共吐“吹”字音6次。

动作要点：“吹”为唇音，发声吐气时，舌体、嘴角向后引，槽牙相对，两唇向两侧拉开收紧，气从喉出后，从舌两边绕舌下，经唇间缓缓呼出体外。两掌从腰部下滑，环抱于腹前时呼气，口吐“吹”字音；两掌向后收回，横摩至腰时以鼻吸气。

第六式“嘻”字诀

动作一：接上式，两掌环抱，自然下落于体前，目视前下方。两掌内旋外翻，掌背相对，掌心向外，指尖向下，目视两掌。

动作二：两膝缓缓伸直，同时提肘带手，经体前上提至胸，随后两手继续上提至面前，分掌、外开、上举，两臂成弧形，掌心斜向上，目视前方。

动作三：屈肘，两手经面部前回收至胸前，约与肩同高，指尖相对，掌心向下，目视前下方。然后微屈下蹲，同时两掌缓缓下按至肚脐前。

动作四：两掌继续向下，向左右外分至左右髋骨旁约15厘米处，掌心向外，指尖向下，目视前下方。从上动两掌开始配合口吐“嘻”字音。

动作五：两掌掌背相对合于小腹前，掌心向外，指尖向下，目视两掌。

动作六：同动作二。

动作七：同动作三。

动作八：同动作四。

重复五至八动作4遍。本式共吐“嘻”字音6次。

动作要点：“嘻”为牙音，发声吐气时，舌尖轻抵下齿，嘴角略后引并上翘，槽牙上下轻轻咬合，呼气时使气从槽牙边的空隙中经过时呼出体外。提肘、分掌、向外展开、上举时鼻吸气，两掌从胸前下按、松垂、外开时呼气，口吐“嘻”字音。

收势

动作一：接上势，两手外旋内翻，转掌心向内，缓缓抱于腹前，虎口交叉相握，轻覆肚脐，同时两膝缓缓伸直，目视前下方，静养片刻。两掌以肚脐为中心揉腹，顺时针 6 圈，逆时针 6 圈。

动作二：两掌松开，两臂自然垂于体侧，目视前方。

动作要点：形松意静，收气静养。

动静结合

失眠患者可根据实际情况采用动静结合的练功方式，往往能够取得很好的效果。

**练功注意事项**

1. 练功前

（1）功前半小时，停止剧烈的活动，抛开一切烦恼之事，情绪安宁下来，摘除帽子、眼镜、手表等附着物。

（2）功前可做一些松懈关节经络的活动，以利于气血运行。

（3）避免过饥或过饱，可饮适量温开水，有利于气血运行。练功椅子高低、软硬要适度。

（4）练功前排清大小便，注意保暖，预防风寒。

2. 练功后：

（1）练功完毕应认真做好收功。

（2）不可冷水洗浴、洗手，如有汗出，宜毛巾擦干，或热水洗浴。

（3）练功后不能立即喝冷水，吃冷饮。

## 十一、听息疗法

听息疗法是气功治疗方法中的一种，即听自己呼吸之气的一种练习方法。

开始只用耳根，不用意识，只要察觉到一呼一吸的下落，不要去听鼻中发出什么声音。至于呼吸的快慢、粗细、起落、深浅，任其自然变化，不去支配它。听到后来，神气合一，杂念全无，连呼吸也忘记了，渐渐入于睡乡。醒后若想再睡，可重复做，又能入睡。

听息疗法练习中的注意点：

1. 练听息法之后，有一些人会感下肢震动，一般在睡眠中发生。动时云开雾散，周身爽利。一睡一动，一觉一收，反复数次。静而生阴，动而生阳，动静互为其根。

2. 自觉山根，有孔开模样，应如意存神，注于动处，息息归根，可使心神爽快，口津如蜜之甜。

## 十二、音乐疗法

### （一）古代五音音乐疗法

五音是指角、徵、宫、商、羽五种不同的音调。五音疗法是根据中医脏腑、经络和五行之间相生、相克关系，选择相应调式的音乐来治病。多用于治疗一些社会、家庭、心理因素所致的心身性疾病，尤其是因这些因素引起的失眠。

1. 角调或音乐属木，其性条达，具有柔和和舒畅的特点，可调肝胆的疏泄功能，促进人体气体的升发条畅。适用于肝气郁结、怒伤肝所致的肝阴虚失眠。可选用《草木青青》《绿叶迎风》《一粒下土万担收》等曲目。

2. 徵调或音乐属火，其性火热，具有兴奋、活泼、欢快等特点，可助养心气。适用于心、小肠所属经络的疾病。如心气不足性失眠。可选用《汉宫秋月》《喜相逢》《百鸟朝凤》等曲目。

3. 宫调或音乐属土，其性冲和，具有敦厚、庄重的特点，可调节脾胃的升降功能，适用于脾胃所属经络的疾病。如脾气虚、脾胃不和引起的失眠。可选用《秋湖月夜》《鸟投林》《闲居吟》等曲目。

4. 商调或音乐属金，其性清肃，具有优美、高亢、悲切等特点，可调节肺的宣发肃降功能，适用于肺、大肠及所属经络的疾病。如肺气虚、肺失宣降引起的失眠。可选用《阳关三叠》《黄河大合唱》等曲目。

5. 羽调或音乐属水，其性如流水，具有奔放、哀怨等特点，可助养肾气。适用于肾、膀胱所属经络的疾病，如肾气虚、肾不纳气引起的失眠。可选用《昭君怨》《塞上曲》等曲目。

**（二）现代音乐疗法**

风靡世界的音乐治疗法，是伴随着现代高节奏的紧张生活而出现的一种保健、治疗方法。在繁忙的工作之余，或在医疗康复的过程中，听一曲高雅、清新、轻松、流畅的乐曲，可缓解紧张情绪、消除身心疲劳，辅助治疗某些疾病。

1. 音疗处方　主要是通过乐曲本身的节奏、旋律，其次是速度、响度、谐调等的不同而疗效各异。根据病情诊断，在辨证施曲的原则指导下，选择适当的乐曲组成音疗处方。

2. 疗程与环境　一般 30 日为一疗程，每日 2~3 次，每次 1 小时左右，疗程与一次治疗的时间因素有关。音乐治疗室应设置在清雅静谧、绿荫浓郁之处。室内要求舒适美观，陈设典雅，空气对流，并配有调节心理和养神调情的色彩和香花等。

3. 一般疗法　多用于神情亢奋、愤怒、狂躁诸症，如《葬花》《小胡笳》等；音乐喜乐疗法，是利用具有使人轻松、欣快、喜乐的音乐，以消除悲哀忧思郁怒等病态神情的方法，如《百鸟朝凤》《黄莺吟》等。一般疗法主要包括音乐安神法、音乐开郁法、音乐悲哀疗法、音乐喜所谓音乐安神法，是利用某些具有安神宁心、镇静催眠的乐曲，以消除紧张、焦躁情绪的一种方法，如《春江花月夜》《梅花三弄》等；音乐开郁法，是利用具有开畅胸怀、舒解郁闷功效的乐曲，以消除情志郁结的病症，如《古曲》《喜洋洋》等；音乐悲哀疗法，是以节律低沉、凄切悲凉之曲调感人，达到“悲胜怒”的目的。

**（三）音乐疗法要求和注意事项**

吴师机在《理论骈文理瀹骈文》中指出：“七情病也，看花解闷，听曲消愁，有胜于服药者矣。”

1. 音乐疗法的方法有：

（1）被动疗法：也称伤感疗法，是让患者静心地听一些与其病情相应的音乐，产生情绪、情感的变化，从而使其心身得到调整，起到治疗失眠的一种疗法。

（2）主动疗法：是让患者根据自己的病情、爱好去参与一些以治疗为目的的音乐教育、学习、排练、作曲和表演等活动，借以激发患者的情感，使其心身得以调整，生理功能得到恢复。对一些抑郁、消沉等心身因素引起的失眠有治疗作用。

（3）音乐治疗可在专门的音乐治疗室、患者家中或室外进行，但治疗环境应安静优美、远离噪音，使患者感到舒适。可在音乐治疗前，先由医护人员或音乐家进行一定的启发性讲解，并引导患者抛弃杂念，稳定情绪，逐渐入睡。

（4）对于失眠患者可选择一些亲切温存，曲调低吟、节奏徐缓而平稳的音乐，于睡前收听，以达到安神守心、镇静催眠作用。如《病中吟》《平沙落雁》《烛影摇红》等。

2. 音乐治疗注意事项

（1）选择音乐应以旋律优美、节奏明快和声悦耳的古典乐曲及轻音乐为宜。不宜选用节奏过快、声音嘈杂的乐曲。

（2）播放音乐时音量不宜过强、过高，否则会适得其反，有害于人体健康。

（3）选择乐曲或表演方式应根据患者病情及民族、区域、文化程度、兴趣爱好、性格特点，不应强迫患者反复听一首曲子或听其厌烦的乐曲，反而会加重病情。

（4）患者本人不能演唱、演奏的，尽量鼓励其表演他自己选定的或喜欢的内容。

## 第三节 心理治疗

心理疗法是用心理学方法，通过语言或非语言因素，对患者进行训练、教育和治疗，用以减轻或消除身体症状，改善心理精神状态，适应家庭、社会和工作环境。心理疗法应用于失眠的治疗重点是寻找失眠症与心理活动的关系，以达到预防和治疗失眠症的目的。

### 一、认知疗法



认知疗法（cognitive therapy）于本世纪 60~70 年代在美国产生，是根据人的认知过程，影响其情绪和行为的理论假设，通过认知和行为技术来改变求治者的不良认知，从而矫正并适应不良行为的心理治疗方法。它的主要着眼点，放在患者非功能性的认知问题上，意图通过改变患者对已、对人或对事的看法与态度来改变并改善所呈现的心理问题。

**（一）认知疗法程序**

认知疗法是用认知重建、心理应付、问题解决等技术进行心理辅导和治疗，其中认知重建最为关键在于如何重建人的认知结构，从而达到治疗的目的，认知疗法一般分为四个治疗过程。

1. 建立求助的动机　于此过程中，要认识适应不良的认知—情感—行为类型。患者和治疗医师对其问题达成认知解释上意见的统一；对不良表现给予解释并且估计矫正所能达到的预期结果。比如，可让患者自我监测思维、情感和行为，治疗医师给予指导、说明和认知示范等。

2. 适应不良性认知的矫正　于此过程中，要使患者发展新的认知和行为来替代适应不良的认知和行为。

3. 在处理日常生活问题的过程中培养观念的竞争，用新的认知对抗原有的认知。于此过程中，要让患者练习将新的认知模式用到社会情境之中，取代原有的认知模式。比如，可使患者先用想象方式来练习处理问题或模拟一定的情境或在一定条件下让患者以实际经历进行训练。

4. 改变有关自我的认知：于此过程中，作为新认知和训练的结果，要求患者重新评价自我效能以及自我在处理认识和情境中的作用。比如，在练习过程中，让患者自我监察行为和认知。

### （二）具体应用在对失眠患者的治疗上过程

1. 向患者介绍一些睡眠基本知识，养成良好的睡眠习惯。

2. 介绍引起失眠的原因及预防。

3. 正确对待已出现的失眠，短时间失眠对人体危害不大，也能很快治好。

4. 睡眠时间多少、质量高低取决于醒后头脑是否清醒，精力是否充沛。

5. 失眠治疗不要一开始就用安眠药，应尽量先用其他非药物的方法。

6. 失眠并不可怕，是可以治疗的，有正确的心态，睡眠就会自然到来。

### （三）失眠者需了解的睡眠基本知识

1. 临床几乎不存在长期通宵不眠的人，如无脑器质性疾病，大脑是需要休息的，睡眠会自然到来。

2. 睡眠质量的高低不简单在于睡眠时间的长短，而主要在于醒后的大脑清醒程度。采用量少质高的睡眠是人们今后睡眠应采取的模式，这种模式会使性格更加开朗和有更多的时间用来工作和学习。

3. 持续服安眠药2周以上者，安眠药的效果只相当于安慰剂，尽量不用药物来催眠。另一方面，对于严重失眠者也不要害怕服药后成瘾。

4. 做梦是正常的睡眠现象。每个人都会做梦，一般每晚要做4~5次，只有在REM睡眠期做梦并醒来才会回忆起来，多数梦很快会遗忘。

5. 失眠后的白天一些身体不适感，可以通过逐步改善睡眠而逐渐消失。对于一些轻度不适可以“顺其自然”。如果相关检查又是正常结果，就应该放心地好好去睡。睡眠好了，不适症状就会很快改善。

**（四）纠正失眠后卧床的不良认知行为**

1. 有规律的入睡和定时起床将有利于睡眠的规律性、秩序性，这样有利于调节睡眠和改善睡眠。

2. 睡不着或醒了不能再睡，那就起床，不要赖床不起。

3. 不要整日为睡不着觉而思虑过多，整天闷闷不乐，要把注意力放到如何刻苦学习、劳动、工作上去。

**（五）睡眠改善后还存在不良认知的处理**

采取上述方法后睡眠得到改善。如果还有其他不良认知，未解决的心理应激因素，还应进一步采取以下步骤：

1. 找出还存在的错误认知。

2. 检验这些认知错在何处。

3. 如何用另一种思维认知方式，并对自己来说是可行的、良好的认知。对一些问题的认知要有“柳暗花明又一村”“一去不复返”“留得青山在，不怕没柴烧”“面包会有的”的态度。当你的认知有了新的、合理的、宽容的时候，你的不良心理因素就会得到解决，你的失眠也会随之好转。

**（六）求全责备心理的处理**

你如果是一个要求十全十美的人，或者是一个爱多愁善感的人，当你遇到不顺心的事，你就应采取以下的措施：

1. 白天找一个地方去“发泄”一下，放松一下，忘掉这些不顺心的事，不要睡在床上发“闷愁”。

2. 把要做的事白天一一记录下来，不要睡在床上去想，去思考。

3. 每日用一定的时间去思考当日还有什么事要处理？第二天要干的事情有哪些？并记录下来，不要把这些事放在躺在床上来思考。这样你就可以减少睡前的思想压力，思虑和担心而影响睡眠。

## 二、催眠疗法

催眠治疗是用暗示手法刺激视觉、听觉或触觉，或采用某些药物而使人进入睡眠的生理心理状态。从而使患者不假思索地接受医生的治疗性建议。

### （一）催眠与暗示

说到催眠就不能不提到暗示，所谓暗示（suggestion）是用含蓄的、间接的方式，对别人的心理和行为产生影响。其作用往往会使别人不自觉地按照一定的方式行动，或者不加批评地接受一定的意见或信念。暗示有对人暗示（他发暗示）和自我暗示（自发暗示）的不同，催眠术主要是术者对被术者所教示的说话，这种谈话与一般的谈话没有区别，所不同的只是专一的内容，即用于诱导催眠的语言。被暗示者一旦接受这种催眠的说教，就会在观念上起变化，接收催眠的暗示，并进入催眠术者所说的催眠诱导状态。

### （二）催眠治疗的实施步骤

1. 向被施术者说明催眠术的性质、意义、方法和要求，让被施术者认真地去做。

2. 要用一种简单的暗示测一测被施术者对暗示的承受能力，选择容易接受暗示人进行催眠治疗。

3. 催眠治疗应在光线柔和、暗淡、安静的室内进行。令被施术者平躺在床上，安定情绪，放松肌肉。开始时要让被施术者凝视头部上方的微小灯光或其他发亮的物体，久视之后将产生视觉疲劳，然后进行语言诱导，反复耐心进行，直到被施术者进入催眠状态。

4. 当被施术者进入催眠状态后，要根据其病症特点用事先准备好的暗示性语言进行治疗。

5. 当施术即将结束时，应缓慢解除催眠状态，并逐渐暗示被施术者自我感觉良好，使其逐渐从被催眠状态下逐渐醒来，以免发生不适反应。

## 三、支持疗法

支持性心理治疗是心理治疗中的一种，通过治疗者的解释、保证、鼓励、指导和促进等方法来消除患者的悲观、自卑、失望、担心、焦虑、恐惧等心理障碍，使患者树立自尊、自信、自强、自立的信念，从而改善睡眠。

### （一）支持心理治疗的原则

1. 建立良好的医患关系　尤其是医生应认真倾听患者的叙述，同情患者失眠的痛苦，并逐步向其宣传睡眠有关知识，解除患者对失眠的各种疑虑，消除其对失眠危害的过度担心，从而使患者有信心、有勇气配合你去治疗失眠。

2. 仔细的体格检查和相关的辅助检查　这样医生可全面分析，并有利于向患者作解释。

3. 医患之间的交谈应是和蔼可亲的　医生必须以鼓励、安慰的方法来调动患者治疗的积极性。

4. 医生向患者提出的治疗意见应在询问病史、体格检查和辅助检查报告出来后制定，过早提出会使患者对医生产生不信任。

### （二）支持心理治疗的注意事项

1. 根据不同的患者有的放矢地开展治疗，不能千篇一律地对待。

2. 若有可能向患者亲属了解一些患者本人的情况，但最好不让患者耳闻目睹，避开或避免患者知道为好。但不要把亲属提供的信息过早的带入与患者交谈中。

3. 宜与患者单独交谈，不让他人在旁，消除患者的顾虑，使他尽量地，较全面地倾吐其病因。

4. 患者在诉说时，医生应专心致志地听，不做笔记，不录音、不录像，可适当引导患者围绕就诊主题谈话。

5. 每次谈话检查结束后，医生应详细做病历记录。

6. 治疗室注意调色、安静、整洁，要有利于稳定患者的情绪。

**（三）支持性心理治疗方法步骤**

1. 让失眠者单独与治疗者一起进入治疗室，保持正常距离（1~1.5 米）坐下，正面交谈。

2. 倾听完患者诉说和体检、必要的辅助检查后，应综合分析，制定措施，实施针对性治疗。其方法应以解释、鼓励、指导、宣传、保证为主，以消除患者对失眠的恐惧和对失眠治疗方法的失望。

3. 治疗时间一般不要超过 1 小时。

4. 交代回去应该注意的问题和失眠防治的一些知识。

## 四、森田疗法

日本的森田正马于 20 世纪 20 年代将隔离疗法、作业疗法、说理疗法、生活疗法择优组合而创立的一种整合性的心理疗法，即人们所称的森田疗法。此疗法在森田的继承者和后人的修改提高也不断得到完善。在神经症、抑郁症、精神分裂症、心因性疾病和失眠等疾病治疗中均获得了显著效果。

森田疗法的实质是心身自然疗法，亦即对失眠听之任之或既来之则安之。森田疗法采用住院方式分 4 期实施：

1. 静卧期　即一个人卧于单人病房内，不让其看书、读报、会客、谈话、吸烟、饮酒等，除进食和大小便外一直安静地躺着，使患者心身疲劳得以休息、调整。此期一般先为 4 天，若疗效不明显可延长至 1 周，再无效可延长至 10~15 天，直至患者摆脱了痛苦，开始想参加活动的第二天转入第二个治疗期。

2. 轻工作期　此期除卧床时间限制在 7~8 小时，白天必须到室外接触空气和阳光，晚上写日记，余同静卧期。此期一般 4~7 天，第二天起早晚让其朗读，连续不断地干一些轻活，直至有望做一些较重的劳动时转入第三期治疗。

3. 重工作期　根据患者身体情况随意选择各种重体力劳动和各种体育活动，并给予看书读报，使其培养对工作的持久耐心、自信、勇气和对工作的兴趣，睡眠基本改善。此期一般为 1~2 周。

4. 生活实践期　此期除不允许会见家属、亲友，不接电话外，其他活动是为回到实际生活做准备。总共 4 期约 6 周左右，睡眠基本正常。

森田疗法除住院外，还有门诊、通信、集会等形式。

## 五、传统心理疗法

### （一）情志疏导法

中医学者治病善于用心理治疗，失眠与心理失调有一定的关系。《景岳全书·不寐》指出："盖寐本乎阴，神其主也。神安则寐，神不安则不寐。"因情志所致的失眠因素主要是恼怒、惊恐、思虑。

恼怒伤肝，肝郁化火，肝主疏泄，性喜条达而恶抑郁，若性情急躁，阴虚火旺之人，又遇恼怒之事，恼怒太过则伤肝，肝失疏泄，郁而化火，火热上扰于心，心神不安。则易发生失眠。这种失眠病的临床表现多伴有烦躁不安，辗转难以入睡，急躁易怒，胁胀太息等症。治疗宜情志开导，疏肝泻火安神，使之移情易性，进行自我心理调解。“喜则气缓”，化解矛盾最终使人安然入梦。

惊恐伤肾，心虚胆怯：素体心胆虚弱之人，每遇惊恐之事则见易惊。惊则心气散乱，恐则胆气怯弱，致使情绪紧张，心神不安，至夜则难以入眠。临床上每见有触事易惊，虚烦不眠，多梦易醒的特点。正如《沈氏遵生书·不寐》所说：“心胆俱怯，触事易惊，梦多不详，虚烦不眠。”故胆虚失疏，气滞而不化津，津液凝聚成痰，痰扰于心，则心神更为不安，从而加重失眠。其特点是惊恐不安，常有不安全的感觉。治疗时对患者采取启发诱导的方法，讲解失眠的基本知识，分析病因与机制，解除患者的紧张情绪，提高其战胜疾病的信心，从而促进健康的恢复。

思虑伤脾，心血不足，素体血虚之人，尤其又患心血虚之候，每因思虑过虑，伤及心脾，则阴血亏虚，心失所养，神不守舍，而致失眠。故《景岳全书·不寐》指出：“劳倦思虑太过者，必致血液耗亡，神魂无主，所以不眠”。其特点是心悸、头晕，多梦易醒。

**（二）以情胜情法**

中医学根据《黄帝内经》的五行生克理论，创造了世界上独特的心理治疗方法。一般情况下，怒伤肝、悲胜怒，喜伤心，恐胜喜；思伤脾，怒胜思，忧伤肺，喜胜忧；恐伤肾，思胜恐，这是以情胜情的基本精神，就是有意识地采用另一种情志活动去战胜、控制因某种情志活动所引起的疾病，失眠概莫能外。张从正在《儒门事亲》中指出：“悲可以治怒，以怆恻苦楚之言感之；喜可以治悲，以谑浪亵狎之言娱之；恐可以治喜，以恐惧死亡之言怖之；怒可以治思，以辱侮欺罔之言触之；思可以治恐，以虑彼忘此之言夺之。”

**（三）移情变气法**

该疗法主要是通过语言、行为、舞蹈等形式来促进睡眠。

### （四）默坐澄心法

通过静坐来使内心平静，促进睡眠。

### （五）激情刺激法

通过激情引起的生理性和病理性突变来治疗失眠。本法使用有一定难度。

### （六）抑情顺理法

明白情志致病，从而预防、避免引起失眠的情感因素。

### （七）释疑解惑法

循因解释困惑、误解等心理因素，从而如释重负得到睡眠，治疗失眠。

### （八）顺情从欲法

顺从患者某些合理要求，使其有满足感而消除因心情不顺引起的失眠。

### （九）意示疗法

意示疗法是根据中医卫气循行经络脏腑昼夜各二十五度主宰睡眠的理论，主要以存想、意守等自我暗示和按摩等方法诱导睡眠，用以治疗失眠的一种心理治疗方法。意示疗法又叫做暗示疗法。

这一疗法的创立原理是根据《黄帝内经》的卫气循行经络脏腑昼夜各二十五度主宰睡眠的学说而来。唐代医学家孙思邈就提出了治疗失眠非药物疗法的基本原则：即“凡眠，先卧心，后卧眼”。主要是强调自我敛摄心神，诱导入静对睡眠积极的心理效应。

意示疗法的方法有很多，主要是通过自我或他人的某种暗示而诱导入睡，现介绍其中的一部分：

1. 存想入眠法　此法最早记载于元代李治的《敬斋古今技》中。方法：取侧卧位贴枕拥被，身形以自然、松弛、安稳为宜。然后静心敛神，排除杂念，待心神安宁之后，即存想一缕真气发自足跟部的照海穴，沿下肢内侧足少阴肾经上行，过膝之后两侧真气合二为一，由脊而上，直至发际，再一分为二，经两颞至耳前听会穴，然后相交于人中，环口唇至下齿龈中，复合一起，直下咽喉，入太仓，想象突然发出热气四股，青气入肝，赤气入心，白气入肺，黑气入肾，四脏气满，真气下脐，过阴交，又分为二，分别下膝，足背抵第三趾趾尖，再折回涌泉、照海处。一般失眠者存想 5~7 遍，即可入睡，顽固者可行 10 余遍。

2. 操纵入眠法　操纵入眠法记载于清初曹庭栋的《老老恒言》中，此法包括操法、纵法、寓操于纵等方法。

（1）操法：即集中意念于某一处，使心神敛聚而不松弛。如采用意守丹田默默数出入气息、存想等任何一种方法都可断杂念、敛心神、心入静而诱导入眠。

（2）纵法：本法使任其思绪自由驰骋，以求心身由轻松而渐趋恬静，放松身形百骸，然后一任思绪飘渺游荡于轻松恬愉之镜，即可逐渐产生朦胧睡意而入眠。纵法对精神过分紧张或时刻牵挂某事，或操法不能入眠者适用。

（3）寓操于纵法：此法是取操纵二法之长处而形成的一种诱导入眠的方法。本法为：每夜就枕后，即收敛此心，勿生杂念，但游思于平素历阅钟爱之山山水水，任其神驰心往，不加干预，心神所系，久而由定入静则眠之。

3. 默念松静入眠法　默念是自我意示的常用方法之一，也是自我暗示疗法治疗失眠的一种有效方法。具体是：入睡前，取仰卧位，放松全身肌肉，然后微合双眼，呼吸轻柔自如，心中默念“松”“静”二字。呼气时默念“松”字，同时想象全身松弛；吸气时默念“静”字，想象心中一片澄静，虚空无物。默念松静二字时不可出声，只是存想于心中，并随着轻松的呼吸一松一静，交替进行。本法无须意守，也不要强求排除杂念，只要配合自然呼吸略做默想，即可身形松弛而逐渐入睡。

意示疗法主要以存想、操纵、默念等自我意示和按摩涌泉等方法，对失眠症有较好的治疗效果。正如曹庭栋在《老老恒言》中所说的那样：“最忌者，心欲求寐则寐愈难。盖醒与寐交界关头，断非意想所及，推意于寐，则心之乎寐，则心之或操或纵，皆通睡乡之路。”

## 六、行为疗法

行为治疗的理论基础是巴甫洛夫的条件反射原理，故又称为条件反射治疗，用此原理来改善失眠者的睡眠。行为治疗失眠必须在有良好的睡眠卫生习惯的前提下进行，否则难以起到很好效果，同时坚持到底，持之以恒也很重要。

### （一）行为治疗特点

1. 方法简单易学。

2. 不需任何人和设备。

3. 效果可靠稳定，不易复发，无副作用。

4. 能帮助失眠者消除和纠正不良行为，有益睡眠。

### （二）常用行为治疗方法

行为疗法目前方法很多，可根据每个人的特点选择不同的方法。常用的方法有以下几种：

1. 睡眠抑制疗法　主要用于慢性心理生理性失眠。通过缩短卧床时间（但不少于 5 小时），使患者对睡眠的渴望增加，白天不能小睡或午睡，使其在晚上容易入睡，而减少失眠者花在床上的非睡眠时间，提高睡眠效率。

首先要求患者评估一下每晚睡眠的平均小时数，就把这个数值作为以后每晚睡在床上的时间。但必须做到：

（1）规定统一的起床时间，每天到时起床。

（2）若床上的时间基本都处于睡眠时，每次仅提前半小时上床。

（3）白天不要打瞌睡，中午不要午睡。

（4）直至得到基本睡眠时间为止，亦可用睡眠效率来计算。

睡眠效率计算方法为：

$$睡眠效率=\frac{实际睡眠时间（即总的睡眠时间）}{总就寝时间（卧床至起床的总时间）}\times 100\%$$

当睡眠效率超过90%时可增加15～20分钟卧床时间，睡眠效率低于80%时应减少5～20分钟卧床时间，睡眠效率在80%～90%则保持卧床时间不变。也可据此将睡眠障碍（失眠）分为5级：

睡眠效率在70%～80%为一级睡眠障碍；

睡眠效率在60%～70%为二级睡眠障碍；

睡眠效率在50%～60%为三级睡眠障碍；

睡眠效率在40%～50%为四级睡眠障碍；

睡眠效率在30%～40%为五级睡眠障碍。

2. 失眠刺激控制疗法　是治疗失眠的方法中研究得最多、也是最有效的方法。此疗法是不让患者过早躺在床上为睡不着而着急，待其睡意来临时才上床。具体内容有：

（1）只在出现睡意时再上床。

（2）不要在床上做睡眠以外的事，如阅读、看电视、吃东西或想烦心的事情。以上两条原则的目的在于加强床与迅速入睡之间的联系。

（3）如果卧床20分钟仍不能入睡，就起床去另一个房间做些平静的活动，直到产生睡意时再回到卧室睡觉。

（4）如果在短期内仍然不能入睡，请重复第3点，必要时在夜间不厌其烦地重复。如果在半夜醒来而且不能在10分钟内入睡，也可以用这种方法。

（5）每天早晨把闹钟调到同一时间，它一响就起床，不要考虑晚上睡了多少时间或白天将会有多累。

（6）白天不要打瞌睡或午睡。第5和第6步有助于逐步确立稳定的自然睡眠节律。应让患者有心理准备，在第一周时睡眠可能会变得更糟，但只要坚持，最终是能够逐步建立正常睡眠觉醒节律。

3. 失眠的松弛疗法　本法可用于暂时性失眠或慢性失眠症。通过放松精神和肌肉来诱发入睡。因此需要首先学会肌肉放松术，可通过握拳和松拳来体验放松术的感觉。

在放松过程中可默念“需要休息了”“完全放松了”“紧张消除了”等。这样有易于放松和入睡，特别严重地失眠症可同时用适量镇静安眠药，达到目的后逐渐减量。

4. 时相行为疗法　人体内睡眠觉醒的生物时钟，每天有1~2小时的调整空间，人类的睡眠觉醒周期存在易于往后调整的倾向，因此我们能够将睡眠时间调整到我们所预期的时间范围内。时相治疗通常用于治疗睡眠节律失调性睡眠障碍，如睡眠时相延迟综合征、睡眠时相提前综合征及时差综合征等。将患者每日睡眠时间从原来的睡眠时间再推迟3小时，每周一次，直至与正常睡眠时间相一致为止。

5. 生物反馈治疗　生物反馈有两种，一种是肌电图生物反馈，另一种为感觉运动皮质反馈。前者对有焦虑的入睡困难型失眠疗效较好，后者对无焦虑的易醒型失眠疗效较好。

6. 散步疗法　散步就是双脚散漫地、无拘无束地、自由地向前走去，就像飘动的白云、缓流的溪水那样自然放松。同时心情恬静轻快、无忧无虑、逍遥自在、心旷神怡感。

散步不仅双脚的血脉通畅，而且全身气血流动加速，改善血液循环和心脏功能，使五脏六腑更好地得到滋养。

散步通过轻松而有节奏的步伐，深沉而均匀的呼吸，使人心情怡静、怡然自得，在动态中收养心宁神的功效。正如古人所说：“散步所以养神”。

散步受自然环境的感染作用。不管是在乡间田野的小路上，或是在城市林荫大道上，或是庭中苑园里，或是柳岸小溪旁，都有神清气爽、胸怀舒畅之感，自然环境的感染作用有益于睡眠。尤其在山间、林中鸟语松涛环境下效果更好。

与家人或亲朋好友相伴散步，使躯体和精神两方面都收益。医学家孙思邈就曾在《千金方》中写道："亲故邻里来相访问，携手出游百步……谈笑简约其趣，才得欢适。"近代著名中医学家岳美中曾说："散步使悠游安神之气周洽全身，生逐条达，气血归于平和，乃能形神俱备，疾病不生，长期保持健康状态。"

从上述作用中可以看到，坚持散步可治疗失眠，尤其是神经衰弱引起的失眠。

## 第四节　系统发展心理学及其相关疗法

由于各种精神心理疾病与睡眠障碍有着不可分割的联系，因此，探索一种有效的睡眠调控技术，便成为中医心理学乃至于现代临床心理学在治疗各种精神心理疾病中，创新治疗手段的重要任务之一。作者在二十多年利用气功入静状态或者也可以说是一种催眠状态下进行导入性心理治疗的过程中，将中医传统心理治疗方法与现代临床心理治疗的技术进行有机的结合并进行大胆的创新，形成了比较完整的"低阻抗意念导入疗法睡眠调控技术"，成为"系统发展心理学"技术体系中核心治疗技术之一。

### 一、基本概念

中医心理学是以中国传统文化为背景，以中医理论为指导，积极汲取现代科学尤其是现代临床心理学和精神病学的知识，研究人类的心理活动规律，并用以指导临床实践的一门学科，是中医学基本内涵的重要组成部分。中医心理学也是中医学与心理学相互交叉而形成的边缘学科，同时它又属于这两门学科的分支学科；对于中医学而言，有较大的继承创新性；对于心理学而言，具有较多的特殊性。中医药学在几千年的发展过程中，蕴含着丰富的心理学思想，积累了深厚的心理学知识，形成了系统的情志理论与治疗技术。

所谓“系统发展心理学”，是一个为了区别于现代临床心理学和中医心理学而产生的一个中医临床心理概念。主要是指在“系统的情志理论与治疗技术”中有关中医心理治疗技术及其应用过程中的系统思维、观点、方法和技术。这里所谓的“系统发展心理学”，当然要与这个外延相符合，实际上是一个既富有浓厚的传统文化特征又带有明显的现代临床心理意义的“中西医结合系统心理疗法”的概念。这对于国际临床心理学的发展特别是在以中华传统文化为背景的华人范围内开展中医心理治疗技术的发展将具有重要意义。



## 二、系统发展心理学的理论、方法与技术体系

中医药学是在长期的临床实践中，将中国传统的自然科学与人文科学进行完美结合的一种具有民族特色的、独特的医学科学体系。自然科学与人文科学的互相融合，恰恰是新世纪医学模式发展中反映的主题思想，而中医心理学作为一门独立的学科，正处在自然科学与人文科学的交叉点上，有自然科学与社会科学的双重属性。

为了加强中医心理学的临床研究，本节在总结了中国中医科学院广安门医院心理科 20 多年临床心理治疗和研究的基础上，系统整理了中医药学中针对心理问题和心理疾病、心身疾病、身心反应性疾病等的治疗思想、治疗理论、治疗方法、治疗技术等，提出了“系统发展心理学”的概念，下面从基本概念、基本理论、基本方法、技术体系和特点等作一个初步介绍。

### （一）基本理论

系统发展心理学是以中医学、中医心理学、系统论和临床

心理学为理论基础，并经过长期临床心理治疗实践中产生的。

1. 中医“整体论”与“辨证论治”是系统发展心理学产生的思想基础

我们建议在中医“整体论”中把“形神学说”中所强调的“形神一体论”或“形神合一理论”思想进一步明确表达。系统发展心理学是在中医“整体论”思想的指导下产生的，是中医在临床心理领域的具体体现。

2. 中医心理学基础理论是系统发展心理学产生的理论基础

其基本理论包括：“形神一体论”、心主神明论、心神感知论、五脏情志论、阴阳睡梦论、人格体质论等等。

3. “系统论”是系统发展心理学产生的方法学基础

一般系统论是研究一切系统的共同规律的学科。系统论的基本思想：世界上任何事物都可以看成是一个系统，系统是普遍存在的，我们应该把所研究和处理的对象，当作一个系统，从整体上分析系统组成要素、各个要素之间的关系以及系统的结构和功能，还有系统、组成要素、环境三者的相互关系和变动的规律性，根据分析的结果来调整系统的结构和各要素关系，使系统达到优化目标。系统的基本特征：整体性、联系性，层次结构性、动态平衡性、时序性。系统发展心理学从临床心理对疾病认识的角度，以系统认识的方法，去把握从病史的搜集与分析归纳到症状分析、从治疗思维的形成到具体技术运用和疗效、预后评估，各组成要素之间构成了一个子系统，从整体上分析各组成要素之间的关系以及系统的结构和功能及其规律性。系统论是系统发展心理学形成的方法学基础。

4. 临床心理学为系统发展心理学产生奠定了现代科学基础

临床心理学是“运用临床法、测验法、观察法等方法，研究人体在正常或异常机能作用过程中心理活动的特性，掌握患者的临床心理动态，包括对环境的感知、记忆、思维、情绪状态、心境、性格、意志特征等等，从而在临床上对这些心理因素加以评定、矫正或利用”。临床心理学注重对人类个体的能力和特点的测量和评估，并根据所收集到的资料对个体进行分析，以支持其所得的有关结论。系统发展心理学是中医心理学理论的临床表现形式之一，临床心理学的原理与方法为系统发展心理学的产生提供了现代科学理论基础，同时，系统发展心理学也为现代临床心理学提供了可借鉴的治疗思路和方法。

**（二）基本方法**

1. 病史追踪的系统性　心理问题、心理障碍和心理疾病产生的因素非常之多，对病史的追踪必须采取系统的观点，对疾病产生的过程进行系统的访谈，而不是简单的诊断后给药治疗方式。

2. 病史析纳的系统性　系统发展心理学强调，在得到详细的病史资料以后，也要对病史资料进行认真的分析归纳，才能对疾病的认识有一个比较清晰的思路，才能对疾病的病史、病因和发生发展有一个系统的认识，也才能完成系统的心理治疗过程。

3. 症状分析的系统性　系统发展心理学强调，对各种心理症状要结合病史和病因进行系统的分析，才能对治疗目标更加明确。

4. 治疗思维的系统性　基于以上基本观点，系统发展心理学在运用了中医的基本理念和方法，同时引进了系统论的理念，又对现代临床心理治疗技术兼收并蓄，才形成了系统的心理治疗思维，并在治疗方法与技术方面进行了系统的改造与创新。

5. 方法运用的系统性　如上所述，系统发展心理学在系统的治疗思维指导下，对古今各种心理治疗方法与技术进行了系统的继承、改造与创新，也形成了系统的方法运用思路。主要体现在“八个结合与统一”，即：个体心理治疗与团体心理治疗、预防保健与治疗康复“传统中医养生方式”与“现代生活方式干预”“传统气功导引”与“现代催眠心理”“意念加呼吸训练”与“形体加行为训练” “个人自我修炼”与“团体集中锻炼” “医院外分散锻炼”与“医院内集中康复”“医生科学指导”与“患者自我调控”等等。因此，完全符合现代生物——心理——社会——自然一体化的整体医学模式，对临床各科各种心理疾病、心身疾病、睡眠疾病、身心反应性疾病等有着积极的治疗与康复作用。

6. 疗效评估的系统性　既采纳了临床心理学评估技术，也吸纳了中医临床疗效评估技术，还有与此相关的其他方面的评估技术如睡眠质量评估等，也正在试图寻找现代电生理学和睡眠监测等物理技术对中医系统心理治疗进行评估，从而形成了系统发展心理学的系统评估技术，使疗效评估具有系统性，增强临床疗效评估的可信度。

### （三）技术体系

在系统发展心理学的基本理论指导下，中国中医科学院广安门医院心理科经过二十多年的积累，根据中医心理学理论和技术并结合现代临床心理治疗技术，逐渐形成了现代与传统、药物（中医与西药）与非药物、被动治疗与主动治疗、个体治疗与团体治疗等中医心理治疗技术体系。这个技术体系包括中医传统心理疗法、中医创新心理疗法、中医身心调节技术和各种本土心理治疗技术。各种精神心理疾病与睡眠障碍有不可分割的联系，因此，探索有效的睡眠调控技术成为中医心理学乃至现代临床心理学在治疗各种精神心理疾病中创新疗法的重要任务之一。笔者在二十多年利用气功入静状态或者说催眠状态下导入性心理治疗的过程中，将中医传统心理治疗方法与现代临床心理治疗的技术有机的结合、创新，形成了比较完整的低阻抗意念疗法导入疗法（TIP 技术体系，以下简称 TIP）。

1. 气功入静状态、催眠状态与睡眠　气功入静状态与催眠状态，是否具有同一性，目前为止，还处在研究与讨论当中。但无论何者，与睡眠状态均不具有同一性，这一点却没有争议。气功态是在意念集中和神志清醒的情况下出现的高度安静的一种状态。但气功态时的人体，特别是人的大脑到底发生了些什么，对我们来说还是一个未解之谜。有人用感觉诱发电位和事件相关电位的研究认为，催眠状态与气功入静状态对大脑生理过程可能产生不同的效应。但也有学者认为，气功态实际上与催眠态、冥想态相同，属意识改变状态。气功态与这些状态下心理特点相似，总之，气功态下的心理特点与清醒态明显不同，与催眠、冥想、宗教入迷状态相似，属意识改变状态。现代生理学与心理学研究证明，气功入静状态既不是一般的清醒状态，也不同于一般的安静休息状态，既不同于睡眠状态，也不同于昏沉状态。

不同于睡眠状态也不同于清醒状态的气功入静状态，或者是催眠状态，为我们寻找有效的睡眠调控技术提供了思考空间，我们将它称之为“低阻抗状态”，在这个状态下实施各种心理治疗，形成了适用于系统发展心理学的一种既有整合、又有创新的方法体系，即“低阻抗意念导入疗法”（TIP 技术体系）。TIP 睡眠调控技术，正是在这样的背景下产生的。“睡眠调控技术”，成为技术体系中的核心治疗技术之一。这其中又包括睡眠刺激适应技术、情绪—睡眠剥离技术、睡眠信心增强技术、睡眠说知技术、睡眠体验技术、睡眠减药技术等六项技术。下面主要针对“TIP 睡眠调控技术”加以介绍。

2. TIP 睡眠调控技术及其操作要点　TIP 睡眠调控技术，是一种专门针对睡眠障碍治疗的操作技术，具体操作分为六个方面。

（1）睡眠刺激适应技术：“睡眠刺激适应技术”产生的基本观点是，患者在复杂的心理病理条件下，各种情绪反应使患者对外界的刺激如光线、声音、温度、湿度等外在的睡眠条件刺激过于敏感，对睡眠刺激的适应能力降低，从而诱发失眠症状或疾病。因此，在某种状态下，增强其对睡眠刺激的适应能力，便成为这种技术追求的目标。限于篇幅，这里不再气功入静状态或放松状态的诱导过程，只介绍其中“睡眠调控技术”的主要操作要点：

1）使用常用的“睡眠刺激适应诱导语”。如：“你已经进入了气功入静状态，在这种状态中，外面的声音刺激慢慢地离你越来越远，你感到越来越放松，越来越安静，周围的各种干扰慢慢地离你飘然而去”等等。

2）“刺激—惊醒—安静—再入睡”诱导过程：在一般的睡眠状态下，一个较重的声音刺激很快会使其清醒，破坏其睡眠状态，并且难以恢复睡眠状态，对于一个睡眠质量差或患有失眠症的患者，这种刺激效应尤为明显。但在气功入静状态下，这种情况则很容易改变。我们可以在气功入静状态中，设计一个“刺激—惊醒—安静—再入睡”诱导过程，并且反复进行，最终使失眠患者完全适应睡眠过程中的刺激刺激，降低了对睡眠条件的主观要求，增强了睡眠适应能力，改善了各种失眠症状。这个过程有以下程序：

预备程序：在气功入静状态中进入上述第一个程序，即给予“睡眠刺激适应”的“诱导语”，让患者早有准备。这个程序可以进行2~3次；

刺激程序：即在患者进入气功入静状态，甚至入睡状态后，然后出其不意地在其耳边或身边给予一个巨大的声音刺激；这种刺激既可以由重到轻，也可以由轻到重，关键看患者的承受能力与治疗者的控制能力。

惊醒程序：患者在突如其来的巨大刺激中突然“惊醒”，表现为眼睛突然睁开，甚至出现全身“惊动”状态，有的完全进入清醒状态。

安静程序：在患者清醒时，心理师要站在患者身边，用手掌盖在离患者的眼睛上方约 10cm 的地方，给患者以绝对的安全感，并迅速给予新的诱导：很好，你现在处在很安全的状态，请你轻轻地合上眼睛，你很快会再一次放松下来，保持原来的气功入静状态，而且进入更深的入静状态。你很快就会睡下去的。

再入睡程序：在上述基础上，再一次进行诱导：你是安全的，你很快又再一次入睡了。而且睡得越来越得越沉，无论什么干扰都不会影响你的睡眠了。

以上是一个完整的“刺激—惊醒—安静—再入睡”诱导过程，这个过程也可以在一次完整的治疗过程中，可以反复进行多次。

（2）情绪-睡眠剥离技术：睡眠与情绪密切，这一点不容置疑。心理生理性失眠，系指单纯由于思虑过度、兴奋不安或焦虑烦恼等精神因素引起的失眠。有统计认为本型失眠约占失眠总数的 30%。正因为如此，一般心理医生在治疗与情绪相关的失眠时，理所当然地要把情绪调整放在首位。如果给患者提供疏泄焦虑的机会，常可使其痛苦减轻有助于恢复其正常睡眠。对于短期失眠者，通过心理治疗解除其紧张因素改进其个体的适应能力，给予患者精神松弛方面的劝告和训练等等。我们这里介绍一种 TIP 睡眠调控技术中的“情绪-睡眠剥离技术”。其理论依据是，失眠虽与人的情绪密切相关，但不等于情绪一定会影响睡眠。也就是说，大多数人一般的情绪如思虑、兴奋或焦虑烦恼并不会影响睡眠。虽然在以前的事件发生过程中，当时的思虑、兴奋或焦虑烦恼曾经给你带来了失眠的症状，但那些事件毕竟已经过去，不会再影响到你现在的睡眠。即使你在白天遇到了各种烦恼的事件，有着各种不良的情绪，那也是正常的。只要你在睡眠前能够做到“先睡心，后睡眼”，理性排除各种情绪的干扰，使其“非理性”地断然认为失眠与情绪关系并不相关，这样对改善睡眠更为有益。情绪-睡眠剥离技术既可以作为认知疗法通过对话的形式进行，但如果在气功入静状态下进行导入性治疗效果更好。睡眠是一件自然的事情，是我们自身把情绪带到睡眠中，引起情绪与失眠的恶性循环，破坏了自然的睡眠过程。

在早期的 TIP 睡眠调控技术中，该项技术特指睡眠—情绪剥离技术一项，随着研究的深入发现，失眠患者常常将自己的失眠归因于过去现在或者还没有发生的某些事件；还有一些失眠患者常常是由于其固有的人格特点、思维方式、行为方式等引起某种情绪变化导致失眠，人格因素是其根本原因。因此为了迅速改善睡眠症状，我们可以引导患者把情绪、事件、人格或者其他睡眠相关的外因素与睡眠进行短期剥离的手段进行治疗，也取得了较好的疗效。因此，原来的单一的睡眠—情绪剥离技术也就演变成为现在的“睡眠归因剥离技术”。睡眠是人类最自然的生理心理现象之一，各种事件并不直接引起失眠，把失眠归因为事件是不合理的，看到事件与失眠的中间环节才是失眠的真正原因。

（3）睡眠信心增强技术：睡眠信心是一个全新的睡眠医学概念，国内尚未发现相关研究文献。国际上的研究资料也极为有限。2006 年，Ana Adan 和 Marco Fabbri 等人发表了睡眠信心量表和昼夜模式的文章，首先提出了“睡眠信心量表”，把睡眠信心研究提到重要的位置。2007 年，Charles M. Morin 等人发表的睡眠信念与态度不良的文章中，涉及了睡眠信心评价的 16 个条目的量表，用以评价睡眠信心。我们为了增强或改善睡眠信心，设计的三个治疗程序，临床应用颇为有效。

程序 1：当患者被诱导进入入静状态过程中，或进入入静状态以后，进行诱导：其实你的神经系统的功能是完全正常的，你看，现在一诱导你就很快进入了放松、安静和宁静的状态，说明你完全有能力排除一切烦恼的事物，安心睡眠的。

程序2：在上述“睡眠刺激适应技术”的各种程序应用之后进行诱导：既然在睡眠过程中，如此巨大的刺激对你来说，你都能够很快入睡，你的神经系统的功能已经完全恢复正常了，你完全可以“先睡心，后睡眼”，你倒上床以后，会很快进入现在这种状态，很快会轻松入睡的，以增强其睡眠信心。

程序3：在气功入静状态中，针对那些入静比较好甚至在入静中完全睡眠的患者，可以在诱导入静过程中或结束“收功”前进一步诱导：“很好，你能在这样的刺激中入静甚至入睡，你的神经系统的功能已经完全恢复正常了，你以后在家中自己的床上入睡时会睡得更好，下一次的治疗会在今天的治疗效果上增加更好的治疗效果”等等，以增强其睡眠信心。

（4）低阻抗状态下的认知技术：针对患者对睡眠的各种不合理认知进行分析并加以纠正，导入合理的认知，用新的理念和行为，代替过去不合理的理念和行为，逐步在低阻抗状态下矫正诸多不合理的或者非理性的睡眠信念与认知。比如对失眠发生发展过程的不合理认知、对睡眠生理心理现象的不合理认知、不合理的睡眠时间、状态和条件的期待、还有比如对各种梦境的不合理认知等等。

（5）睡眠体验技术：睡眠体验技术是让患者在放松的状态下，体验睡眠过程的技术，是TIP睡眠调控技术所特有的睡眠治疗技术。特别是对睡眠浅，早醒。睡眠体验差，睡眠信心不足的患者作用较大。有利于患者增加睡眠信心，增强睡眠体验。包括异常睡眠体验技术，正常睡眠体验技术和未来睡眠体验技术等。

（6）睡眠减药技术：主要包括植入对安眠药物及其减药过程的不合理认知、用中药及其保健药进行代替的技术、减药过程中的对症处理技术以及配合睡眠信心增强技术等等。

3. TIP睡眠调控技术与其他心理治疗　TIP睡眠调控技术比较适用于一般的心理生理性失眠症，但失眠又常常是抑郁症、焦虑症、恐惧症等其他精神心理疾病中的一个症状，因此，在处理各种疾病与失眠的关系时，应该注意以下几个方面：

（1）积极治疗原发病：对于诱发睡眠障碍的各种精神心理疾病当然应该利用一切药物的和非药物的治疗手段治疗原发病，原发病的治疗是治疗睡眠障碍的重要基础。

（2）原发病与睡眠障碍的治疗互相促进：失眠作为各种精神心理疾病的一个主要症状，失眠的治疗无论是对于引起失眠的原发病，还是针对由于失眠症引起的精神心理疾病，都是重要的一环。气功入静状态下的睡眠调控技术，显然有助于改善睡眠状态，从而有利于原发病的治疗，二者相互促进，相得益彰。

（3）各种治疗方法的相互结合：气功入静状态下的睡眠调控技术虽然可以作为独立的一种治疗技术应用各种心理疾病和睡眠障碍患者，但这并不排除其他心理治疗方法和中医药治疗方法的作用，临床使用时还应该根据疾病的具体情况进行有机的结合，共同发挥治疗效果。

## 三、系统发展心理学的基本观点和技术体系特点

### （一）技术体系来源

1. 心理问题、心理障碍和心理疾病　包括心身疾病和身心反应的产生是多因素性的。所谓多因素，是指有来自环境的、生物的、社会的和心理自身的，在这些宏观的因素中，其中当然包括了更多具体的细小因素。

2. 心理健康的获得是心理、文化、社会、自然等多因素共同作用的结果，其病理状态也必然与这些因素密切相关。

3. 心理发病的多因素性之间具有相关性，如时间与空间、环境与社会、先天与后天、物质与文化等因素都会对心理疾病产生影响。

4. 心理症状的多元性、交叉性和复杂性、多变性　由于

心理疾病发病的多因素性，而心理疾病的发病在人类精神心理层面并又与人的大脑和神经系统的功能改变相关，决定了由于心理疾病出现的心理症状不可能是单一的、简单的、固定的，从临床上来看，心理疾病的心理症状呈现出多元性、交叉性和复杂性、多变性。

5. 心理疾病的病史、病因、病程、症状以及防治手段之间的相互关系和变动具有一定的规律性。

**（二）技术体系的特点**

从以上系统发展心理学的技术体系中，不难看出，它体现了以下三大特点：

1. 重视文化差异，体现中西结合　不难看出，系统发展心理学的技术体系，突出地表现了与西方心理学不同的思想、理论、方法与具体操作。而且这种差异主要表现在东西方的文化差异，也可以说是中国本土化的临床心理治疗学。因此，由于这个技术体系诞生在现代，因此，它不可避免地又必须汲取了现代西方精神病学和临床心理学的一些思想、方法与具体操作，体现出中西医结合的特点，这本身就是中国的中医心理学的一种进步。

2. 理论体系完备，治疗技术全面　系统发展心理学的技术体系体现了理论的整体性、方法的系统性、技术的完整性和灵活的选择性。中医心理治疗技术体系，并不是各种心理疗法的零碎的简单的组合，而是在中医整体论和系统论的方法指导下，根据心理临床的实际，以提高疗效、缩短疗程、减少痛苦为基本目的有机选择与配合使用，它已经逐步形成了一种现代心理临床治疗规范，尽管这个规范和标准还在补充与完善当中。它不仅形成了比较完备的理论体系，而且治疗技术比较全面，从而体现了上文所说的“八个结合与统一”。

3. 关注心身同治，重视非药物疗法　从以上介绍的内容也不难看出，虽然系统发展心理学中，也运用了一些药物的治疗方法，但它更加重视非药物疗法的作用。如针灸、气功、按摩以及各种心理治疗，非药物疗法占据了重要位置。同时，其治疗过程体现了“形神一体化”的思想，也就是主张“心身同治”。我们把整个治疗体系分为两大方面：一方面是单纯的心理治疗，另一方面则是中医的心身调节技术，如针灸、气功、按摩等，都属于中医身心调节技术，这也是我们极力向西方学者推广的理由。

系统发展心理学的技术体系，是系统发展心理学的技术表现，它也是东西方医学文化和中西医治疗技术相互融合的结果。它既有几千年的实践积累，也有现代临床心理学知识的补充，同时还经历了二十多年临床摸索与验证过程，积累了大量的临床经验。到目前为止，这些技术，从理论到临床，已日臻完善，逐步形成了既具有东方文化和中医色彩、又与现代临床心理治疗技术相结合的中医临床心理治疗体系，虽然还需要研究其临床效果和操作技术规范与标准，从而进一步完善其技术体系，但它也将成为中国的中医心理学的重要组成部分，也是现代临床心理学的一个重要分支，我们在此介绍给西方学者，共东西方心理治疗的学者共同完善和进行临床推广。

“TIP 睡眠调控技术”作为一种针对性很强的新的治疗技术，其理论并不高深，技术也不复杂，但只要对低阻抗的诱导方法掌握得当，同时对睡眠医学的知识又有一定的理解，在临床上用这种特殊的心理治疗技术改善睡眠却收效良好，值得进一步作深入的临床研究。

# 第五章

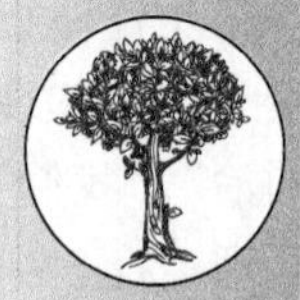

# 睡眠的养生护理

睡眠养生，就是根据阴阳变化的规律，采用合理的睡眠方法和措施，保证充足而适当的睡眠时间，以尽快恢复机体疲劳，保持充沛的精力，从而达到防病健体，延年益寿的目的。睡眠的意义在于调节人体与环境的昼夜变化，使其协调同意，以保证人体生理和生态活动的相对稳定，提供人体的免疫能力。

## 第一节　睡眠养生方法

### 一、睡眠时间

人类经过几千年的漫长历史进程而到今天，人们的生活水平在改善，居住环境较前人已经是天壤之别，但人们日出而作，日落而息的习惯已经被彻底打破，人们的睡眠时间比以前已经明显地缩短。由于古代计时方法所限，以及人们年龄、体质、习惯、季节变化，脑力消耗和体力消耗的不同，加之光照对本地区的影响，睡眠的时间不可能有统一的标准。

**（一）不同人群的睡眠时间**

1. 睡眠时间因人而异　现代研究认为每个人的睡眠中心时刻即最佳睡眠时间是不同的。根据入睡和起床时间，大致可以将睡眠分为以下几种类型：

（1）早睡早起型：即“百灵鸟”型睡眠，夜里10点上床，早上5点左右起床的类型。这种类型的人比较符合我国传统，一直被视为一种健康的睡眠模式。这种人在中午前精神特别好，下午稍差，中午若能适当午睡，则可改变这种状况，使全天精力充沛。

（2）早睡晚起型：夜里10点上床，早上7点以后起床的类型。这种类型由于睡眠时间长，因此，入睡较迟，熟睡时间相对较短，整夜睡眠比较浅。白天的精神较好，傍晚或晚饭后，则开始变差。

（3）晚睡早起型：这种类型的人通常在深夜12点以后上床，早上6点左右即起床。这种类型的人一般容易入睡，睡得也很熟，但早上睡眠变浅。白天的精力不如晚上，大多在夜间从事自己喜欢的工作或活动。这些人过早上床也无法入睡，反而容易造成失眠，因此，当过集体生活时困难比较大，需要逐渐调整睡眠节奏，改变睡眠类型。

（4）晚睡晚起型：即“猫头鹰”型睡眠，通常夜里12点以后上床，早上9点左右起床。这种类型的人多数有睡眠不足的感觉，整个上午会感到头脑不清醒，精力不充沛，下午会稍好些。

无论哪一种睡眠类型，都是经过长期适应养成的睡眠习惯、而不是与生俱来的，因此，睡眠类型是可以改变的。最明显的例子是学生在校期间和走上工作岗位之后，睡眠类型会发生较大改变，原因是环境变了，主客观要求也变了。

尽管睡眠是一种个人行为，但工作性质和环境条件对睡眠都有影响，因此，适应或选择何种睡眠类型，还要根据自己的具体情况而定。

2. 不同年龄人群的睡眠时间　一般而言，年龄越小，睡眠时间越长，次数也越多。睡眠时间与年龄有密切的关系，是由于人生长发育的规律决定的。婴幼儿无论脑还是身体都未成熟，青少年身体还在继续发育，因此需要较多睡眠时间。老年人由于气血阴阳俱亏，“营卫衰少而卫气内伐”，故有“昼不精，夜不瞑”的少寐现象。但并不等于生理睡眠需要减少。相反，由于老人睡眠深度变浅，质量不佳、反而应当增加必要的休息。尤以午睡为重要，夜间睡眠时间也应参照少儿标准（表 1-5-1）。

**表 1-5-1　不同年龄人群每日平均睡眠时间表**

| 年龄 | 每日平均睡眠时间（小时） |
|---|---|
| 新生儿 | 20~22 小时 |
| 3 月婴儿 | 18~20 小时 |
| 6 月婴儿 | 16~18 小时 |
| 9 月婴儿 | 15~16 小时 |
| 1 岁 | 14~15 小时 |
| 2 岁 | 14 小时 |
| 3-4 岁 | 13 小时 |
| 5-7 岁 | 12 小时 |
| 8-12 岁 | 10 小时 |
| 13-18 岁 | 9 小时 |
| 成年人 | 7~8 小时（不宜少于 6 小时） |
| 50-60 岁 | 8~9 小时 |
| 60-70 岁 | 9 小时 |
| 70-90 岁 | 10 小时 |
| 90 岁以上 | 不宜少于 10 小时 |

### （二）环境、季节因素对睡眠时间的影响

不同的环境，季节的变化影响睡眠的调整。一般认为，春夏宜晚睡早起（每天大约需睡 5~7 个小时），秋季宜早睡早起

（每天大约需睡 7~8 个小时），冬季宜早睡晚起（每天大约需睡 8~9 个小时）。如此以合四时生长化收藏规律。阳光充足的日子一般人睡眠时间短，气候恶劣的天气里一般人的睡眠时间长。随地区海拔增高，一般人的睡眠时间稍稍减少。随纬度增加，一般人的睡眠时间稍要延长。

**（三）其他影响睡眠时间的因素**

睡眠时间的变化还与工作性质、体力消耗和生活习惯有关。体力劳动者比脑力劳动者所需睡眠时间长，而脑力劳动者较体力劳动者 REM 时间长。此外睡眠时间的长短还与精神因素、营养条件、工作环境等有关。尽管个体所需睡眠时间差异很大，只要符合睡眠质量标准就视为正常。

以上是就一般情况而言的。对于具体的个人，不能硬套这些数字。各人睡眠多少，还应根据自己的体格、营养状况、生活条件、环境，以及脑力与体力、劳动强度等综合因素来考虑。

## 二、睡眠质量

东晋·张湛《养生要集》神仙图中有“禁无久卧，精气斥”，“禁无多眠，神放逸”。认为“久卧伤气”，使阳气、精神懈怠。由此可知，多睡不一定符合养生要求。过多睡眠和恋床可造成大脑皮层抑制，使大脑细胞乏氧。决定睡眠是否充足，除了量的要求外，更主要的还有质的要求。睡眠的质决定于睡眠深度和 REM 的比例。REM 对改善大脑疲劳有重要作用。实验表明，经过剥夺异相睡眠的猫和鼠，它的行为会发生变化，如记忆减退，食欲亢进等。根据国内外资料统计，REM 应占睡眠总量的百分比，在新生儿为 50%，在婴儿为 40%，在儿童为 18. 5%~25%，在青少年为 20%，在成人为 18. 9%~22%，在成年人为 13. 8%~15%。如果达不到上述比例，则慢性睡眠中浅睡期代偿性地延长，结果往往产生未睡着觉的感觉。实际生活中可用以下标准检查是否较高的睡眠质量：①入睡快。上床后 5~15 分钟进入睡眠状态；②睡眠深。睡中呼吸匀长，无鼾声，不易惊醒；③无起夜。睡中梦少，无梦惊现象，很少起夜；④起床快。早晨醒来身体轻盈，精神好；⑤白天头脑清晰，工作效率高，不困倦。一般说来，睡眠质量好，则睡眠时间可以少些。

因此，睡眠不是越多越好，只睡真正需要的量才最健康。睡眠质量是最重要的，卧床时间长短、卧床次数多少，均可影响睡眠质量。睡眠时间的长短，经过训练是可以自己控制的。

睡眠是决定健康寿命的关键。人逾 35 岁后，睡眠质量开始滑坡，表现为入睡困难、早醒、睡眠不深和睡眠时间缩短。其根本原因是位于大脑正中的松果体（俗称脑白金体）趋于萎缩、钙化，它所分泌的松果体素逐年减少，导致睡眠质量下降，这与人的衰老始于 35 岁大致吻合。睡眠质量过早下降是导致人们过早衰老，健康受损的主要原因。

没有足够的睡眠，会使人精力不济、反应迟钝、记忆力衰退、免疫力降低，有人还认为睡眠时间太少容易衰老。睡眠时间太短确实与老化存在一定的因果关系，缺乏睡眠将导致身体修复能力低下，其结果就是大脑老化。

但睡眠时间太长也不是好事。有的人以为睡眠越多越好，可以保养脑力，每天睡眠十多小时，但结果适得其反，越睡越乏力。因为睡眠时间长，改变了睡眠和觉醒的正常周期，使人体生物钟的节律紊乱，从而使大脑长期处于抑制状态。人的生理活动和新陈代谢持续处于极低水平，反而对健康不利。长时间的睡眠也会使大脑司管睡眠的细胞疲劳，醒后会有头晕、不适感。卧床时间过多往往导致睡眠变浅，醒转增多、减少多余的卧床时间有益于睡眠。我们要把睡眠时间严格控制在所需范围内，加深睡眠。

第二天是否感到头脑清醒，是否精力充沛，是衡量睡眠是否充足的唯一指标，达到这个指标，就不要再多睡。入睡快而睡眠深、一般无梦或少梦者，睡上 6 小时即可完全恢复精力；入睡慢而浅睡多、常多噩梦者，即使睡上 10 小时，仍难精神清爽，此时应通过治疗提高睡眠质量，单纯延长睡眠时间对身体是有害的。

## 三、午　睡

养成良好的睡眠习惯，符合觉醒——睡眠节律，是提高睡眠质量的基本保障。子午觉是古人睡眠养生法之一，即是每天于子时、午时入睡，以达颐养天年目的。中医认为，子午之时，阴阳交接，极盛及衰，体内气血阴阳极不平衡，必欲静卧，以候气复。现代研究也发现，夜间 0 点至 4 点，机体各器官功率降至最低；中午 12 点至 1 点，是人体交感神经最疲劳的时间，因此子午睡眠的质量和效率都好，符合养生道理。据统计表明，老年人睡子午觉可降低心、脑血管病的发病率，有防病保健意义。

其中，午睡是生产劳动过程中所产生的一种自发性休息行为。最初的午睡只是人们为了躲避正午的烈日，而后逐渐变成一种习惯。从生理学角度而言，人体脑细胞的兴奋一般可以持续 4~5 个小时，之后便会转入抑制状态。特别是午饭后，消化道的血液供应明显增多，大脑的血液供应明显减少，从而导致随血流进入大脑的氧气和营养物质也相应减少。于是人体的生物钟出现一次睡眠节律，使人产生精神不振、昏昏欲睡的感觉。此时，身体需要进行短时间的调整，以消除疲劳，恢复体力，稳定神经系统功能的平衡。

午睡有许多好处，可使神经、肌肉和大脑得到休息，同时还能提高工作效率。因为午睡可增强记忆力，使注意力集中，进而使工作效率更高，可使人精力充沛地面对繁重的工作。

午睡不要超过 40 分钟，因为午睡超过 40 分钟反而有消极作用，会使人难以醒来、烦躁和情绪不佳等。白天喜欢小憩片刻的人，身体和精神状态比那些不爱睡午觉的人好。通常白天不睡觉的人，到了晚上他们的状态很差，难有精力应付繁重的工作。而喜欢睡午觉的人则不同，他们有良好的状态和充沛的精力投入工作，他们的头脑更清醒，注意力更易集中。

实践证明，午睡是正常睡眠和清醒的生物节律的表现规律，是保持清醒必不可少的条件。午睡可以补偿夜间睡眠不足，使人的大脑和身体各个系统都得到放松与休息，更有利于下午的工作和学习，而且也是夏秋季预防暑热的一项积极措施。不少人，尤其是脑力劳动者都体会到，午睡后工作效率会大大提高。在那些有午睡习惯的国家和地区，其冠心病的发病率要比不午睡的国家低得多，这是因为午睡能使人体心血管系统舒缓，并使人体紧张度降低。所以，有人把午睡比喻为最佳的“健康充电”，这是不无道理的。

需不需要午睡和个人自身的体质、睡眠状态、年龄和有无疾病等条件密切相关。凡是平素睡眠不足的人及体弱多病的人都该午睡；对从事脑力劳动的人和中小学生而言，午睡更值得提倡。睡眠质量差的老人也能通过午睡让大脑得到真正的休息。

患有低血压疾病，以及血液循环系统有障碍的人，特别是那些由于脑血管硬化、变窄，而经常出现头晕的人，是不适宜午睡的。因为午饭后血液汇集到胃部较多，脑部血流较少，相对缺血缺氧。以上两种人因低血压和循环障碍对脑部血流量缺乏像健康人一样的调适能力。所以，若饭后就午睡，全身血液循环会变得缓慢，脑部就会因血液汇集到胃相对缺血、缺氧，结果睡醒后头昏脑胀，根本没起到休息的作用。若不午睡而保持日常活动，就可以通过血液循环将四肢等其他部分的血液“调集”到脑部．弥补脑部缺血。

对于上了年纪的人来说，最好能够在每天的中午小憩片刻，以使体力适当地得以恢复。但并不是每个老人都适宜睡午觉，比如有的老人午睡醒来常出现头晕、头痛、心累及疲乏等不舒服现象。德国精神病专家研究认为，年龄在 64 岁以上的老年人，由于身体中的各项机能，如：血压，消化、循环系统的老化，甚至出现严重障碍，对于脑部血流，缺乏像年轻人一样的调适能力。特别是因脑血管变窄而常出现头昏头晕的老人，就更不适合长时间的午睡了。

而那些身体重量超过标准 20% 的肥胖人士，也是不适合午睡的。显而易见，此类肥胖者是不能再胖下去了。然而，午饭后的睡眠正是脂肪大大堆积储存的好时机。相反，饭后适量活动，可以避免继续肥胖。只要白天注意不要过劳，适量体育锻炼，生活有规律，晚上按时就寝，即能保证睡眠质量。

## 四、睡眠的方位与姿势

### （一）睡眠与卧向

人在睡眠中，每夜都要翻身几次，但一般不会更换头和脚的方位。从“天人相应”的观点来看，睡眠的方向与人体健康有一定的内在联系。

现代科学认为：地球是一个大磁体，是分南北极的，而人体本身也是一个带有磁性和极性的小磁场，地球这个大磁场无时不对人体小磁场产生作用。

卧向，是指睡眠时头足的方向位置。睡眠的方位与健康紧密相关。因为一年四季气候有不同的变化，室内的风向、日照、温度等都有相应的改变，因此，卧向亦应改变。中国古代养生家根据天人相应、五行相生理论，对寝卧方向提出过几种不同的主张。

1. 按四时阴阳定东西　主张按季节定寝卧方向。即是说，一年四季应有四个卧向，应四时所旺之气而卧，顺乎自然。如春气旺于东，在春天时，头应向东夏气旺于南，在夏天时，头应向南秋气旺于西，在秋天时，头应向西冬气旺于北，在冬天时，头应向北。这亦是一种观点，即从“天人相应”的整体观来看寝卧方向。

2. 寝卧恒东向　一些养生家主张一年四季头都应恒东向而卧，不因四时变更，《老老恒言》引《记玉藻》：“寝恒东首，谓顺生气而卧也”。《老老恒言》引《保生心鉴》云：“凡卧，春夏首宜东，秋冬首向西”，《千金要方·道林养性》说：“凡人卧，春夏向东，秋冬向西”，意思是，在春夏季节时，头向东脚朝西；秋冬二季头向西脚朝东。为什么要这样提呢？其理论依据是《黄帝内经》中“春夏养阳，秋冬养阴”，春夏属阳、阳气上升，旺盛，而东方属阳主升，头向东以应升发之气而养阳秋冬二季属阴、阳气收敛、潜藏，而西方属阴主降，头向西以应潜藏之气而养阴。头为诸阳之会，人体之最上方，气血升发所向，而东方震位主春，能够升发万物之气，故头向东卧，是顺应生发之气的意思，可保证清升浊降，头脑清楚。

3. 避免北首而卧。首先，要避免寝卧北向。这是因为北方是阳中之阳，主寒主水。而头为诸阳之会、元神之府，恐北首而卧阴寒之气直伤人体之阳。据武汉市第一医院做过脑血栓形成患者床铺摆设方向调查，发现头北脚南的铺位上的老人，其脑血栓形成发病数要高于其他方向寝卧的老人。国外资料表明，头北足南而卧，易诱发心肌梗死。《千金要方·道林养性》提出：“头勿北卧，及墙北亦勿安床。”《老老恒言·安寝》也说：“首勿北卧，谓避阴气”。都是明确反对寝卧北向的。

总而言之，卧向与健康的关系，是一个值得进一步研究的问题。

### （二）睡眠姿势

人们是睡眠姿势可因生活习惯、所患疾病的不同而有所不同。古人云："立如松、坐如钟、卧如弓"。养生家认为行走坐卧旨有要诀，能够做到这一点，则自然不求寿而寿延。睡姿虽有千姿百态，以体位来分，不外乎仰卧、俯卧、侧卧三种。

1. 历代学者的相关论述

（1）常人宜右侧卧：孔子在《论语》中说："寝不尸"，"睡不厌屈，觉不厌伸"，意指睡眠以侧曲为好。《千金要方·道林养性》说："屈膝侧卧，益人气力，胜正偃卧"，《道藏·混元经》说："仰面伸足睡，恐失精，故宜侧曲"，这说明侧卧比仰卧好。侧卧益气活络，仰卧则易造成噩梦，失精和打鼾。侧卧与俯卧亦不同，气功家口头禅叫做："侧龙卧虎仰瘫尸"，认为侧卧利于调青龙，使肝脉舒达；俯卧利于调白虎，使肺脉宣降。但现代调查发现俯卧不利于呼吸和心肺血液循环，也有损面部容颜。《释氏戒律》说："卧为右侧"，《续博物志》说："卧不欲左肋"，古今医家都选择右侧卧为最佳卧姿。这是因为右侧卧优点在于使心脏在胸腔中受压最小，利于减轻心脏负荷，使心输出量增多。另外，右侧卧时肝处于最低位，肝藏血最多，加强了对食物的消化和营养物质的代谢。右侧卧时，胃及十二指肠的出口均在下方，利于胃肠内容物的排空，故《老老恒言》说："如食后必欲卧，宜右侧以舒脾气"，对脾胃虚弱者来说，饭后左侧卧，感到不舒服，影响消化功能。

若是仰睡和俯睡时，身体与两腿都只能固定在伸直位置，一则难以变动，二则屈肌群被紧拉着，肌肉就不可能完全放松，这样就达不到充分休息的目的。同时，仰睡时两手会不自觉地放到胸部上面，既易压迫心、肺影响其功能，又易出现噩梦或梦魇。此外，由于脸孔朝上，一旦熟睡时，容易因舌根下坠或口水流入气管而造成打呼或呛咳。俯睡时，胸腹部受压更甚，口鼻也易被枕头捂住，为了避免捂住，势必长时间把头转向一边，这样又会引起颈肌扭伤。对婴儿来说，俯睡更不可取，这是由于其自制能力差，一般不会主动翻身，小孩头面部骨骼发育还不完善，俯卧时间时长，会造成头面部和口腔的骨骼变化，有的还可以成为畸形。

近年有学者用慢镜头电影记录了人在熟睡中的姿势，发现每隔 10~15 分钟就要变动一次，整个睡眠过程体位变动可达 20 次以上。因此，在入睡时养成正确睡姿的良好习惯，是有利于自身保健的，但并不要求睡着后姿势永远不变。对此，孙思邈在《备急千金要方》中已有所论述："人卧一夜当作五度反复，常逐更转"，整个睡眠过程中保持不变的卧姿，是不符合生理要求的。

（2）孕妇宜左侧卧：对于女性来说侧卧较仰卧和俯卧好。俯卧可使颜面皮肤血液循环受影响，致皱纹增加。仰卧对妇女盆腔血液循环不利，易致各种月经病。孕妇宜取左侧卧，尤其是进入中、晚期妊娠的人，此时大约有 80%孕妇子宫右旋倾斜，使右侧输尿管受压，易产生尿潴留倾向，长期可致右侧肾盂肾炎。另外，右侧卧可压迫腹部下腔静脉，影响血液回流，不利于胎儿发育和分娩。不可经常仰卧位，因为胀大的子宫常常右旋并压迫下腔静脉，使回心血量减少，大脑的血液和氧供应也会随之减少，从而可出现一些症候，如胸闷、头晕、虚汗、呼吸困难、恶心呕吐、血压下降等，医学上称为"仰卧位低血压综合征"。仰卧时增大的子宫可直接压迫腹主动脉，使子宫供血量骤然减少严重影响胎儿发育和脑功能。

因此说左侧卧最利于胎儿生长，可以大大减少妊娠并发症。

（3）婴幼儿睡姿：对婴幼儿来说俯卧是最不卫生的卧姿。婴儿自主力差，不能主动翻身，加之颅骨软嫩，易受压变形，俯卧时间一长，会造成面部五官畸形。长期一侧卧或仰卧也易使头颅发育不对称。因而婴幼儿睡眠时，应在大人的帮助下经常地变换体位，每隔 1~2 小时翻一次身。

（4）老人及患者睡姿：对于老年人仰卧、俯卧、左侧卧均不适宜，以右侧卧最好。对于心衰患者及咳喘发作患者宜取半侧位或半坐位，同时将枕与后背垫高。对于肺病造成的胸腔积液患者，宜取患侧卧位，使胸水位置最低，不妨碍健侧肺的呼吸功能。对于有瘀血症状的心脏患者，如肺心患者等一般不宜取左侧卧或俯卧，以防心脏负荷过大。在《千金要方》中孙思邈还提出，“凡人眠勿脚悬踏高处，久成肾水”。头低脚高位置睡觉，易得肾脏疾患。

此外，对于一些疾病患者，睡姿也要灵活掌握，如严重的心脏病伴有心力衰竭，或支气管哮喘发作时，只能采取半卧位或半坐位。对急性肝炎发作期患者，患者常感肝区隐隐作痛，这时若再右侧卧位，反而增加患者的痛苦，宜左侧卧为好。

2. 各种体位的睡姿

（1）仰卧位：仰卧是人体惯用的睡眠、休息的养生保健方法。其具体方法是人体平置在硬板床或软床上，头面、躯体面向上。四肢伸展平置，双膝双足略为紧靠，脚尖向外略为外旋，双上肢紧贴身体两侧，手心向内。仰卧位特点是有利于人体放松腰肌、腹肌、四肢肌肉，缓解脊柱负重与平衡协调负重肌肉的紧张状态，有利于脊椎及周围韧带、肌肉和组织器官疲劳的消除与精力的恢复。其中要注意的是有部分仰卧者，由于经常把手放在胸前或腹部，容易在睡眠中被噩梦惊醒。

（2）俯卧位：也是人体常用的睡眠、休息的养生保健方法。其具体方法为躯体前面、腹部向下平卧，四肢平直伸展，足踝背伸，脚尖朝下或内外向。双上肢紧贴躯体两侧，手心向内，头面可左右侧向。此法对胸腹后壁脏器组织有缓解压迫，减轻负荷，促进病损脏器组织恢复，有利于四肢屈肌松弛。

（3）左侧卧位：也是人体常用的睡眠、休息的养生保健方法。其具体方法是躯体侧向左侧卧位、四肢略为屈曲，或半屈曲，头面侧向左侧方向，右大腿、右小腿、右膝踝均置于左下肢肢体上，并与左下肢齐。本方法有利于右肺、肝脏免受其他组织压迫，促进右肺、肝病损组织的恢复。

(4) 右侧卧位：也是人体常用的养生保健方法。其具体方法为躯体侧向右侧卧位，四肢略为屈曲、或半屈曲位，双上肢略为前置，左肢置于右肢之上。本方法具有减轻和免受其他脏器组织对心脏的压迫，从而保护心脏，促进病损组织的恢复，消除左下肢肌肉疲劳。

仰卧位适宜于肥胖人，健康人，肺部、支气管疾患，脊柱病变者；心脏病患者适宜于右侧卧位；肝病患者适宜于左侧卧位；胰腺病、肾病患者适宜于腹卧位。

3. 某些病理状态下的睡姿　在病理状态下，不能要求患者机械性地采用生理状态下的睡眠姿势。很多疾病是由于睡眠姿势不当而诱发或加重的。所以，自行采取或被动采取保护性睡姿，对预防疾病的发生或减轻疾病的症状都是有益的。

对于咳证（慢性支气管炎）、喘证（慢性哮喘性支气管炎、支气管哮喘）、哮证（肺心病）等呼吸系统疾病来说，应采用半卧位或半坐位。肺部疾患如支气管哮喘出现呼吸困难时，患者都不能平卧，只能坐着睡，这种被迫采取的体位称为“端坐呼吸”。肺结核两边肺部都有病的人，最好是仰睡。对患有胸膜炎或支气管扩张的人常喜卧向患侧，这种姿势有利于健侧呼吸运动，以补偿患侧的通气不足和摩擦疼痛，支气管扩张时，这种姿势还可以减轻由于痰液顺位引流到支气管而刺激支气管引起的剧烈咳嗽。

患有肝硬化腹水的人多采取半卧位，这样可使膈肌下降，减轻心肺负担。

患有腹膜炎和急性阑尾炎的常采取仰卧，双腿弯起的睡姿，这种姿势能使腹部紧张力降低，从而能减轻疼痛。

对于胸痹（冠心病），心脏肥大伴心功能不全者多喜卧向右侧，以利于心脏活动，减轻心悸不适。左侧卧位对心脏不利，更忌仰卧位。

高血压患者，特别是老年高血压患者的睡姿应为半卧位或侧卧位，可使用15厘米高的长方形宽大枕头，使头和肩部都枕上。

同时，不同睡姿也可反映出不同的健康状态和病理状况，因此医生常常可以通过患者睡眠姿势来协助疾病诊断。如医生对溃疡患者的睡相进行了深入的研究，发现根据睡相可以推测溃疡的部位。胃里有一定的胃液，卧位不同时，胃液沉积的位置也不同。胃溃疡患者所以要采取某些习惯睡眠姿势，就是要使胃液不沉积在溃疡面附近，以减轻疼痛。如胃角溃疡患者，取仰卧位的特别多；胃窦部溃疡者则取左侧卧位的比较多；胃体垂直部溃疡者多右侧卧位。

## 五、睡眠的禁忌

能够帮助人们入睡的就是睡眠适宜条件，反之就是睡眠的禁忌。概括起来可分三个方面：

### （一）睡前禁忌

1. 睡前不可饱食，亦不可饥饿。
2. 睡前更不宜饮兴奋饮料，烟酒亦忌。
3. 睡前忌七情过极，读书思虑。
4. 睡前不可畅言，不过动。

### （二）睡中禁忌

睡眠时，阳气入于内，正气相对不足，睡中养护不当，则易致病。注意睡眠中的养护，也是必要的。

1. 寝卧忌当风。
2. 忌对灯光。
3. 忌蒙头张口。

### （三）醒后禁忌

人经过一夜的睡眠，身体各方面得到恢复，重新进入觉醒状态，而起床时也要注意养生。

1. 忌恋床不起。

2. 忌即刻活动。

现代医学认为，晨起马上运动，易患心、脑血管疾病，故主张宜先做一些简单放松运动，如太极拳等，再开始从事跑步运动。

## 第二节　促进睡眠的方法

为了使人们能在夜间有一个良好的睡眠，古人想到了许多睡眠促进的方法，这些方法对帮助人们夜晚入睡起到了很好的作用。

### 一、按　摩

按摩，又称推拿，是在人体经络腧穴及一定部位上施以特定的操作手法或肢体活动来防治疾病和保健强身的方法。它可以松弛舒展人体肌肉、皮肤组织，调整与缓冲人体紧张状态，调整人体神经系统兴奋张力，从而增强睡眠欲，促进入眠。按摩方法对于促进因疲劳而产生的入睡困难有较好的效果。

常用按摩取穴有：头部选印堂、神庭、睛明、攒竹、太阳、角孙、风池等穴；腹部选中脘、气海、关元、天枢等穴；腰部选心俞、肝俞、脾俞、胃俞、小肠俞、肾俞等穴；四肢选内关、大陵、神门、足三里、丰隆、三阴交等穴。

方法：头部可采用一指禅推法、揉法、抹法、按法、扫散法、拿法；腹部多采用摩法、按法、揉法；背部可沿脊柱两侧揉或直擦、横擦，重点揉按背俞穴；四肢穴位多用按、揉手法。

1. 抚头法　采取平卧位，以自身双手中指或四指处抚法，先从头顶部开始。沿头部两侧、面部、眼睑、鼻梁、鼻翼、面颊、下颌、颈部逐一按摩平抹10~15遍，然后在巅顶、印堂、攒竹等穴处按压30s、睡眠前1次。

2. 抚胸法　采取仰卧位，双手掌、指平伸或微屈，先从喉结处开始，沿正中线向下向两侧胸廓、胁间延伸。并逐一进行环形平抹按揉，然后在天突穴，日月穴处点压30秒，每日睡眠前进行1次。

3. 抚腹法　采取仰卧位，双手掌及四指指腹平伸，先从剑突下始、沿正中线向下、向腹部两侧、小腹及趾骨联合处，逐一做环形平抹按抚，并在中脘、膻中、气海穴处点压30秒，每日睡眠前进行1次。

4. 下肢抚按法　取半卧位，双下肢平伸置于床上，双手四指并拢微屈，拇指外展微屈，左手按左下肢，右手按右下肢，拇指置于内侧，四指置外侧，拇指与四指紧密配合，先从大腿根部腹股沟处开始，沿大腿、小腿前面向下两侧进行环形平行按揉，轻轻叩打，然后在三阴交、足三里等穴处点压30秒，每日睡前1次。

5. 上肢按压法　取坐位，先左后右，手指微屈，以于指按住上臂，大从上臂上端开始，沿上臂、前臂前侧向下向两侧逐一进行环形平捋按揉，轻轻叩打，然后抖动部分肌肉，每日睡前进行1次。适宜于精神紧张、情绪低沉、长期疲劳的失眠者。

6. 按摩涌泉法　涌泉是卫气夜间由阳入阴之处，睡觉前以一手握足，另一手摩擦涌泉穴（在足心底前1/3的凹陷中），直至足心发热，再换另一侧涌泉摩擦至热，也可直接至足心微似有汗。本法有滋肾水、交通心肾、镇静安神、疏肝明目、健腰腿、增脑力等功效．可以治疗肾虚、足脚痿弱、神经衰弱、失眠等症。对防治高血压、眩晕、耳鸣、失眠、咽痛，足部痿弱酸痛，麻木水肿以及下肢挛急疼痛大有好处。对顽固性失眠症，在运用暗示入眠法之前热摩涌泉穴有较好的疗效。

足穴按摩有传统方法和现代方法两种：传统方法包括用竹制响锤叩击足底，用手指按摩足底或涌泉穴，每次50~100次，以热为度，热时稍动脚趾，两脚轮流摩擦。现代方法则依足底反射区域，用拇指背或拇指尖，在一定的区域反复旋转地摩擦。现代研究证实，刺激脚掌能使局部神经末梢的敏感性增强，使自主神经和内分泌系统得到调解，增加局部的血液，使腿脚灵活，头脑清醒，记忆增强。目前，用于足底按摩的用具主要有健身板、脚掌按摩机等。

7. 揉捻耳垂　揉捻耳垂是以双手拇指和食指分别捏住双侧耳垂部位，轻轻地揉捻，使之产生酸胀和疼痛的感觉，揉捻约2分钟，可帮助入睡。揉捻耳垂之法本自佛家及道家的养生功法，又与经络学说有关。肾开窍于耳，十二经脉皆与耳有一定的关系，而耳垂又是耳穴的肾区所在，肾生髓，脑为髓之海，从整体观念出发，揉按耳垂目的在补肾，补肾可以健脑，宁心安神，故可使人入睡易、睡眠安。

8. 中医睡前保健按摩四良方　中医养生认为，人体的背、脊、腋、腹是人体重要的保健特区。若平日加强这些部位的保健，可以促进血脉流杨，调节气息，滋养全身器官，轻轻松松达到健身的目的。

（1）推背：需二人进行。一人俯卧于床上，不枕枕头，头侧向一方，上肢放松。另一人立于床边，双手五指伸展，将腰腿部的力量作用于前臂和掌上、力量适中，自上而下，推至腰部。可达到疏通经络、流畅气血、调和脏腑、祛寒止痛之目的。

（2）捏脊：需二人进行。一人俯于床上，暴露整个背部。另一人沿脊椎两旁二指处，用双手食指和拇指从尾骶骨开始，将皮肤轻轻捏起，然后将皮肤慢慢地向前捏拿，一直推到颈下最高的脊椎部位，算作1遍，由下而上连续捏拿4~6遍，算作1次。第2或第3遍时，每捏3下须将皮肤斜向上方提起，如提法得当，可在第 2—5 腰椎处听到轻微的响声。每晚 1 次。长期坚持，可健脾养胃。

（3）触腋：腋窝部蕴藏着丰富的血管、神经、淋巴结，如他人用手触摸，被触者就会大笑，被专家称为“腋窝运动”。其强身奥秘，至少有两点：一是刺激此处的神经、血管、淋巴结，可以加速神经体液循环。二是触腋致笑。笑能带动身体所有器官都得到运动，有益于健康的激素分泌，提高机体的抵抗力，尤对脑、心、肺最为有益。

（4）摩腹：睡前平卧于床，搓热双手，手在脐腹周围，按顺时针方向绕脐摩腹数十圈，注意力量适中。尔后以肚脐为中心，再按逆时针方向摩腹数十圈即可。坚持摩腹有利于肠蠕动和消化液的分泌，利于消化。而且，摩腹可以刺激末梢神经，促进机体代谢，是减肥的一剂良方。

## 二、导　引

导引，又作道引，又称气功。它以肢体运动、呼吸运动和自我按摩相结合为特点。气功的内容十分丰富，各种功法、功种都有其特点，但总体上看，不外乎静功和动功两大类。气功具有防病治病，陶冶性情，开发智力，激发潜能的作用。常用于医疗保健和武术技击方面。在医疗保健方面，常用的有机械功、站桩功、静坐功等，这些功法采用的姿势有卧式、坐式、站式等。对于睡眠有帮助的功法，多是卧式或坐式，如放松功、静坐功、提肾功、内养功等。在《遵生八笺 · 延年却病笺》中专门提及左右睡功图，说明睡功能够帮助人们入睡。此外，经常做太极拳、八段锦等，也有健身防病的作用，对于助眠、防止失眠、多梦等也有一定的疗效。

用气功的方法促进睡眠并不是所有人都能适宜，对于不适合练习气功的人，最好不要用气功助眠的方法；对于适合练气功的人也不宜采用“辟谷”和动作较大的功法。出现气功偏差时，应及时到医院治疗。

1. 默念入寐法　这是自我暗示、诱导入寐、治疗失眠的有效方法。作法是：入睡之前，取仰卧式，将全身肌肉放松，安置稳妥，然后微合双眼，呼吸轻柔自如，心中默念”松”“静”二字；呼气时默念“松”字、同时想象全身松弛，骨节皆解，如浮于水面；吸气时默念“静”字，想象心中一片湛静，虚中无物。默念松静二字时不可出声，只是存想于心中，并随着轻柔自然的呼吸一松一静，交替进行。本法无须意守，亦不必强求排除杂念，只须配合自然呼吸略作默想，即可由身形松弛而逐渐产生浓厚的睡意。安然人寐。强调敛摄心神、自我暗示、诱导入静对于安然入睡有积极的心理治疗效应。

2. 存想入寐法　作法是：每晚临睡之际，取侧卧位贴枕拥被，身形以自然、松弛、安稳为宜；然后静心敛神，排陈杂念，待心神安宁之后，即存想一缕如黄金细线般的真气发自足踵，沿下肢内后侧足少阴肾经上行，过腰之后两侧上行的真气合二为一，由脊上行头顶，直至前发际，再一分为二，分绕两颞至耳前听会穴，然后相交于人中，分别环口唇而贯入下齿中，复合而为一，直下咽喉，入中脘，稍稍留置片刻不动，想象突然发出热气四股，青气入肝，赤气入心，白气入肺，黑气入肾，四脏气满，则真气复下脐。过阴交（脐下 1 寸）后歧分为二。分别下膝、臁、足背而直抵第三趾趾尖，再加折至涌泉、足踵处。一般失眠者存想 5 ~ 7 遍，即可入睡；顽固者，行之 10 余遍，亦可进入梦乡。

3. 操纵入寐法　本法有操法和纵法。操法是：集中意念于某一处，位心神敛聚而不纷驰、通过入静的方式诱导入睡。其实这是一种入静功。这种方法可收到断杂念、敛心神的入静效应，造就一种单调宁静的意境而诱导入眠。纵法是：任其思绪自由驰骋，以求心身由轻松而渐趋恬静，以安然入睡的方法。上床欲寐之际，放松身形百骸，然后一任思绪缥缈游荡于轻松恬愉之境，既不必担忧无法入睡，也无须强求排除杂念或意守存想，即可逐渐产生朦胧睡意而入眠。此方法对精神过分紧张、心际时刻萦牵某事而无法释怀，以操法意念偏紧而久久不寐者尤为适宜。

4. 催眠功　姿势：入睡前仰卧在床上，两眼微微闭合，呼吸自然，头放端正，下颏微收，两臂舒展放在身体两边，手心向下，脚自然伸直，脚尖向上，两腿之间稍有距离。功法：放松全身，设想自己正在一片无际的松软草地上，暖风徐徐，拂面吹来，颇有飘飘欲仙之感。接着再用意念让全身毛孔敞开，任“宇宙之气”随便出入，待身心松静下来，可缓缓抬起右手轻轻放在下腹部的肚脐上，掌心对肚脐片刻，提腕，垂五指，使五指的指端轻轻挨着皮肤，意在皮肤上的毫毛。以肚脐为圆心，按顺时针的方向由大到小绕转 18 圈，最大的圈可上至锁骨，下至耻骨；两边至身侧；接着再由大到小，同样绕 18 圈，绕完最后的最小圈时，方可将手掌轻轻放在肚脐上，掌心对肚脐片刻，再放回原来的位置。接着换左手，动作和要求都向右手，只是方向相反。在五指绕圈的同时，应该注意加上轻、缓、麻的意念。这样，随着手指的动作，浑身上下各部位便会产生一阵阵微颤和舒服的感觉。收功：做完上述功法，调匀呼吸，待身心稍稳定之后，即可按自己的习惯姿势进入梦乡。

5. 小周天安眠功　姿势；仰卧床上，头、躯干、腿自然平放，两手互搭，手心向下，置于丹田上。出鼻深吸一口气，好似用气充满全身，然后用口缓缓呼出。随着呼气，意念全身从头到脚渐渐松静下来，如浮于云雾之中，身体似有若无。再吸气时意念出丹田下绕会阴，沿督脉直至头项，呼气时意念从头顶沿任脉归入丹田，如此往复，直至入睡。如果有人不习惯按规定方法呼吸，或做手势感到拘束，可采用下式：姿势同前，手势随意，呼吸自然。全身放松后，意念先从头顶沿着身躯的前面缓缓下降到脚尖为止。接着意念从头顶沿身躯的后背面缓缓下降，到脚跟为止。再接着用意念从头顶沿着身躯的中间缓缓下降，到脚心为止，如此往复，直至入睡。

## 三、食　疗

人们在进食某些饮食之后常有思睡现象，中国古人正是利用这一现象而发明饮食促眠的方法。

1. 酸枣仁粥　酸枣仁 50g 捣碎，水煎取浓汁，用粳米 100g 煮粥，待米熟时加入酸枣仁汁同煮，粥成淡食，加糖食亦可，每日晚餐趁温食用。酸枣仁，甘酸，性平，能滋养心脾，补益肝胆。现代医学认为酸枣仁能抑制中枢神经系统，有较恒定的镇静作用。此粥对于治疗虚性烦扰，失眠多梦疗效甚好，无论失眠新久均可适用。

2. 莲子糯米粥　莲子肉（去芯）100g，芡实 100g，加适量糯米煮粥，熬粥时，再加一巴掌大的荷叶盖在水上，粥好后即可食用。适用于脾胃虚弱而致的睡眠不安等症。

3. 莲子龙眼粥　莲子肉（去芯）30g，龙眼肉 30g，百合 20g，山药 20g，大枣 6 枚（去核），粳米 30g，煮粥服，每日 2 次。常服有养心安神之功效，多种失眠症均可服用。

4. 莲子茶　莲子心 2g，生甘草 3g，开水冲泡代茶，每日数次。莲子苦寒，能清心安神，降低血压；甘草甘平，能清火解毒，又可矫味，共收清心，安神，降压之效。此茶对高血压病伴有失眠者有效。

5. 绞股蓝茶　绞股蓝茎叶 2g，白糖适量，开水冲泡当茶饮用，每日数次。可治顽固性失眠。

6. 糖水百合汤　生百合 100g，加水 500ml，文火煎煮，熟烂后加糖适量，分 2 次服食。用于病后余热不净，体虚未复的虚烦失眠，对伴有结核病史的失眠患者，选服尤佳。此外，人喝了糖水以后，体内最后生成大量的血清素，使大脑皮层受到抑制而进入安眠状态。

7. 甘麦大枣汤　小麦60g，大枣14枚，甘草20g，先将小麦、大枣淘洗浸泡，如甘草同煎，待麦、枣熟后去甘草、小麦，吃枣喝汤，每日1~2次。适用于虚烦躁扰所致的失眠症。

8. 杞枣酒　枸杞子45g，酸枣仁30g，五味子25g，香橼20g，何首乌18g，大枣15g。加白酒1000ml，共浸酒一周后滤出备用。每晚睡前服20~30ml，用于失眠，伴有腰膝酸软、五心烦热者，对于肝肾阴虚、入睡迟者效佳。

9. 静心汤　龙眼肉、川丹参各10g，以两碗水煎成半碗，睡前30分钟服用。可达镇静的效果，尤其对心血虚衰的失眠者，功效较佳。

10. 安神汤　将生百合15g蒸熟，加入一个蛋黄，以200ml水搅匀，加入少许冰糖，煮沸后再以50ml的水搅匀，于睡前一小时饮用。百合有清心、安神、镇静的作用，可收立竿见影之效。

11. 养心粥　取党参35g，去核红枣10枚，麦冬、茯神各10g，以2000ml的水煎成500ml，去渣后，与洗净的米和水共煮，米熟后加入红糖服用。可达养气血安神的功效，对于心悸（心跳加快）、健忘、失眠、多梦者有明显改善作用。

12. 百合绿豆乳　取百合、绿豆各25g，冰糖少量，煮熟烂后，服用时加些牛奶，对于夏天睡不着的人，有清心除烦镇静之效，牛奶含色氨酸能于脑部转成血清素促进睡眠。

13. 小米粥　晚餐时食用可助眠。小米中色氨酸和淀粉的含量都很高，食后可促进胰岛素的分泌，增加进入脑内色氨酸数量，所以能起到催眠作用。

14. 牛乳粥　粳米60克煮成粥。粥熟后加入半磅牛奶再煮，晚餐食用可助眠。牛奶中含有使人产生疲倦感觉的色氨酸，它是人体不可缺少的氨基酸中的一种。失眠症患者在临睡前喝一杯热牛奶，便可收到催人入睡的效果。

15. 食醋　在一杯冷开水中倒入一汤匙食醋，临睡前喝下，不仅能催人入睡，而且让你睡得很香。

16. 面包　面包中含有一种叫五羟色胺的氨基酸代谢物，能镇静神经，引人入睡。

17. 核桃粥　能治疗神经衰弱、健忘、失眠、多梦。取粳米、核桃仁、黑芝麻，慢火煨成稀粥食用，可用白糖调食，睡眠前食用。

18. 红枣膏　对气血虚弱引起的多梦、失眠、精神恍惚等有显著疗效。取红枣去核，加水煮烂，加冰糖、阿胶文火煨成膏，睡前食1~2调羹。

19. 蜂蜜　蜂蜜具有补中益气、安五脏、和百药之效，对失眠患者疗效显著。每晚睡前取蜂蜜50克，用温开水冲服。

20. 葵花子　葵花子含亚油酸、多种氨基酸和维生素等，能调节人脑细胞正常代谢，提高神经中枢作用。每晚吃一把瓜子，可起到安眠作用。

21. 花生酱　夜里失眠时，吃两汤匙花生酱，可以安然入睡，这是因为花生酱中含有色氨酸，这种物质可以催人入睡。

## 四、外用方法

1. 浴足法　临卧浴足是中国历代养生家的经验之一。苏东坡曾作诗云："主人劝我洗足眠，倒床不复闻钟鼓。"更有民谣："春天洗脚，升阳固托；夏天洗脚，暑湿可怯；秋天洗脚，肺润肠濡；冬天洗脚，丹田温灼。"现代研究表明，洗脚可以促进局部的血液循环，使足部血脉通畅，有助于消除疲劳，对心脏、肾脏及睡眠均有好转处，同时还可预防足癣等疾病，防止因秽浊积留而继发感染。

临卧浴足，大抵以温水为佳，连洗带泡，边洗边揉，浴后擦干，免留湿迹。入药物的足浴，对治疗一些疾病效果亦佳。用甘草、芫花煎汤泡洗双足，可防冻疮；茄根水浴足，则可使冻疮消退；鸡毛煎水泡脚，可治顽固性膝踝关节麻木痉挛；用白果树叶洗足，可防止小儿腹泻；用芹菜叶煎汁泡脚，对冠心病和高血压患者有益；川椒浴足，可解足背肿毒；艾叶浴足，可治脚寒。总之，临卧浴足，既可促进睡眠，又可改善局部血液循环。

2. 梳理头发　养生学家主张“发宜多梳”。梳头能起到流通气血，散风明目，荣发固发，促进睡眠的作用。正确的梳头方法是：由前向后，再由后向前；由左向右，再由右向左。如此循环往复，梳头数十次或数百次后，再把头发整理、梳至光滑平整为止。所用头梳宜取木质如桃木或用牛角等天然材料制成，梳齿易圆滑。梳头时间一般取早晚各 5 分钟，其余闲暇时间亦可，切忌在饱食后梳理，以免影响脾胃的消化功能。梳头时还可结合手指按摩，即双手十指自然分开，用指腹或指端从额前发际向后发际做环状揉动，然后再由两则向头顶按摩，用力要均匀一致，如此反复数十次，以头皮有微热感为度。

3. 热敷法　新青皮 1 块。青皮置于柴火上烘热，趁热熨擦两眼之上下眼睑。每次进行 20 分钟左右。1 日 1 次，适用于各型失眠。

4. 耳穴压豆法　耳穴压豆，是指在耳部的某些穴位用一些小豆样杂物如王不留行籽、绿豆、益智子、磁珠等，放置穴位上，覆盖胶布，定时用手指压按，通过这样的连续刺激作用，可达到促眠安神入睡的作用。

经络学说认为，与脏器相对应的穴位在耳廓上的分布，恰似一个头部向下、臀部向上倒置着的胎儿，耳垂对应人的面部、五官，耳根对应人的躯干，耳穴压豆即通过刺激有关的穴位，达到入睡的目的。目前发现的与促眠安神有关的主要有以下穴位。

（1）心点：按压此穴位有宁心安神、调和营养、清心除烦之功，常用治心悸、心痛、失眠、多梦、健忘、眩晕、狂证、神情恍惚、嬉笑不休等。

（2）神门点：按压此穴位有清心泻火、镇静安神之功，常用治失眠、头痛、癫痫、狂证、郁证等。

（3）皮质下点：按压此穴位有调节气机、安神定志之功，常用治失眠、嗜睡、郁证、狂证、善悲、嬉笑不休、记忆减退、喜忘前言、多汗等。

（4）枕点：按压此穴位有镇静安神之功，常用治癫痫、狂证、眩晕等。

此外，配穴可选心、肝、脾、肾、胆、胃等。

先用75%酒精局部消毒、待干，然后选药籽贴在0.5cm左右见方的胶布中央，对准穴位贴敷，并用手指按压，每天3~4次，每次3分钟左右，贴敷一次，持续3~5天。适用于各类失眠患者。

5. 敷贴法　取吴茱萸9g，米醋适量。吴茱萸研成细粉末，米醋调成糊状，敷于两足涌泉穴，盖以纱布，胶布固定。1月1次。适用于心肾不交型失眠。

6. 沐浴催眠　人在睡眠的瞬间，体温会下降。而且这种现象越重，越容易睡得沉。因此在临睡前，泡个澡能睡得更香。但是注意水温不要过热，过热会使神经再度兴奋起来。入睡前可在浴盆中泡30分钟左右，水温在38~40℃，闭目静躺。将少许松香装入布袋放到水中，效果更好。热水淋浴也有类似效果，但不如盆浴。

7. 水果催眠：把橙子、杏子或苹果等水果切开，放在枕头边，闻其芳香气味，立可安然入睡。水果中的芳香气味有较强的镇静神经的作用。

## 五、催眠诱导

1. 意念转移法　意念转移助眠法是通过导引、淡化、强迫意念的方式来调整思维内容、方式、特点，从而转变其固定的、不自主僵化意念，消除心神刺激，增强心神安眠意念，从而达到助眠作用。本方法包括调换意念转移助眠法、淡化意念转移助眠法、强迫意念转移助眠法。

（1）调换意念转移助眠法：取平卧姿势，双目合闭，四肢平伸舒展，准备入眠式，然后借助他人帮助进行助眠。其主要形式是听取他人的奇特、精彩、玄妙的亲身经历或编导的故事；以浓厚的情趣和刺激占领整个人的思维领地，取代原有的、紧张的、固定的意念，调换成新的、有趣的意念。再由新意念替代原有固执的旧意念以静化意念，从而达到助眠。不过要注意演讲人演讲时必须带有渲染色彩，情节要有吸引力和刺激的特点。演讲过程中的声音先大后小，先快后慢，渐渐停止。

（2）淡化意念转移助眠法：取平卧姿势，双目合闭，准备入眠式。借助朋友或他人，床前叙旧闲谈，畅述其生活经历，工作经验，人际关系，以及能够诱导和淡化原有意念的会谈。从而使其原有的、固定的意念冲淡，达到心神静化，神安眠宁。

（3）强迫意念转移助眠法：取平卧姿势，双目合闭、准备入眠式，有自制能力者可自行强迫，自制力差者，可授权于有权威的人士实施。总之强迫命令必须是受眠者能够接受的命令，而执行命令的内容必须有针对性和权威性。在执行过程中一定要严肃认真，甚至多次重复命令内容，直到完全接受而产生效应后再慢慢撤销具强迫意念和命令，然后使人能逐渐入睡。适应于癔病性、精神性或心神障碍性失眠。

2. 计数助眠　计数助眠是采用计数字、转移思绪，静化思绪，静化心神从而帮助和促进睡眠。本方法是睡眠前仰卧床上，先调整呼吸频率，使其呼吸快慢适度（平和）。然后采取默默地读数字，由 1 开始，到 100 为止，读数过程中连续进行，不能中断，中断再重新开始，读到 100 后再倒回去重新开始，读数时必须消除杂念，并且先快后慢，一直读到入眠时为止。适宜于失眠、入睡困难、睡眠不佳、睡眠不安稳或环境、精神、心理以及情绪影响导致的惯性失眠者均可，沉睡多眠者忌用。

3. 呼吸助眠　呼吸助眠是通过人体自身呼吸深浅、快慢节奏、调节呼吸频率、通气量、以利提高人体血氧饱和度，从而达到益心养脑安神助眠。其方法为平卧或侧卧床上，放松全身躯体肌肉，进行深呼吸。先快后慢，先深后浅，逐渐达到舒、缓、静的呼吸状态。每一式约 20~30 分钟，如果尚未能入睡时可再做一式。适应于各种原因引起的失眠和睡眠不佳。严重心肺病患者禁忌。

4. 音乐催眠　音乐助眠是通过传统歌曲或随唱小调怡情怡神，舒缓和静化人体脑皮层中枢及传导系统的兴奋，增强人体大脑皮层中枢及传导系统的抑制，从而达到助眠的作用。优美的动听的音乐，有助于消除紧张、焦虑、郁闷、狂躁等不良情绪。缓慢悠扬的音乐，如《梅花三弄》《春江花月夜》《平沙落雁》《华尔兹》《摇篮曲》等，具有静心安神、平衡情绪、缓解紧张、镇静催眠的作用。节奏明快、优美动听的音乐，如《蓝色多瑙河》《梦幻曲》《高山流水》等具有开畅心怀、疏解郁闷的作用。悠扬的旋律和节奏多变的音乐，如《百鸟行》《回娘家》《孔雀开屏》《百鸟朝凤》等可消除悲伤、忧闷、紧张、抑郁等情绪。节奏低沉、凄凉悲切的音乐，如《四季歌》《天涯歌女》《葬花》等可以以悲胜怒。

5. 放松催眠　平躺在床上，展开四肢呈八字形，全身肌肉放松，然后手脚用力 3 秒钟后放松；仰卧在床上，双膝屈向腹部，然后双手抱膝 3 秒钟后放松，平躺四肢呈八字形。上述活动交替做 5~10 分钟，全身会逐渐放松，人渐渐进入梦乡。

## 参考文献

[1] 汪卫东，刘艳骄，慈书平．睡眠障碍的中西医结合诊疗基础与临床［M］．北京：中国中医药出版社，2011.

[2] 刘艳骄，高荣林．中医睡眠医学［M］．北京：人民卫生出版社，2003.

[3] 闫雪．睡眠与心理的相关性研究概况［J］．世界睡眠医学杂志．2014（5）：300-304.

# 戒烟干预

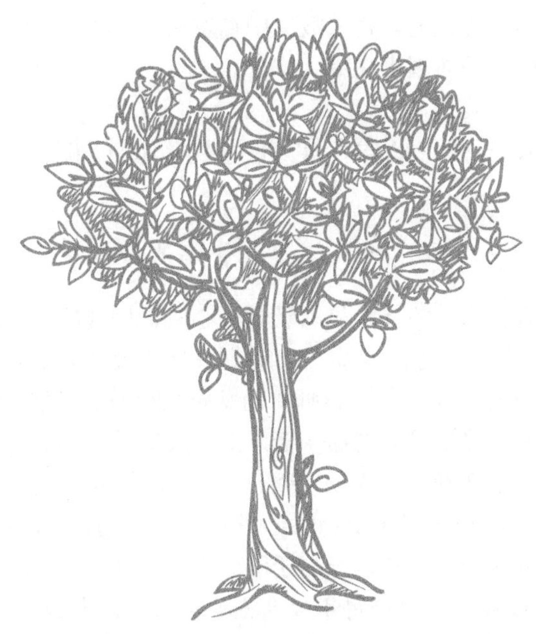

第一章

# 烟草与心血管病

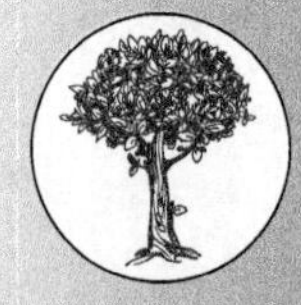

烟草危害是当今世界严重危害人类健康的公共卫生问题之一，世界卫生组织（WHO）早在2008年报告中就指出，全世界吸烟者总数约为13亿，占世界人口的四分之一左右，每年有500多万人因患吸烟相关疾病死亡。如果现在的吸烟情况得不到有效控制，到2030年，全球每年将有超过800万人死于吸烟相关疾病；到本世纪末，吸烟将累计夺去10亿人的生命，其中超过四分之三的死亡人数集中在发展中国家。吸烟也是早死最重要的可预防因素之一。

## 第一节　烟草与心血管病的流行情况

### 一、国外烟草与心血管病流行概况

国外流行病学的调查显示吸烟是心血管疾病的独立危险因素。根据英国心脏基金会报告：吸烟者比非吸烟者的心肌梗死的死亡率增加60%，急性心肌梗死发病风险增加7倍，吸烟使冠心病患者的猝死风险增加3倍以上，戒烟后冠心病患者死亡率降低40%。英格兰和威尔士的一项回顾研究发现，1981—2000年间冠状动脉粥样硬化性心脏病（简称冠心病）的死亡率下降将近一半（48%）归功于吸烟率的下降。据AHA统计，在2000—2004年间美国每年吸烟相关疾病死亡人数为44.3万人，其中35岁以上人群中32.7%死于心血管疾病；每年因吸烟死亡女性17.8万人，其中4万人死于心脏病；且吸烟是当前冠心病患者心源性猝死的强独立预测因子。吸烟使冠心病发病风险增加2~4倍，死亡风险增加2~3倍，卒中风险增加1倍，周围血管疾病发病风险增加10倍。另据统计，在2000年全世界有162万人死亡、超过1/10的心血管病患者死亡与吸烟相关，冠状动脉心脏病中有54%心血管死亡事件归因于吸烟，其次是脑血管疾病（25%）。预计在本世纪，将会有10亿人死于吸烟，其中30%-45%是死于吸烟对心血管的影响。这些过早死亡中，很大一部分将发生在亚洲，这里拥有全球53%烟民，并且吸烟率仍在持续增长中。

## 二、中国吸烟与心血管病流行情况

我国医学科研工作者发布多项有关吸烟与冠心病的研究结果，也证实了吸烟是心血管疾病的独立危险因素。中国是世界上最大的烟草生产国、消费国和受害国，每年死于与烟草相关疾病的人数为100万，超过因艾滋病、结核、交通事故以及自杀死亡人数的总和，占全部死亡人数的12%。我国共进行过三次关于吸烟的流行病学调查。第一次由翁心植教授在1984年组织进行，开创了我国烟草控制的崭新局面；第二次及第三次由杨功焕教授分别在1996年和2002年领导进行，结果受到国内外学术界的一致好评。

2002年第三次国家监测点吸烟调查：吸烟率男性：66%，女性：3.1%；男性吸烟人数：3亿多，女性：2000万；2005年全国散在入户有代表性调查，男性现吸烟率52.9%，总吸烟人群中，戒烟率16.9%，72.4%非吸烟者暴露于二手烟。2008年调查：男性医生吸烟率：57%。

2005年中国归因于吸烟的癌症信息，405112例癌症死亡归因于吸烟，其中男性372264例（占因癌症死亡的32.7%），女性 32848 例（占因癌症死亡的 5.0%）；495221 例癌症患者归因于吸烟，男性 454785 例（占因癌症发病的 30%），女性 40436 例（占因癌症发病的 3.9%）；不吸烟女性因被动吸烟而致肺癌，11507 例肺癌患者，占不吸烟妇女的 11.1%

主动吸烟致缺血性心脏病死亡 169600 人，肺癌死亡 130000 人。被动吸烟致缺血性心脏病死亡 33800 人，妇女 81%；肺癌死亡 22200 人，妇女 74%。

伤残调整生命年（DALYs）丢失（由于缺血性心脏病和肺癌）：主动吸烟，失去 140 万健康人寿年；被动吸烟，失去 25 万健康人寿年。

## 三、吸烟与心血管病的关系

以著名的英国医生研究以及弗莱明翰心脏研究为代表的一系列大型流行病学研究最早揭示了烟草与心血管疾病的关系。吸烟与心血管疾病的关系也是美国卫生总监报告最早关注的主题之一。此后，大量的流行病学、临床和实验室研究证据表明，吸烟在急性心血管事件和动脉粥样硬化疾病中的主导作用。上世纪 90 年代起，烟草与心血管疾病的关系开始受到重视。1990 年美国卫生总监报告指出，大量前瞻性病例研究和病例对照研究证实吸烟是导致冠心病、动脉硬化性外周血管病和卒中的重要原因。2004 年美国卫生总监报告在回顾 2002 年之前发表的相关研究之后，再次确认了这一结论。

吸烟在急性血栓事件中的重要作用远甚于其致粥样硬化作用，这在年轻人群及中年人群中尤为突出，约有 50% 的早发急性心肌梗死（AMI）与吸烟有关。心血管事件在年轻的非吸烟人群中极为罕见，因此年轻吸烟者心血管事件的相对危险度要远远高于较年长的吸烟者。

在全球 52 个国家进行的 INTERHEART 研究证实，吸烟是导致 AMI 的第二大危险因素；吸烟者患非致死性 AMI 的危险较非吸烟者显著升高（OR2.95；P<0.0001）；年轻吸烟者具有最高的人群归因危险度（58.3%；95% CI：55.0% ~ 61.6%），其AMI发病危险较老年吸烟者增加4倍。然而，吸烟导致的超额死亡率随着年龄的增长逐步上升。

在罹患AMI的人群中，吸烟的患者短期生存率更高，这种现象被称为“吸烟者的悖论”，该现象的存在可能是因为这些患者更年轻、合并的其他危险因素更少，因此冠状动脉比年长患者的更健康。尽管吸烟的AMI患者有较高的短期生存率，但是与非吸烟患者相比，他们有更大的急性血栓形成倾向，因此在冠脉搭桥手术后的预后更差。

吸烟可以与其他主要的心血管危险因素产生显著的协同效应，当吸烟与其他危险因素并存时，通常会导致更高的风险，且超过各单一危险因素的叠加效应。Nakamura等研究者对41个队列研究进行汇总分析后证实，吸烟显著增加了收缩压对出血性脑卒中的风险，而在缺血性脑卒中或冠状动脉心脏疾病中没有发现该现象。

## 第二节　香烟的有害成分

### 一、香烟烟雾中的有害成分

烟草燃烧所产生的烟雾是由4000多种化合物所组成的复杂混合物，其中气体占95%，如一氧化碳、氢化氰、挥发性亚硝胺等，颗粒物占5%，包括半挥发物及非挥发物，如烟焦油、尼古丁等。这些化合物绝大多数对人体有害，其中至少有69种为已知的致癌物，如多环芳烃、亚硝胺等，而尼古丁是引起成瘾的物质。

### 二、二手烟烟雾中的有害成分

二手烟雾（second-hand smoking，SHS）指从卷烟或其他

烟草制品燃烧端散发的烟雾，且通常与吸烟者散发的烟雾混杂在一起。二手烟雾中含有几百种已知的有毒或者致癌物质，包括甲醛、苯、氯乙烯、砷、氨和氢氰酸等。二手烟雾已被美国环保署和国际癌症研究署确定为A类致癌物质。与吸烟者本人吸入的烟雾相比，二手烟雾的许多致癌和有毒化学物质的浓度更高。

## 三、吸烟数量与危害的关系

一般情况下，心血管疾病的风险随每日吸烟数量的增加而增加，但并不呈线性相关。首先，每日吸烟数量作为测定烟草烟雾暴露剂量的指标，被广泛用于研究，其有效性值得推敲。吸烟者也许吸食的香烟数量较少，但同时吸入肺内更深，而他们的烟草烟雾暴露程度反而更高。第二，不同的烟草产品，例如“低焦油”“低尼古丁香烟”、雪茄和普通香烟，会因吸食方式不同而导致烟草烟雾暴露剂量被错误估算。第三，吸烟与心血管风险的关联是非线性的。非常低的烟草烟雾暴露水平（低至1~4支香烟每天）就可以使吸烟者死于冠状动脉心脏病的危险比非吸烟者高出近三倍。而每天吸食五支或更多的香烟，暴露-风险曲线的斜率则显著变小。

第二章

# 烟草依赖及其机理

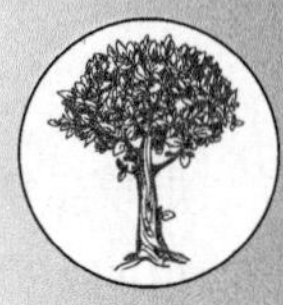

## 第一节　什么是烟草依赖?

许多资料显示，即使接受最有效的戒烟治疗，4 个吸烟者中也只有 1 个能长期戒烟。究其原因，是因为存在烟草依赖现象。世界卫生组织（WHO）将“依赖”具体定义为：在反复使用某类物质后产生的一组行为、认知和生理学现象。主要包括一种服药的强烈欲望、难以控制的用药、坚持用药而不顾其有害后果、用药比其他活动和医务更有优先权、耐药性增加以及有时处于一种躯体的戒断状态。

烟草依赖主要是由于个体反复摄取尼古丁所致的一种慢性易复发性综合征，已作为一种疾病被联合国卫生组织（WHO）列入国际疾病分类（ICD-10、F17.2），归属于精神神经疾病，是一类精神活动物质滥用所导致的疾病。WHO 进一步指出，烟草依赖是由于使用烟草引起的精神和行为障碍。

烟草依赖又称为尼古丁依赖或烟草成瘾，被称为“慢性成瘾性疾病”。烟草依赖的实质是尼古丁依赖，特点为无法控制的尼古丁觅求冲动以及强迫性地、连续性地使用尼古丁，以体验其带来的欣快感和愉悦感，并以此避免可能产生的戒断症状。只有少数吸烟者第一次戒烟时就能完全戒掉，而大多数吸烟者均有戒烟后复吸的经历，需要多次尝试才能最终戒烟。

## 第二节　烟草依赖具有哪些特征?

烟草依赖具有成瘾性疾病的全部特征，包括：①有一种不可抗拒的力量强制性地驱使人们使用该药物，并不择手段地去获得它；②有加大剂量的趋势；③对该物的效应产生精神依赖并一般都产生躯体依赖；④对个人和社会都产生危害。烟草引起成瘾性的主要物质为尼古丁。尼古丁极易由口腔、胃肠、呼吸道黏膜吸收。吸入的尼古丁 90%在肺部吸收，其中 1/4 在几秒钟内即进入大脑。尼古丁对人体最显著的作用是对交感神经的影响，可引起呼吸兴奋、血压升高；可使吸烟者自觉喜悦、敏捷、脑力增强、焦虑减轻和食欲抑制。大剂量尼古丁可对自主神经、骨骼肌运动终板胆碱能受体及中枢神经系统产生抑制作用，导致呼吸肌麻痹、意识障碍等。长期吸入可导致机体活力下降、记忆力减退、工作效率低下，甚至造成多种器官受累的综合病变。尼古丁的最大危害就在于成瘾性，吸烟者一旦成瘾，每 30~40 分钟就需要吸一支烟，以维持大脑尼古丁的稳定水平，当达不到这一水平时，吸烟者就会感到烦躁、不适、恶心、头痛并渴望补充尼古丁，感觉似乎与鸦片毒品无异。

## 第三节　烟草依赖的机制是什么?

烟草依赖的确切机制尚不明确，有证据显示，尼古丁可以刺激中脑边缘系统的多巴胺（DA）能神经元，而中脑边缘叶 DA 系统又是药物成瘾的神经生理基础，因此这可能是尼古丁成瘾的主要原因。这些 DA 能神经纤维从大脑腹侧背盖区投射到包括伏隔核（NAc）、额前皮质在内的几个神经结构区域。NAc 是中脑腹侧被盖区（VTA）DA 能神经元主要投射部位，是构成奖赏环路的主要核团，NAc 内 DA 释放增多，与受体结合从而产生奖赏效应。神经系统中分布着不同的神经元，如烟碱样乙酰胆碱受体（nAChR）。目前确认其中一种在大脑分布最广泛的 nAChR 亚型—α4β2 是尼古丁成瘾的中心环节。尼古丁作为一种对神经刺激相对较弱的物质，当其激动大脑腹侧北区的 α4β2 型 nAChR 时，使其上游和下游的神经突触信号传导机制受到影响，使该区投射至 NAc 的神经元 DA 释放增加，导致 DA 能神经元和 γ 氨基丁酸依赖的神经元系统发生功能性相互作用，产生奖赏效应，反复吸烟后即被强化，从而产生精神依赖。长期摄入尼古丁会导致 nAChR 敏感性下降和数量上调。上述机制是尼古丁的强化效应、奖赏效应、心理渴望以及成瘾行为的关键环节。

## 第四节　烟草依赖的表现有哪些？

尼古丁成瘾神经生物学分期为：①社会性药物获得和急性强化效应阶段；②逐步增强的强迫性药物使用阶段；③依赖阶段。成瘾性存在一螺旋式恶性循环（DSM-5），形成这一恶性循环的三个要素是先占观念—预期，过量用药—沉醉，戒断—负性情感，该循环很适合以不断增强的螺旋形式进行阐述，随着体验的重复，各方面反应升级，最终导致成瘾状态。

尼古丁依赖主要包括躯体依赖和精神依赖。①躯体依赖，又称生理依赖，即反复使用依赖特性药物，一旦停止用药，将发生一系列具有特征性的、令人难以忍受的症状与体征。吸烟者戒烟后出现烦躁不安、易怒、焦虑、情绪低落、注意力不集中、失眠、心率降低、食欲增加等均为停止吸烟后的戒断症状。②精神依赖，又称心理依赖，俗称“心瘾”，表现为对药物的强烈渴求。用药后出现欣快感和松弛宁静感，可以满足心理需要，停药后会产生难以忍受的痛苦和折磨，只得继续使用药物。吸烟的行为与吸烟的地点、时间、环境，甚至物品、人物、视觉、嗅觉等条件产生条件反射，形成心理依赖。

## 第五节　如何评估烟草依赖？

目前评估尼古丁依赖的方法主要有：①采用 Fagerström 尼古丁依赖性评分系统来评价尼古丁依赖程度（见下表 2-2-1）。②尼古丁依赖的 DSM-5 标准：即 1 年中出现下列 3 种或更多表现：a. 尼古丁的效应不断减弱，增加吸烟量以获得相同的效应；b. 戒烟后出现戒断症状；c. 尽量减少吸烟量但对吸烟渴望依然；d. 很多时间花在吸烟和买烟上；e. 为了吸烟延迟社交、工作和娱乐；f. 健康受到威胁，但照吸不误。

表 2-2-1　Fagerström 尼古丁依赖性评分表（FTND）

| 评估内容 | 0 分 | 1 分 | 2 分 | 3 分 |
| --- | --- | --- | --- | --- |
| 您早晨醒来后多长时间吸第一支烟？ | >60 分钟 | 31~60 分钟 | 6~30 分钟 | ≤5 分钟 |
| 您是否在许多禁烟场所很难控制吸烟的需求 | 否 | 是 | | |
| 您认为哪一支烟您最不愿意放弃？ | 其他时间 | 早晨第一支 | | |
| 您每天抽多少支卷烟？ | ≤10 支 | 11~20 支 | 21~30 支 | >30 支 |
| 您早晨醒来后第一个小时是否比其他时间吸烟多？ | 否 | 是 | | |
| 您卧病在床时仍旧吸烟吗？ | 否 | 是 | | |

注：积分 0-3 分为轻度依赖；4-6 分为中度依赖；≥7 分提示高度依赖。

评估尼古丁依赖程度是戒烟工作中的重要环节，对制定戒烟方案、防治戒断症状和减少复吸率十分重要。

第三章

# 烟草与心血管疾病

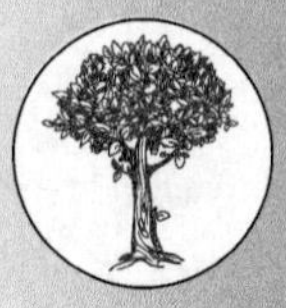

吸烟与心血管病的因果关系是最近二十多年临床研究的重大突破。自 2006 年各国实施无烟令以来，获益最大的是心脑血管病事件下降、急性心肌梗死和各类血栓事件减少。

## 第一节　高血压

吸烟与高血压的关系容易被忽略，主要是因为吸烟引起血压的改变往往是一过性的，并且与神经内分泌活动有关。吸烟不是高血压的病因，但却是一种加重的因素。吸烟还可能是难治性高血压的危险因素之一。难治性高血压定义是指联用 3 种不同类别的降血压药物，包括足量的利尿剂，血压仍然在目标血压之上；或者高血压不被 4 种或 4 种以上的降压药控制，亦称为顽固性高血压。

吸烟的“提神”作用与尼古丁刺激大脑特定部位产生多巴胺分泌增多和交感神经兴奋有关。吸烟还增加对降压药物的抵抗作用，减少降压药物的疗效。吸烟后，动态血压升高 5~10mmHg，心率增加 5~10 次/分，吸烟结束 20 到 40 分钟后，血压和心率才逐渐恢复到吸烟之前水平。频繁吸烟会导致交感神经过度亢进，引起继发性高血压或假性高血压，对于高血压患者，可导致血压水平控制不佳。

## 第二节 冠心病

吸烟导致冠心病风险增高的主要病理生理机制是烟草可致血管痉挛、可使血管内皮功能降低和引起血栓风险升高。吸烟者与不吸烟者相比，发生非致死性 AMI 的可能性增加了 3 倍，并且心脏性猝死的风险也增高。INTERHEART 研究发现，与不吸烟者相比，吸烟者发生非致命性 AMI 的风险显著增加。

英国区域性心脏研究（British regional heart study）观察了 7735 位年龄在 40~59 岁英国男性，8 年随访结果显示，吸烟者发生心源性猝死的风险是非吸烟者的 2 倍以上。Hasdai 等人对 6600 例在 1979 年至 1995 年期间接受经皮冠状动脉血运重建的患者进行了长达 16 年的随访，发现吸烟者发生 Q 波梗死的风险是不吸烟者的 2 倍。吸烟常常是年轻心肌梗死患者的主要病因或诱因。

## 第三节 脑卒中

吸烟可以诱发脑血管痉挛，特别是清晨时吸烟，这种现象更显著。无论是在男性还是女性人群中，吸烟都是缺血性脑卒中、出血性脑卒中和蛛网膜下腔出血的危险因素，并且增加卒中的死亡风险。护士健康研究纳入了 118539 名年龄在 30~55 岁的美国女性，随访时间长达 8 年（1976—1984 年），其结果显示，吸烟者非致命性和致命性卒中的发生率显著增高，并且随每天吸烟支数的增加，卒中的风险也升高。

Kelly 等人在一项队列研究中调查了吸烟和卒中发病率、死亡率之间的关系，纳入了 170000 例年龄在 40 岁以上的中国男性和女性，平均随访时间为 8.3 年。与既往吸烟者相比，当前吸烟者的发生卒中和卒中死亡的相对风险均显著升高，并且与日吸烟数和吸烟时间呈一定的量效关系。

## 第四节　周围血管病

年龄在55岁以上的成年人中，约有20%患有周围血管疾病（peripheral vascular disease，PVD），其中约有一半患者是无症状性的。这些无症状患者中，有5%~10%会在5年内进展为症状性PVD。烟草大大增加了吸烟者罹患PVD的风险，是非吸烟者的7倍，并且吸烟者会比非吸烟者提前10年进展为症状性PVD。发展为跛行的风险随着吸烟力度的增加而增加，而继续吸烟的跛行患者的5年死亡率为40%~50%。吸烟的PVD患者发生的截肢风险也是非吸烟患者的2倍，并且股-腘动脉旁路手术移植失败的风险和术后死亡率都显著增加。

吸烟是腹主动脉瘤最重要的可控危险因素，不仅会导致主动脉粥样硬化的进展，同时也增加了腹主动脉瘤形成和扩展的风险。吸烟者发生腹主动脉瘤的风险显著增加，并且与每日的吸烟量存在明显的量效关系。英国的一项研究纳入了5356名男性与女性，随访时间为1988-1995年，其结果显示，随着每日吸烟数的增加，发生腹主动脉瘤的危险升高。Lederle等人的一项系统性回顾分析显示，在男性人群中，吸烟与腹主动脉瘤的相关性比冠状动脉疾病高2.5倍，比脑血管病大于3.5倍。有史以来最大的一项腹主动脉瘤队列研究，其随访人数超过10万，平均随访年限13年，最长达33年，以临床诊断的腹主动脉瘤为随访终点。在这个队列研究中，每天吸烟量大于等于3包是腹主动脉瘤最强的危险因素（RR：6.6），其次是年龄大于等于65岁。结果显示，吸烟与腹主动脉瘤的风险呈明显的量效关系：日吸烟量<1包、1~2包、大于等于3包，其矫正后的RR分别为3、5、7。

第四章

# 戒烟在心血管病中的紧迫性

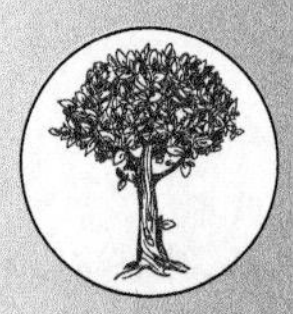

按照目前的发展态势，中国心血管病的患病率和死亡率将高于日本和欧美发达国家，卒中死亡率将是日本、美国和法国的4~6倍，因此，我国心脑血管疾病的防控任重道远。

我国心脑血管病未来发生率趋势不容乐观，预测未来20年慢病患者人数（40岁以上人群），2010年到2030年四种影响健康的主要因素：心肌梗死，中风，糖尿病和慢阻肺的负担（生命年损失）预计将增长近50%。所有慢病负担中，心血管疾病（心肌梗死和中风）比重将超过50%。

## 第一节　吸烟与心血管风险

### 一、吸烟增加急性心肌梗死的发生风险

吸烟者发生非致死性急性心肌梗死的风险是从不吸烟者的2.95倍（OR=2.95；95%CI：2.77~3.14；$P<0.0001$），并且吸烟量与急性心肌梗死风险之间存在明确的量效关系。吸烟增加心源性猝死的发生风险。吸烟者发生心源性猝死的风险是不吸烟者的2.47倍，吸烟是冠心病患者心源性猝死风险的强大、独立的预测因素。吸烟增加冠心病的死亡风险，持续吸烟使男性冠心病患者的死亡风险增加21%，使女性冠心病患者的死

亡风险增加 33%。

### 二、吸烟使冠脉介入治疗后心肌梗死发生风险增高

对 6600 名曾接受经皮穿刺冠状动脉成形术的患者进行了长达 16 年的观察随访。评估比较不同吸烟状态患者于冠脉介入治疗后发生急性 Q 波心肌梗死的风险。其中，曾吸烟者定义为在术前至少戒烟 6 个月的患者。吸烟增加冠脉介入治疗后患者的死亡风险，持续吸烟使冠脉介入治疗后相对死亡风险增加 76%。吸烟增加支架内血栓的形成风险，吸烟患者晚期和极晚期支架内血栓形成的风险是不吸烟患者的 2.55 倍。

### 三、吸烟影响冠心病治疗药物的疗效

β 受体阻滞剂对吸烟者的降压及降心率效果低于不吸烟者。抗心律不齐药物 Meta 分析显示，吸烟者对氟卡尼的代谢清除率显著高于不吸烟者；与不吸烟者相比，吸烟者对口服利多卡因的清除效率显著提高。抗凝药物华法林：吸烟者对华法林的清除率及稳态血浆浓度均提高约 13%。肝素：吸烟者肝素的半衰期缩短，清除率增加。

总之，吸烟与冠心病的发生发展密切相关。吸烟增加急性心肌梗死、心源性猝死的发生风险，增加介入治疗后心肌梗死、支架内血栓的形成风险，增加介入治疗后患者的死亡风险，并且影响冠心病治疗药物的疗效。

## 第二节　戒烟的心血管获益

美国一组流行病学调查数据显示，心血管危险因素恶化导致心血管病事件增加 17%，其中肥胖增加 7%，糖尿病增加 10%；危险因素改善所致心血管事件减少 65%，其中人群血压

下降占 20%，戒烟占 12%，降胆固醇占 24%，体力活动占 5%；临床治疗降低心血管事件达 47%，其中急性心肌梗死（AMI）治疗占 10%。二级预防占 11%，心力衰竭占 9%，心绞痛 CABG 或 PTCA 占 5%，高血压治疗占 7%，他汀（一级预防）占 5%。戒烟对心血管死亡下降的贡献率为 12%，仅次于血压和血脂的控制效果。

## 一、戒烟可实现心血管早期和远期显著获益（表 2-4-1）

表 2-4-1　戒烟的心血管获益

| 心血管危险因子 | 戒烟 | 减少吸烟 |
| --- | --- | --- |
| 炎症和止血标志物 | | |
| 血浆纤维蛋白原 | ↓ | |
| 局部经皮氧分压 | ↑ | |
| 红细胞压积 | ↓ | ↓ |
| 白细胞计数 | ↓ | ↓ |
| 红细胞计数 | | ↓ |
| 血红蛋白 | | ↓ |
| HDL | ↑ | ↑ |
| LDL | ↓ | |
| HDL/LDL 比值 | ↑ | ↑ |
| 平均红细胞容积 | | ↓ |
| CRP | ↓ | |
| 血黏度 | ↓ | |
| 血浆黏度 | ↓ | |

续表

| 心血管危险因子 | 戒烟 | 减少吸烟 |
| --- | --- | --- |
| 生理标记物 | | |
| 冠脉内皮功能 | 新发 MI 患者得以改善 | |
| 动脉压 | ↓ | |
| 心率 | ↓ | ↓ |
| 振荡顺应性 | ↑ | |
| 动脉僵硬度（增强指数） | ↓ | |
| 动脉粥样硬化 | 外周动脉逆转 | |

| 戒烟时间 | 心血管获益 |
| --- | --- |
| 2 个月 | 血压和心率下降 |
| 3 个月 | 改善心血管生物标记物 |
| 6 个月 | 降低 CVD 危险参数<br>改善动脉僵硬度<br>改善近期发生 MI 患者冠脉内皮功能 |
| 1 年 | 降低二次 CHD 风险 |
| 5 年 | 降低心血管死亡、MI 和卒中的风险<br>改善炎症和止血标记物 |
| 20 年 | 逆转外周动脉粥样硬化<br>使炎症和止血标记物恢复至正常水平 |

戒烟 6 个月后心血管功能明显获益。无论是戒烟还是减少吸烟量，均可显著降低心血管相关危险因素。

## 二、戒烟使冠心病的死亡风险降低

一项 Meta 研究分析了 2003 年前发表的 20 项在冠心病患者群中评估戒烟影响的前瞻性研究，评估冠心病患者的戒烟疗效。结果显示，与继续吸烟者相比，戒烟的冠心病患者相对死亡风险降低 36%（RR，0.64；95%CI，0.58-0.71）；与其他冠心病二级预防措施相比，戒烟是最强有力的干预措施。

## 三、戒烟降低急性心肌梗死的发生风险

戒烟数年后，发生急性心肌梗死的风险明显下降；并且戒烟年数与风险存在显著的负相关（$P<0.0001$），提示越早戒烟获益越大。戒烟降低心肌梗死后的死亡风险，与心肌梗死后继续吸烟者相比，戒烟者的死亡风险降低 46%（OR，0.54；95%CI，0.46~0.62）。戒烟降低冠脉介入治疗后患者的死亡风险。PCI 术后持续吸烟者与戒烟者相比，死亡风险增加 44%（1.44，95%CI，1.02~2.11）。持续吸烟者和戒烟者的生存曲线在 PCI 术后很快发生分离，并且随着随访时间的延长差距增加。戒烟可降低再发心脏骤停的发生风险。与持续吸烟者相比，戒烟者再发心脏骤停的风险降低 8%。

第五章

# 如何加强心血管临床戒烟工作

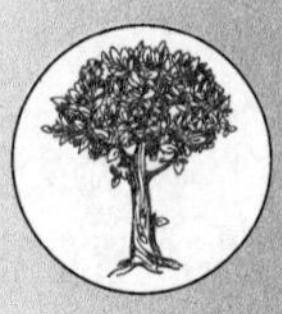

## 第一节　提高对戒烟工作的认识

几乎所有国家心血管疾病指南中均将戒烟列为重要干预措施。欧美和我国心血管疾病相关指南中对戒烟的要求归纳为3点：针对心血管疾病一级预防，对20岁以上所有成人需要评估吸烟情况，并建议戒烟；针对心血管疾病二级预防，所有冠心病和/或外周血管动脉硬化患者，需评估吸烟情况，并建议戒烟；特别强调需要戒烟的疾病包括：PCI围手术期和术后、冠状动脉旁路移植术围手术期和术后、慢性稳定性心绞痛、不稳定性心绞痛/非ST段抬高型心肌梗死、ST段抬高型心肌梗死和外周血管疾病。

戒烟是防治冠心病的重要组成部分，不同国家心血管疾病指南中均将戒烟列为重要干预措施，戒烟能够为冠心病患者带来巨大益处。

总之，心血管病患者戒烟的意义概括如下：

1. 降低冠心病的死亡风险。
2. 降低急性心肌梗死的发生风险。
3. 降低心肌梗死后的死亡风险。
4. 降低冠脉介入治疗后患者的死亡风险。

## 第二节　烟草依赖的评估标准

吸烟成瘾称为烟草依赖，烟草依赖是一种慢性疾病。戒烟医生在帮助患者戒烟时，首先应判断患者是否患有烟草依赖并对严重程度进行评估。在过去 1 年内体验过或表现出下列 6 项中的至少 3 项，可诊断为烟草依赖。

1. 强烈渴求吸烟。
2. 难以控制吸烟行为。
3. 当停止吸烟或减少吸烟量后有时会出现戒断症状。
4. 出现烟草耐受表现，即需要增加吸烟量才能获得过去吸较少烟量即可获得的吸烟感受。
5. 为吸烟放弃或减少其他活动及爱好。
6. 不顾吸烟的危害坚持吸烟。



## 第三节　心血管医生的角色和作用

70%~90%的吸烟者每年与医生接触，约 70%的戒烟成功者是由医生的劝告实现的。吸烟者每年戒烟的平均比例约为 2%，而医生简短的建议会使戒烟率提高一倍。

### 一、启动戒烟的要求

心内科医生必须为心血管疾病患者提供合适的戒烟项目。临床证据表明，心血管患者应被强烈推荐戒烟。心血管患者需要在心血管病急性期停止吸烟，并在今后恢复期内持续戒烟。

### 二、评估烟草依赖严重程度

烟草依赖评估量表和吸烟严重度指数（heaviness of

smoking index，HSI）是评估烟草依赖严重程度的简便方法。烟草依赖评估量表和吸烟严重度指数的累计分值越高，说明吸烟者的烟草依赖程度越严重，该吸烟者从强化戒烟干预，特别是戒烟药物治疗中获益的可能性越大。依据 Fagerström 烟草依赖评估量表，积分 0—3 分为轻度依赖；4—6 分为中度依赖；≥7 分提示高度依赖。

## 三、识别戒断症状（表 2-5-1、表 2-5-2）

**表 2-5-1　烟草戒断症状**

| 症状 | 持续时间 |
|---|---|
| 易激惹 | <4 周 |
| 抑郁 | <4 周 |
| 不安 | <4 周 |
| 注意力不集中 | <2 周 |
| 食欲增加 | >10 周 |
| 睡眠障碍 | <1 周 |
| 吸烟渴求 | >2 周 |

- 烟草依赖者会出现戒断症状，但并非每个人都会出现所有症状
- 戒断症状不是长期持续存在的，大部分症状在戒烟后 4 周内消失

患者可通过使用戒烟药物及改变认知与行为等方法缓解戒断症状

**表 2-5-2　烟草戒断症状量表***

| 项目 | 评分 | 项目 | 评分 |
|---|---|---|---|
| 吸烟的冲动 | | 焦虑 | |
| 易激惹、受挫感或生气 | | 坐立不安 | |
| 难以集中注意力 | | 入睡困难 | |

续表

| 项目 | 评分 | 项目 | 评分 |
| --- | --- | --- | --- |
| 食欲增加 | | 睡眠易醒 | |
| 情绪低落 | | | |

以上各项为戒烟者在过去一天中的感受，以 0~4 分计分。完全没有：0 分；轻微：1 分；中度：2 分；严重：3 分；非常严重：4 分

* 明尼苏达烟草戒断症状量表（MNWS）

第六章

# 戒烟方法和技巧

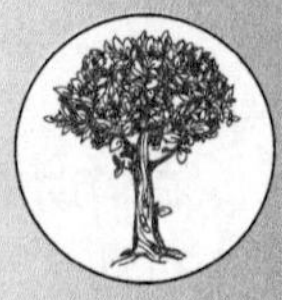

## 第一节　戒烟的阶梯过程

戒烟不是一个简单的中断吸烟行为，戒烟涉及到行为与环境、躯体与心理、意识与潜意识、戒断与复吸等多种矛盾抵抗，无论是医生还是患者，都应对此有充分的思想准备，做长久打算。对于戒烟干预的结果，也不应简单地理解为“戒”或“没戒”，而是渐进的、阶段性的阶梯过程。先控烟后戒烟也是一种可行的方法。控烟主要是控制吸烟的频率、数量、时间和场合，后面章节还会详细阐述（图 2-6-1）。

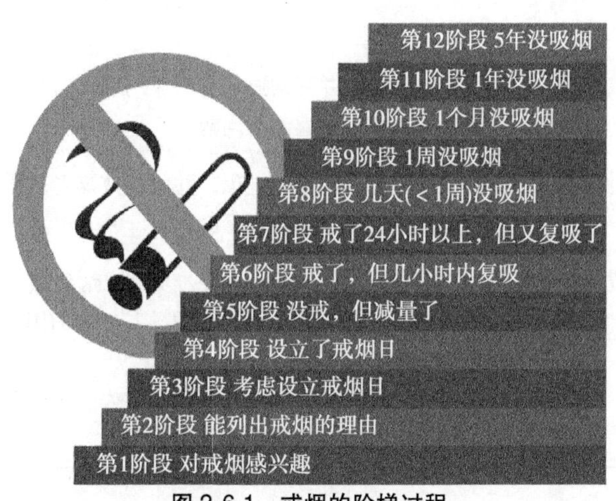


图 2-6-1　戒烟的阶梯过程

## 第二节　医生对戒烟过程的指导

在辅助戒烟过程中，医生处于主动地位，而患者绝大多数处于被动状态，因此，在启动戒烟的初始阶段，医生应该发挥积极的主角作用。

### 一、启动戒烟项目

对吸烟者来说，戒烟是一件大事，戒烟医生应该给患者留下足够的思考时间，应该在患者具有积极主动的戒烟愿望时，再参考下表启动戒烟项目（表 2-6-1）。

**表 2-6-1　戒烟干预的医患沟通**

| 患者状态 | 医生措施 |
| --- | --- |
| 吸烟者 | 简短戒烟干预：提供医疗卫生服务过程中，应建立首诊询问吸烟史制度，明确建议吸烟者戒烟。 |
| 无戒烟意愿 | 5R 法 |
| 有戒烟意愿 | 5A 法 |
| 开始戒烟者 | 给予充分肯定，并强调戒烟对健康的巨大益处，并帮助他们解决戒烟中遇到的问题。 |
| 戒烟过程中 | 持续关注戒烟者的戒烟进程，并告知戒烟者若出现复吸倾向应主动向医生寻求帮助。 |
| 戒烟成功后 | 与他们探讨戒烟的经验，进一步巩固戒烟状态。<br>告诫戒烟成功者可能还会遇到诱导其复吸的因素，应有所戒备并加以抵制。<br>告知戒烟者如有复吸发生，应尽早报告医生以获得及时干预，不要“羞于”报告。 |

## 二、简短戒烟干预

简短戒烟干预方法适于所有门诊的吸烟患者。简短戒烟干预一般耗时不超过 3 分钟，但可促进吸烟者尝试戒烟并提高戒烟成功率。适于在普通门诊工作中实施。对于有戒烟愿望的患者要进一步评估和治疗。对于戒烟愿望不强需要进一步说服和教育的患者，及时转到专科戒烟门诊（图 2-6-2）。

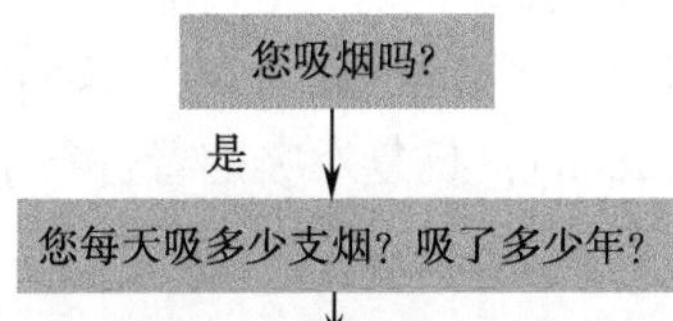


- 吸烟会严重危害您的健康，导致多种疾病，如肺癌、慢性阻塞性肺疾病或冠心病等，您必须马上戒烟!
- 您的疾病与吸烟密切相关，戒烟是疾病治疗的一个重要部分，您必须彻底戒烟!

想戒

- 吸烟成瘾(烟草依赖)是一种慢性疾病。
- 除凭毅力戒烟之外，现在还有专业的戒烟方法可以帮您戒烟。
- 您可以去专业戒烟门诊或拨打戒烟热线咨询有关问题。

不想戒

- 那您先看看相关资料。
- 再次告诫您的病情需要彻底戒烟。
- 您可以去戒烟门诊或拨打戒烟热线咨询有关问题。

**图 2-6-2　简短戒烟干预**

询问并记录吸烟状况——吸烟的危害，吸烟与疾病的关系，建议戒烟——提供戒烟指导和帮助/激发戒烟动机。

## 三、5R 法

5R 方法相对比较正规，能增强吸烟者的戒烟动机，适于在戒烟门诊中实施。

相关（Relevance）：使吸烟者认识到戒烟与其自身和家人的健康密切相关，特别是对妇女儿童的影响。

危害（Risk）：使吸烟者认识到吸烟的严重健康危害，找出与吸烟直接有关的具体疾病。

益处（Rewards）：使吸烟者充分认识到戒烟的健康益处，包括近期的和远期的获益。

障碍（Roadblocks）：使吸烟者知晓和预估戒烟过程中可能会遇到的问题和障碍。同时，让他们了解现有的戒烟干预方法（如咨询和药物）可以帮助他们克服这些障碍。

反复（Repetition）：反复对吸烟者进行上述戒烟动机的干预，提高戒烟愿望和增强戒烟毅力。

## 四、5A 法



5A 法是戒烟门诊医生常使用的诊治流程，简洁实用。

询问（Ask）并记录所有就医者的吸烟情况、不适症状和戒烟愿望。

建议（Advise）所有吸烟者必须戒烟或控烟，对心内科患者，直接下达戒烟医嘱。

评估（Assess）吸烟者的戒烟意愿、尼古丁的依赖、心理依赖程度和烟草的损害。

提供戒烟帮助（Assist）。向吸烟者提供实用戒烟咨询。向吸烟者提供戒烟资料，介绍戒烟热线（全国戒烟热线 400-888-5531、400-808-5531，卫生热线 12320）。推荐有戒烟意愿的吸烟者使用戒烟药物。

安排（Arrange）戒烟教育和随访：吸烟者开始戒烟后，应安排有规律的随访。

## 五、随　访

6 个月内随访次数不宜少于 6 次。随访的形式可以是要求戒烟者到戒烟门诊复诊或通过电话了解其戒烟情况（图2-6-3）。

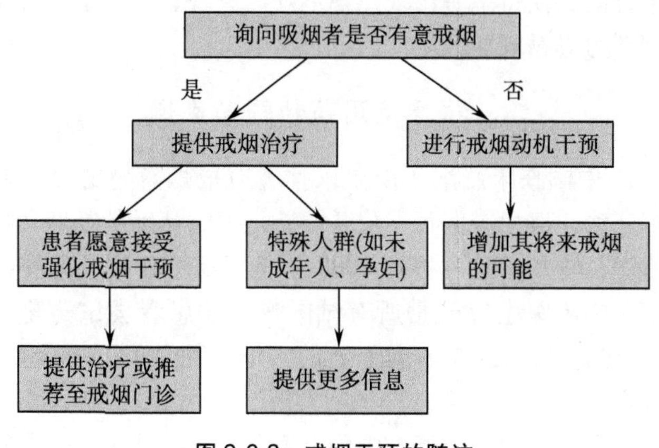


图 2-6-3 戒烟干预的随访



# 第三节 戒烟策略与效果

## 一、干 戒

仅凭个人毅力戒烟的方法称为干戒。干戒的成功率极低。未经任何戒烟治疗的尝试戒烟者 6 个月的长期戒断率仅为 3%~5%。许多严重心脏疾病患者，如急性心肌梗死患者，迫不得已戒烟，为时已晚。对于这类心血管病患者来说，干戒的危害较大。

1. 干戒影响患者的心理健康 一项研究评价干戒患者戒烟前后的心境状态，结果表明戒烟前患者的心境状态量表（POMS）评分（中值 13.6）与普通成年人（中值 17.8）相近，但是戒烟 5 天时患者的评分升高（中值 27.4）至近似精神科门诊患者的水平（中值 25.1）。

2. 干戒影响患者的内分泌平衡　干戒会使患者 HPA 轴过度活跃，导致体内肾上腺皮质激素（ACTH）、皮质醇及催乳素水平升高，使得患者出现焦虑不安、失眠、脾气暴躁且难以集中注意力等精神症状。

### 二、推荐使用药物辅助戒烟

2015 中国临床戒烟指南要求推荐有戒烟意愿的吸烟者使用戒烟药物。医生应向每一位希望获得戒烟帮助的吸烟者提供有效戒烟药物的信息。根据 2008 年美国烟草使用及依赖症治疗指南，临床医生应鼓励所有试图戒烟的患者尝试药物干预（除外有禁忌证或目前证据不足的人群，如孕妇、不吸烟者、轻度吸烟者以及青少年）。

心血管病患者戒烟处方中国专家共识对吸烟患者分层管理建议中，对于有 2 个以上危险因素的未戒烟患者或者复吸患者，推荐使用戒烟药物治疗。



## 第四节　烟草依赖的常用药物治疗

### 一、各类戒烟药物的特点

伐尼克兰：$\alpha_4\beta_2$ 尼古丁乙酰胆碱受体部分激动剂，可使长期戒烟率提高 2 倍以上，可能出现恶心、失眠等不良反应。

尼古丁替代疗法：通过向人体释放尼古丁，代替或部分代替吸烟者通过吸烟获得的尼古丁，从而减轻或消除戒断症状。

安非他酮：一种抗抑郁药，可能出现口干、失眠、头晕和发热等不良反应。

不同戒烟药物/产品的药理特点如下表 2-6-2。

表 2-6-2　常见戒烟药物特点

| | 伐尼克兰 | 尼古丁替代治疗 | 安非他酮 |
|---|---|---|---|
| 作用机制 | 高选择性 $\alpha_4\beta_2$ 乙酰胆碱受体部分激动剂双向调节，激动剂作用缓解戒断症状，拮抗剂作用减少吸烟的快感 | 缓慢和小剂量的向大脑递送尼古丁，使乙酰胆碱受体产生“脱敏作用” | 增加去甲肾上腺素、5 羟色胺及多巴胺的浓度降低对尼古丁的渴求 |
| 不良反应 | 恶心是最常见不良反应，此外还有睡眠异常、便秘、胀气、呕吐等 | 因给药途径不同引起皮肤过敏、口腔、咽、鼻、喉不适及恶心等消化道症状 | 困倦和口干，也有湿疹及其他过敏反应引起的瘙痒、荨麻疹、血管神经性水肿等 |
| 注意事项 | 有报告出现严重精神神经症状、自杀、血管神经性水肿和超敏反应、严重皮肤反应。出现上述症状立即停用 | 咀嚼剂和舌下含片必须餐后或饮用酸性饮料 15 分钟后使用。气道高反应性者避免使用吸入剂和鼻喷剂 | 禁止与氟西汀、金刚烷胺同服，以免发生精神症状，肝肾功能损害患者慎用 |
| 禁忌证 | 有严重肾功能不全患者（肌酐清除率<30 毫升/分）慎用 | 不稳定性或恶化性心绞痛、AMI、严重心律失常者禁用，稳定性心绞痛，脑血管病等严重心血管疾病慎用 | 癫痫发作者、突然戒酒或停用镇静剂者禁用 |

## 二、戒烟药物的临床研究

在稳定型冠心病患者中，伐尼克兰与安慰剂比较，持续戒烟率明显提高。一项多中心、双盲、随机、安慰剂对照试验，将 714 例稳定型冠心病患者随机分为伐尼克兰（畅沛®）治疗组或安慰剂组，随访52周。结果显示，在9~12周、9~24周和9~52周，伐尼克兰（畅沛®）组的持续戒烟率均显著高于安慰剂组（$P<0.0001$）。两组安全性对比结果：伐尼克兰（畅沛®）戒烟治疗时，安全可靠。

一项多中心、双盲、随机、安慰剂对照试验，在急性冠脉综合征（ACS）患者中比较伐尼克兰与安慰剂的7天时点戒断率，将302例住院ACS患者随机分为伐尼克兰治疗组或安慰剂组，用药12周，主要研究终点为在24周使用呼气式一氧化碳证实的7天时点戒断率。结果显示，在研究终点时，伐尼克兰（畅沛®）组的7天时点戒断率显著高于安慰剂组（47.3% vs 32.5%，$P=0.012$）。伐尼克兰在ACS患者中的安全性与安慰剂相当。停药30天内，伐尼克兰与安慰剂组间的不良事件发生率相似，严重不良事件发生率分别为11.9% vs 11.3%，主要不良心血管事件发生率分别为4.0% vs 4.6%。

总之，作为心血管病二级预防的重要组成部分，医生必须对心血管疾病患者提供合适的戒烟项目；干戒的成功率极低，临床医生应鼓励所有试图戒烟的患者尝试药物干预。尼古丁替代疗法在心血管病急性期患者中禁用，伐尼克兰具有在冠心病和ACS患者中有效性和安全性的使用证据。

第七章

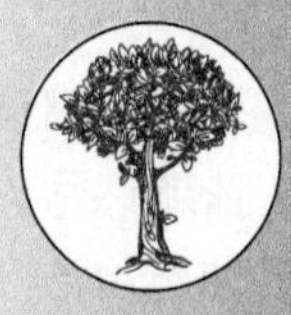

# 戒烟门诊

## 第一节　戒烟门诊的作用

### 一、宣　传

吸烟是各类心血管可控危险因素中最有意义的危险因素。吸烟致动脉粥样硬化作用机理是：血管舒缩活动失衡、血管内皮功能失调、斑块不稳定和血栓形成。心血管疾病患者在药物治疗方案实施之前首先要戒烟，戒烟的益处包括延缓疾病进展、减少再次住院和降低死亡率。所有内科医师都要熟悉戒烟药物和其使用方法，应该力劝患者戒烟，并给予必要的医学援助。

近几年，关于吸烟对氯吡格雷药代动力学和临床抗栓治疗的争论喋喋不休，在医学界引起一定的误导。一种观点认为吸烟可以增强氯吡格雷抗血小板的疗效，对于PCI术后患者反而改善其预后。美国许多军队老兵在PCI术后继续吸烟，结果有人发现心血管预后改善，故把这一现象称为“吸烟者的天堂”。吸烟患者PCI后的心血管预后与非吸烟者不同吗？2013年的一项研究重新回顾了2004-2009年的美国荣军医院的单中心临床资料，结果表明，调整年龄后的非吸烟组与吸烟组在预后方面没有统计学差别。

## 二、给予戒烟援助

戒烟门诊给予戒烟患者的戒烟援助包括，戒烟咨询、尼古丁依赖评估、健康宣教、心理疏导、非药物行为治疗、物理康复和药物治疗。戒烟药物治疗包括尼古丁替代药物、安非他酮、伐尼克兰、金雀花碱（Cytisine）和中枢神经系统药物/抗精神失常药物去甲替林（Nortriptyline），均可以增加戒烟疗效。伐尼克兰作为一种新型的戒烟辅助药物，与尼古丁替代疗法（nicotine replacement therapy，NRT）联合使用同样有效，是安全的戒烟疗法。各类戒烟方法的戒烟效率和不良反应有所不同，临床工作中可根据戒烟者自身的不同特点进行相应的选择。

## 三、针对戒烟患者的随访

加强随访有助于戒烟的成功率。对于戒烟失败的患者，通过随访可以达到控烟的效果。

# 第二节　戒烟门诊的组织架构

专职戒烟门诊设有戒烟诊室，有高级职称医生定时出诊。普通门诊由于日常工作所限，开展戒烟工作效果有限，可以在简短问诊后推荐患者去戒烟门诊诊疗。

# 第三节　戒烟门诊的工作流程

## 一、烟草依赖的诊断以及程度的评估

1. 烟草使用的评估　治疗烟草使用和依赖的第一步是识别烟草使用者。按照世界卫生组织国际疾病分类 ICD-10 诊断标准，确诊烟草依赖综合征通常需要在过去一年内体验过或表现出下列六条中的至少三条：①对吸烟的强烈渴望或冲动感；②对吸烟行为的开始、结束及剂量难以控制；③当吸烟被终止或减少时出现生理戒断状态；④耐受的依据，例如必须使用较高剂量的烟草才能获得过去较低剂量的效应；⑤因吸烟逐渐忽视其他的快乐或兴趣，在获取、使用烟草或从其作用中恢复过来所花费的时间逐渐增加；⑥固执地吸烟不顾其明显的危害性后果，如过度吸烟引起相关疾病后仍然继续吸烟。

2. 尼古丁依赖的评估　大多数吸烟者都有程度不同的尼古丁依赖。尼古丁依赖的程度一般与吸烟的强度和烟龄有关，但也有少数人，尼古丁依赖可以很快发生，有些吸烟者甚至仅几支香烟后就表现出依赖，特别多见于复吸者。常规的尼古丁依赖的评估可以预测吸烟者在停止吸烟后是否会出现尼古丁戒断反应，以及评估辅助戒烟的力度和方式。

尼古丁戒断综合征通常表现为对烟草的渴望，同时有以下表现：

情绪低落、失眠、易激、挫折感、易发怒、焦虑、难以专注、坐立不安、口腔溃疡、便秘、食欲增大或体重上升。

尼古丁依赖较重的吸烟者可表现为睡醒后吸烟、生病时吸烟、戒烟困难、早上第一支烟难戒掉以及上午吸烟比下午多等特点。

正如前面所叙述的，目前世界上公认的尼古丁依赖标准评估量表为1990年由Fagerstrom所制定的尼古丁依赖检验量表（Fagerstrom test for nicotine dependence，FTND）。该量表的判断结果与血浆尼古丁及其代谢产物可替宁水平等生物指标一致性较好，在临床应用中具有简便、实用和可靠等优点。此外，其他用于尼古丁依赖评价的方法还有Fagerstrom的容忍量表（Fagerstrom Tolerance Questionnaire，FTQ），美国精神病学协会制定的精神障碍诊断和统计手册（diagnostic and statistic manual，DSM）等亦可作为参考标准。FTQ 是 FTND 问卷的前身，而 DSM 则强调吸烟戒断的欲望和戒断中的情绪变化，和 DSM 相比，FTND 更倾向于早晨起床时的吸烟情况，并强调吸烟的严重程度。因此 FTND 比较侧重于评价尼古丁成瘾的躯体依赖情况，而 DSM 则比较侧重于评价尼古丁成瘾的精神依赖情况。但 FTND 和 DSM 对尼古丁依赖的诊断具有很好的相合性。

## 二、戒烟咨询技巧和方法

1. 初次戒烟患者　至少有 70%的吸烟者每年会看一次内科医生，大约三分之一的吸烟者每年会看一次牙医。此外，吸烟者每年还会接触助理医师、助理护士、护士、内科、职业病的治疗专家、药剂师、顾问以及其他的临床工作者。因此，事实上，所有的临床工作者都有机会干预和治疗吸烟者的烟草依赖。此外，据报道，大约有 70%的吸烟者有戒烟的意愿，大约有三分之二的复吸者在复吸的 30 天内有再次戒烟的意愿。这些数据表明，大部分的吸烟者有戒烟的意愿，临床工作者以及卫生系统有机会较频繁地接触吸烟者，同时，临床工作者在吸烟者眼中有较高的信任度，劝解戒烟的效率更高。更进一步说，准确识别烟草使用的情况不仅是治疗成功的基础（如医生的建议），而且它能指导临床医生根据吸烟者的烟草使用情况及戒烟意愿来制定合适的治疗方案。

2. 简单的 5A 法问诊　可以把前文所述的 5A 法简单地分为 5 步，分别是：①询问患者是否使用烟草；②建议患者戒烟；③评估患者戒烟的意愿；④帮助那些具有戒烟意愿的患者戒烟；⑤安排随访以防止复吸。上述策略被设计得尽量简单，以至于临床医生只需花费 3 分钟或更少的时间，便于使用和推广。

医生与患者一对一的戒烟咨询是一种有效的戒烟方法，

在戒烟咨询时进行吸烟有害和戒烟有益的健康宣教非常必要和有效，结合患者自身疾病或已经造成的危害或潜在的危害进行讲解戒烟的必要性，可以提升患者戒烟的决心和毅力。在给患者使用戒烟药物的同时给予咨询或是在咨询时给予药物辅助治疗，都会使戒烟效果明显改善。因此，在条件允许的情况下，对有戒烟意愿的吸烟者应尽量联合使用戒烟咨询和药物治疗。

## 三、对不同吸烟患者的个体化评估

1. 对于有戒烟意愿的吸烟者　中国戒烟指南指出，对于有戒烟意愿的吸烟者可以使用5A方案进行简短干预。这些步骤都很简单，一般耗时不超过3分钟。5A方案与美国国家癌症中心、美国医学会以及其他的一些机构推荐的戒烟策略是一致的，可根据实际情况实施这些干预措施。新西兰戒烟指南提出了简单易记的“ABC”方案，即A（Ask）：询问患者是否吸烟；B（brief advice）：建议吸烟者立即戒烟；C（cessation support）：为吸烟者提供戒烟支持。在临床工作中，即使医生非常繁忙，至少也应询问并记录来诊者是否吸烟，建议所有吸烟者必须戒烟，向有戒烟意愿的吸烟者提供简单的戒烟帮助，如处方戒烟药物和/或进行简短戒烟咨询，并推荐他们到戒烟门诊。

2. 对于尚无戒烟意愿的吸烟者　对于尚无戒烟意愿的患者，医生应该给予简短的控烟知识宣传和戒烟动机寻访。对于不想戒烟但经医生干预后产生戒烟意愿的患者，患者拒绝戒烟的原因可能为：尼古丁的生理依赖或吸烟的心理依赖；缺乏烟草危害健康及戒烟益处的知识；缺乏经济来源；对于戒烟存在恐惧或顾虑；由于之前的失败经历导致信心不足。对于心血管病急症、重症住院患者应强制其戒烟，借助其被动戒烟期间，做好心理和药物的辅助戒烟援助工作。

戒烟动机是戒烟的初始动力。动机访谈是一种以患者为核心的直接咨询干预方式，对上述患者有效。医生使用动机访谈策略的重点是探索吸烟者的感受、信心、想法以及价值观，以求努力揭示吸烟者的矛盾心理。一旦找出矛盾心理，医生就应该对患者进行选择性地引导、支持和强化以帮助他们改变（如戒烟的原因、想法、戒烟的意义等）和做出承诺（改变不良的吸烟行为，如不在家里或公共场所吸烟等）。

动机访谈有四个主要的原则：①共情；②发展差异；③处理阻抗；④支持自我效能。由于这是一种专业技能，因此需要对相关医务人员进行动机访谈的专业培训。咨询过程中可以使用 5R's 方法：相关性（relevance）、危险性（risk）、益处（reward）、障碍（roadblocks）以及反复（repetition）。应用 5R's 法可以增加吸烟者的未来戒烟尝试。

3. 对于戒烟后复吸者　表 2-7-1 显示的是一些常用的针对复吸者咨询技巧：解决问题/技巧训练以及在治疗过程中给予支持的方法。这些方法主要用于复吸者简短的戒烟干预治疗，同时是戒烟强化治疗的基础。

**表 2-7-1　针对复吸者咨询技巧**

| 咨询信息 | 线索和原因 |
|---|---|
| 识别可能增加复吸的危险因素和原因 | ● 负性情绪或心理压力；<br>● 处于吸烟的生活环境和工作环境；<br>● 饮酒；聚会；<br>● 与条件反射相关的吸烟冲动；<br>● 存在吸烟的诱发因素；<br>● 容易获得烟草的条件；<br>● 戒断症状；<br>● 戒烟知识误区：突然戒烟不好。 |

续表

| 咨询信息 | 线索和原因 |
|---|---|
| 解决复吸危险因素的方法 | ● 强化戒烟；减少负性情绪，给予必要的心理疏导<br>● 戒烟期间尽量避免诱发吸烟的情形和环境；<br>● 主动克制心理性依赖；避免条件反射刺激；训练新的戒烟反射；<br>● 改变生活习惯；<br>● 学会认知并改变行为以应对吸烟冲动（如分散注意力）。<br>● 戒烟后如果再吸烟，哪怕是一口烟，都会增加复吸的可能；<br>● 戒断症状最明显的时期是戒烟开始后的 1~2 周内，但可能会持续数月。这些症状包括负性情绪、吸烟的冲动以及注意力不集中等；<br>● 药物辅助治疗。 |



## 第四节 戒烟依赖的治疗措施

### 一、简单的临床干预（Brief Clinical Interventions）

简单临床干预的实施可以被任何临床医生胜任，尤其适用于那些需要面对大量患者，受时间约束的医生。花费三分钟实施的干预就能显著提高戒烟率。此外，这些干预方案适用于所有人群，包括孕妇、青少年、老烟枪、有药物并发症的吸烟者、有心理疾病的吸烟者以及少数民族。心内科医生和康复治疗师针对心血管疾病的发病机理和风险进行控烟宣教，能够帮助患者建立新的戒烟动机。简单的干预方案对以下三类人群有效：具有戒烟意愿的吸烟者，不具有戒烟意愿的吸烟者，以及最近刚戒烟的吸烟者。干预实施的目标是识别所有烟草使用的患者，然后在其每一次临床随访中提供一次简单的临床干预。

鉴于每年都有那么多吸烟者就诊，临床医生应该随时准备对那些具有戒烟意愿的吸烟者进行干预。医生的劝告和戒烟药物辅助治疗可以取得最佳效果。但是如果吸烟者抗拒联合治疗，那么应该采取单独的药物治疗或者劝告，因为单独的药物治疗或者劝告都是有效的。任何时候，只要患者有戒烟的意愿，就应该及时进行药物和劝告的联合治疗。当使用药物治疗时，应该考虑一些特殊情况，比如药物之间的配伍禁忌、缺乏药物有效性证据的特殊人群（比如孕妇、非吸烟的烟草使用者、轻度吸烟者以及青少年）。

## 二、心理和行为治疗

烟草依赖包括生理依赖和心理依赖。生理依赖随着烟草戒断，一般在一个月左右会逐渐消失，而心理依赖在自然状态下，会持续三个月左右。戒烟后早期复吸者大多由于生理性依赖的缘故，而晚期复吸者多数由于心理依赖的缘故。行为的因素也对复吸有一定影响。

戒烟者首先要有戒烟愿望，强烈的戒烟愿望本身就是戒烟成功与否的保证；其次要有明确的戒烟动机，不同的戒烟动机带来的戒烟动力不同。一些心血管病患者由于吸烟已经造成健康严重受损，不得不戒烟，这种被动的戒烟动机往往带来比较强烈的动力，而健康者为了预防吸烟对健康损害的戒烟动机相对较弱。

烟草的心理依赖表现多样，因人而异，大多数为长期有规律吸烟形成的心理习惯和条件反射，如心理压力大时吸烟、写作或办公时吸烟、上卫生间时吸烟；还包括特定时间、特定环境、或碰到特定对象，甚至某一个特定动作，诱发的吸烟冲动。因此，无论是戒烟指导医生还是患者本人，都应该了解烟草心理依赖在戒烟过程中的重要性，主动淡化心理依赖，改变不良生活习惯和与烟草相关联的生活和工作环境，克制烟草的条件反射，建立新的戒烟条件反射。

## 三、烟草依赖的非药物治疗

针灸戒烟的具体穴位刺激法，以耳针应用最为广泛，另外有应用体针、电针、穴位激光照射、鼻针及代针丸等。戒烟疗效依据采用穴位刺激方法的不同、受吸烟者日吸烟量及烟龄等多种因素的影响而不同，但总有效率一般均在 70%～90% 左右。对于烟龄愈短，每日吸烟量愈少，以及主动戒烟者，效果一般较好；而烟龄长，烟瘾大及被动戒烟者，有效率相对较低。

针灸戒烟的疗效，究竟主要是由于心理因素的作用所致，还是依靠对生理功能活动的调节所致呢？对此，国内外学者都已经作了不少工作。已经基本证实，针刺戒烟是有物质基础的，主要并不是依赖心理因素。当然，戒烟者的心理状态对戒烟效果也有重要的影响，从临床资料看，被动或强迫戒烟者往往不能坚持戒烟，远期疗效也较差。针灸存在的问题，如针刺戒烟的复发率较高，其即时效应还不够稳定等。

## 四、烟草依赖的药物治疗

长期从事戒烟门诊工作的医生们有一个共同的体会：戒烟难，戒烟治疗更难。对于那些有强烈戒烟愿望的患者，我们医务人员应该给予其戒烟援助，包括：讲解科学戒烟方法、戒断症状须知、辅助药物的必要性和预防复吸的注意事项。戒烟不成，控烟同样有利于避免烟草对人健康的伤害。烟草依赖的药物治疗，某种程度可以减少戒烟过程中的戒断症状、减少心理压力和挫折感，提高戒烟的成功率。

《2012 年心血管疾病戒烟干预中国专家共识》提出的烟草依赖干预方案包括治疗心理依赖，药物治疗，随访和复吸处理及吸烟患者分层管理四个方面。对于愿意戒烟的吸烟者，树立坚强戒烟的毅力和信心是戒烟成功的基本条件。对于尼古丁生理性依赖比较重或合并各类心血管疾病的患者，为避免戒烟失败，鼓励戒烟者使用戒烟药物。尼古丁依赖的药物治疗包括NRT、抗抑郁药物和尼古丁乙酰胆碱受体部分激动药。

1. 尼古丁替代疗法　尼古丁替代治疗（NRT）：NRT 相关制剂包括尼古丁贴片、咀嚼剂、吸入剂、鼻喷剂和舌下含片 5 种，效果相差无几。

（1）作用机制：制剂中的尼古丁递送至大脑的速度比吸烟时慢且剂量小，从而使烟民大脑中烟碱乙酰胆碱受体（nAChRs）产生“脱敏作用”。使用一段时间后，戒烟者对尼古丁摄取量逐渐降至最低，进而戒除烟瘾。尼古丁替代疗法（NRT）的治疗益处在于减轻尼古丁戒断导致的常见的或者至少是明显的症状；避免吸烟产生的有害物质对身体的毒害；提高戒烟效率 1 倍以上。

（2）NRT 的不良反应：主要包括局部不良反应：口、鼻、皮肤，贴剂皮肤过敏；口服剂产生的不良味觉；服入的尼古丁可产生咽部烧灼感和呃逆，有时产生口腔溃疡。此外，因尼古丁对身体所造成的影响有心跳加快，血压上升，基础代谢率增加，戒烟者在使用 NRT 过程中，如有再吸烟，可能会出现多巴胺（DA）过度活化的不良反应，如手心出汗、恶心，甚至呕吐，很多人因此放弃治疗，导致 NRT 戒烟治疗失败。

2. 安非他酮　安非他酮（Zyban）以往作为一种抗抑郁药，在中国被批准用于治疗吸烟成瘾的安非他酮是悦亭。作用机制：通过增加伏隔核和蓝斑部位的神经突触间隙去甲肾上腺素（NE）、5 羟色胺（5-HT）及多巴胺（DA）的浓度降低吸烟者对尼古丁的渴求，同时不引起戒断症状；通过增加中枢 NE、5-HT 及 DA 含量，减少了与烟草戒断综合征相关的一些症状的发生。使用方法：在确定戒烟日前 1 周开始服用，前 3

天 150mg/d，后 4 天剂量不变，但改为 150mg，2 次/d，2 次服药间隔时间不少于 8 小时，晚上忌用，第 2 周至治疗结束又恢复前 3 天的用法，为期 7～12 周。可以与 NRT 联合应用。

安非他酮的不良反应包括：可以导致成人和青少年抑郁症的临床症状恶化以及自杀的风险增加；癫痫发作的风险增加；肝硬化患者的肝功能降低。

3. 伐尼克兰　由于尼古丁是 $\alpha_4\beta_2$ 受体的激动药。完全激动药导致 DA 大量释放，使个体产生满足感和欣快感，增加对吸烟的需求，DA 水平降低，吸烟者对吸烟产生莫大渴求。$\alpha_4\beta_2$ 受体的部分激动药可能是理想的戒烟药。一方面，不吸烟时，DA 的少量释放使想吸烟的感觉不是非常强烈；另一方面，作为拮抗药，阻断 DA 释放，使吸烟行为不能得到奖赏或满足感。伐尼克兰（varenicline）是一种高选择性 $\alpha_4\beta_2$ 受体部分激动药，具有激动药和拮抗药双重活性，其与中脑腹侧背盖区尼古丁乙酰胆碱 $\alpha_4\beta_2$ 受体结合可以导致多巴胺释放，可缓解对尼古丁的渴望与戒断症状；并可阻断尼古丁与受体的结合，减少伏隔核（NAcc）释放多巴胺，从而降低吸烟的奖赏效应。

伐尼克兰的不良反应：伐尼克兰是选择性强的 $\alpha_4\beta_2$ 受体的部分激动药，同时对 5-HT3 受体有激动作用，这是临床上导致恶心和消化道症状的主要原因，建议药物与食物同服或者服用部分食物，以减小消化道不良反应；其他包括失眠、异常梦境、便秘、头晕。

4. 甲替林（Nortriptyline）作为一种抗抑郁的药物，在新西兰被批准为戒烟辅助药物。使用方法：在启动戒烟前 10-28 天用药，12 周一个疗程，每天剂量 75～100mg。副作用轻微。

5. 金雀花碱（cytisine）药理作用与伐尼克兰相似，在俄罗斯、波兰等东欧国家被批准为戒烟辅助药物。每片 1.5mg，25 天一个疗程，剂量从开始每天六片逐渐减至两片。服药第五天戒烟。

## 五、戒烟药物治疗的疗效评价

伐尼克兰与NRT有不同的作用机制，在应用指征、疗效、安全性等方面存在不同之处，两者联合使用同样有效。伐尼克兰是新型非尼古丁戒烟药物，是高选择性的神经元烟碱型乙酰胆碱受体部分激动药，能够与神经元烟碱样乙酰胆碱受体 $\alpha_4\beta_2$ 亚型高度选择性结合，其戒烟作用在于与烟碱受体亚型结合，激动N受体，产生中轻度尼古丁样作用，刺激少量多巴胺释放，减轻戒烟者对尼古丁的渴求，减少戒断症状的发生，同时阻断尼古丁与乙酰胆碱 $\alpha_4\beta_2$ 受体结合，消除尼古丁对中脑边缘系统多巴胺能神经元的刺激效应，阻断吸烟产生的愉悦感，降低吸烟欲望，降低复发率。

2009年发表的伐尼克兰在我国健康志愿者及吸烟者中的药代动力学及耐受性研究和发表于《呼吸病学》的我国牵头的随机双盲安慰剂的对照研究也为该药在我国戒烟治疗的临床应用提供了重要参考。Aubin等对比伐尼克兰与尼古丁贴剂用于戒烟治疗的随机开放性研究表明，两药的4周戒断率伐尼克兰高于NRT（分别为55.9%，43.2%，$P<0.001$），伐尼克兰可以明显地降低对烟草的渴求和吸烟满足感等戒断症状。Joseph等关于伐尼克兰和安非他酮及安慰剂在戒烟治疗中明尼苏达评分（MNWS）的分析也表明伐尼克兰均比安慰剂及安非他酮治疗组更显著降低戒烟者对烟草的渴求。

金雀花碱（cytisine）和中枢神经系统药物/抗精神失常药物去甲替林（Nortriptyline），均可以作为戒烟辅助治疗，特别是金雀花碱（cytisine），已有50年的戒烟治疗实践。

总之，评估患者的尼古丁依赖程度，鼓励患者树立戒烟信心和毅力。针对高度尼古丁依赖的吸烟者存在的高复发性的可能，给予强化支持，包括心理治疗和行为矫正，鼓励戒烟者使用戒烟药物，加强随访。尼古丁依赖的药物治疗包括NRT、抗抑郁药物和尼古丁乙酰胆碱受体部分激动药。针对尼古丁的生理依赖，临床常用非尼古丁戒烟药物酒石酸伐尼克兰治疗。最新研究结果表明亚洲人使用伐尼克兰辅助戒烟安全有效[14]。最新的烟草依赖药物治疗的荟萃研究结果也表明，NRT、安非他酮、伐尼克兰、金雀花碱（cytisine）和中枢神经系统药物/抗精神失常药去甲替林（Nortriptyline）均可以增加戒烟疗效。

第八章

# 控烟指导

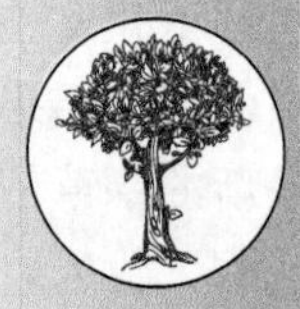

戒烟效果好于控烟，戒烟是医疗干预的最佳结果。但是，长期从事戒烟门诊工作的医生们有一个共同的体会：戒烟难，戒烟治疗更难。对于那些身体还没有明显受到烟草伤害的烟民们，或者本身是医生的烟民们，劝说他们戒烟更是难上加难。

## 第一节　为何要控烟?

我国是世界上最大的烟草受害国和消费国，2002 年的调查结果显示：我国人群的吸烟率为 35.8%，其中男性为 66.0%，女性 3.08%。医生吸烟的事实本身更令人惊诧。作为工作在临床第一线的医生，本应是最了解吸烟的危害，也最不可能吸烟的人群。然而在中国，医生中吸烟者的比例却并不比寻常人低多少。根据 2004 年的一项涉及 6 个城市（哈尔滨、天津、兰州、成都、武汉和广州）的调查显示，有高达 22.9%的医生正在吸烟，其中男医生的吸烟率达到 40.7%而女医生则为 1%，这个数据略低于一般人群的 63.0%（男性）和 3.8%（女性），但仍然相当的惊人。另据调查显示，虽然约 30%的烟民曾有戒烟意图，但自然戒烟的成功率仅在 3.5%左右，甚至还包括一定比例的复吸。因此，完全强调戒烟是不现实的。

## 第二节　如何控烟？

戒烟不成，控烟同样有利于避免烟草对人健康的伤害。因此，在戒烟门诊实践中控烟指导工作也势在必行。对于那些身体尚健康的烟民们，或者本身是医生的烟民们，劝说他们戒烟更是难上加难。我们主张那些暂时不想戒烟或不能成功戒烟的吸烟者，应该改变有害的吸烟方式或摒弃有害的陋俗，保持健康的吸烟方式。现简介几种有效的控烟方法如下：避免清晨吸烟、避免空腹吸烟、避免过频繁吸烟、避免同时吸入二手烟、避免吸入高焦油含量和高尼古丁含量的香烟。

现简介几种有效的控烟方法如下：

### 一、避免清晨吸烟

一般来说，清晨时段血管内皮功能处于不稳定状态，此时血液里的尼古丁水平降至最低点，睡醒时立即吸烟血液里尼古丁水平骤然升高，大量尼古丁受体突然被激活易引起冠状动脉或脑动脉痉挛，引发心脑血管事件，表现为吸烟后出现头晕、胸闷、恶心等症状。因此，早晨起床后至饭前这段时间尽量不吸烟。对于患有心血管疾病的患者，建议上午十点钟之前不要吸烟。

### 二、避免空腹吸烟

吸烟时大量焦油和近千种有害物质随唾液流入胃中，这些有害物质在胃肠道吸收入血后，需要经过肝脏解毒。空腹时大量焦油和有害物质直接在胃里吸收入血，一方面直接刺激胃黏膜，另一方面增加了有害物质入血的速度。

## 三、避免过频繁吸烟

吸烟量与吸烟频率的控制具有同样的重要性。一般来说，每日吸烟量控制在 15 支是最低控制标准，但同样也应该关注吸烟的频率。一般人为吸烟频率应该控制在一个半小时以上。有实验研究证实吸烟诱发的交感神经激活可以持续 40~50 分钟。高血压患者吸烟后血压升高 5~8mmHg，大约 20 分钟后逐渐开始回落。过频吸烟易诱发心脑血管疾病发作。吸烟量控制在每日 5 支以内为理想标准。

## 四、避免同时吸入二手烟

吸烟者在吸食一手烟的同时吸入二手烟是常见的不良现象。最常见于在空气不流通的房间里多人同时吸烟，另见于一个人蹲在空间狭小空气不流通的卫生间里吸烟。



## 五、避免吸入高焦油含量和高尼古丁含量的香烟

根据中国国家烟草专卖局发布的《关于调整卷烟焦油限量要求》规定，2004 年 7 月 1 日以后生产的盒标焦油量标准高于 15mg/支的卷烟不得在国内市场继续销售。而欧盟规定焦油含量最高不得超过 10mg，尼古丁含量最高不得超过 1mg，一氧化碳含量最高不得超过 10mg。而日本则规定只能出售 12mg 以下的卷烟。日本厚生劳动省的研究小组以大约 100 名 20 岁到 65 岁的吸烟者为对象展开调查，依据所吸香烟包装盒上标注的焦油含量将他们分为 4 组：第一组经常吸每支焦油含量 1 毫克的香烟，第二组吸的香烟每支焦油含量为 3 到 6 毫克，第三组为 8 到 10 毫克，第四组为 14 毫克。但是研究人员分析各种数据后发现，虽然第一组调查对象吸的香烟中焦油含量约为第四组的 7%，但他们每毫升唾液中尼古丁含量只降低

到第四组的约三分之一。而无论所吸香烟中焦油和尼古丁含量多少，所有调查对象吸入香烟烟雾中一氧化碳的量几乎相等，而长期过多吸入一氧化碳是导致动脉硬化的重要原因之一。研究人员表示，烟民必须认识到，低焦油、低尼古丁并不意味着吸烟对健康的危害降低。因为吸入低焦油低尼古丁香烟者会相应增加吸烟的数量。

## 六、身体状态不佳时不吸烟

这也是控烟中最重要的一条。许多年轻人把烟草作为缓解心理压力的工具，在压力大的时候，拼命地吸烟。不能疏通和缓解的心理压力本身就是急性心肌梗死的危险因素，加上香烟的作用，更容易促使心肌梗死的发生。因此，我们主张在身体感到不适的时候，暂时不要抽烟，或尽量少抽烟。

总之，改变不健康的吸烟方式有助于吸烟者减少香烟对健康的危害。对于不能戒烟的患者，控烟治疗同样有效。对于那些有强烈戒烟愿望的患者，我们医务人员应该给予其戒烟援助，包括：讲解科学戒烟方法、戒断症状须知、辅助药物的必要性和预防复吸的注意事项。戒烟不成，控烟同样有利于避免烟草对人健康的伤害。王宁夫教授根据多年戒烟门诊戒烟援助的经验总结出的八大要素：

- 戒烟实施毅力重要，
- 一边吸烟一边吃药；
- 服药一周香烟扔掉，
- 戒断一月防止反跳。
- 生理戒断心理烦躁，
- 控制情绪精神疏导；
- 戒烟成功双心治疗，
- 戒烟不成控烟也好。

# 第九章

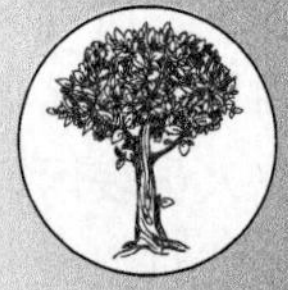

# 戒烟治疗中的医疗援助

## 第一节　何为医疗援助

烟草依赖属于慢性病，是在医疗范畴内的病理生理和心理疾病，患者在戒烟过程中常常需要医生的援助，医生针对患者给予科学的诊断、评估和协助治疗。

烟草危害是当今世界最严重的卫生问题之一，全球每年因吸烟导致的死亡人数高达 600 万，超过因艾滋病、结核、疟疾导致的死亡人数之和。我国是世界上最大的烟草生产国和消费国，吸烟对人民群众健康的影响尤为严重。据调查，我国吸烟人群超过 3 亿，15 岁以上人群吸烟率 35.8%，另有约 7.4 亿不吸烟人群遭受二手烟的危害，每年因吸烟相关疾病所致死亡人数超过 100 万。如对吸烟流行状况不加以控制，至 2050 年，每年死亡人数将突破 300 万，成为人民群众生命健康与社会经济发展的严重负担。

2003 年 5 月世界卫生组织通过《烟草控制框架公约》，同年 11 月我国正式在《公约》上签字成为缔约国，2006 年 1 月《公约》在我国正式生效。近几年，国家相继出台控烟相关政策，各地纷纷推进公共场所全面禁烟及相关法律的制定。2013 年 12 月 29 日，中共中央办公厅、国务院办公厅印发《关于领导干部带头在公共场所禁烟有关事项的通知》，表明了我国政府对控烟工作的重视和支持。然而，戒烟是一项长期艰巨复杂的工作，面对各类情形不同的吸烟群体和个体化，戒烟治疗中的医疗援助显得十分重要。

## 第二节　医生在控烟中的责任

吸烟属于一种慢性病，戒烟过程中需要医疗援助是不争的事实。控制吸烟，包括防止吸烟和促使吸烟者戒烟，已经成为人群疾病预防和保护个体健康的最重要与可行的措施。烟草依赖是一种慢性尼古丁成瘾性疾病，早在 1998 年世界卫生大会即将其列入疾病分类，属精神神经障碍（ICD-10，F17.2），具有高复发的特点，单独依靠意志力戒烟成功率极低，不足 3%，唯有通过医学专业的治疗和长期的努力才能提高戒烟的成功率。国际成功控烟实践证明，医生在控烟工作中担负着非常重要的使命，不但可以利用专业知识帮助吸烟者戒烟，而且还可以推动国家就控烟问题进行立法。医生在戒烟方面的权威性和说服力，远胜过吸烟者的亲人或周围其他人。

医院应该设立戒烟门诊，为有戒烟愿望的患者提供必要的医学援助，包括运用宣教、尼古丁依赖性的评估和监测、心理疏导、药物辅助及戒断症状控制等手段。

## 第三节　国际戒烟干预模式和戒烟方法

烟草依赖又称尼古丁依赖，特点为无法克制的尼古丁觅求冲动以及强迫性地、连续地使用尼古丁以体验其带来的欣快感和愉悦感，并避免可能产生的戒断症状。吸烟成瘾的实质就是尼古丁依赖。尼古丁依赖具有药物成瘾的全部特征，是一种明确界定的神经精神疾病。从烟草中反复摄取尼古丁会导致大脑的神经通路发生变化，从而在戒烟时会产生强烈的吸烟的欲望，这种欲望会削弱甚至摧毁戒烟的决心。烟草依赖的确切机理尚不清楚，有证据显示与 $\alpha_4\beta_2$ 尼古丁乙酰胆碱受体上调和多巴胺能通路发生功能性改变有关。

目前，我国参照 ICD-10 中关于药物依赖的诊断条件，结合吸烟行为特点，制定烟草依赖的临床诊断标准为：在过去 1 年内体验过或表现出下列 6 项中的至少 3 项：①强烈渴求吸烟；②难以控制吸烟行为；③当停止吸烟或减少吸烟量后有时会出现戒断症状；④出现烟草耐受表现，即需要增加吸烟量才能获得过去吸较少烟量即可获得的吸烟感受；⑤为吸烟而放弃或减少其他活动及喜好；⑥不顾吸烟的危害而坚持吸烟。

研究证明，可有效提高长期戒烟率的干预方法包括：戒烟劝戒、戒烟咨询、戒烟热线以及戒烟药物治疗。目前国际上用于戒烟门诊的戒烟干预方法为 5A 模式和 5R 模式，对愿意戒烟者采用“5A”模式，即询问（ask，询问患者是否吸烟并记录）、建议（advice，建议所有吸烟者停止吸烟）、评估（access，评估吸烟者是否有意愿戒烟）、帮助（assistance，提供成瘾概念、药物治疗、认知/行为、复吸预防等方面的帮助）和安排随访（arrangement）。对不愿意戒烟的患者采用“5R”模式，即相关（relevancy，陈述戒烟与个人相关的原因）、风险（risks，告知吸烟带来的不良后果）、奖励（rewards，告知停止吸烟的益处）、障碍（roadblocks，帮助认识戒烟时可能遇到的困难）和重复（repetition，重复干预）。医生首先应该了解吸烟者戒烟的意愿，再针对不同戒烟意愿者采取不同的模式来帮助他们戒烟。

在充分认识到吸烟的危害后，多数吸烟者都有戒烟的意愿，但往往因为存在不同的戒断症状而阻碍吸烟者成功戒烟。研究表明，未经治疗的吸烟者每次尝试戒烟的成功率只有 3%~5%，能够戒断成功的人大多数都要花 10~14 次的尝试。而且在没有药物辅助的情况下，1 年内复吸率高达 95%。

2008 年美国公共卫生服务（PHS）指南特别指出，应鼓励所有试图戒烟者尝试药物干预（除外有禁忌证或目前证据不足的人群，如孕妇、不吸烟者、轻度吸烟者以及青少年）。一线药物包括：尼古丁咀嚼胶、尼古丁吸入器、尼古丁含片、尼古丁喷鼻剂、尼古丁贴剂、盐酸安非他酮缓释片和伐尼克兰。2007 年中国戒烟指南、2008 年美国临床戒烟指南、中国高血压防治指南 2010 版、2013 年 GOLD 指南、2013 年 ESC 稳定性冠状动脉疾病指南及 ESC/ESAD 糖尿病、糖尿病前期、心血管疾病指南以及 2015 年中国戒烟指南等均推荐：在无禁忌证下，应选用药物来让患者戒烟。一线药物包括：伐尼克兰和盐酸安非他酮缓释片，尼古丁咀嚼胶、尼古丁吸入剂、尼古丁喷鼻剂、尼古丁贴剂。

## 第四节　医疗援助的效果

医生是帮助吸烟者戒烟的最佳人选，当患者就医时，一个能以身作则拒绝烟草的医生给患者提出的不要再吸烟的简单忠告，就可能完全改变患者以后的吸烟行为。这样的忠告比任何其他人的劝告及任何其他形式的宣传教育都要有效得多。

但是与世界上临床戒烟工作做得好的国家相比，中国临床控烟工作具有很多自身特点：①中国吸烟文化背景强大，公众对吸烟和二手烟暴露危害的认识严重不足。3/4 以上的中国人不能全面了解吸烟对健康的危害，2/3 以上的中国人不了解二手烟暴露的危害。患者不愿意戒烟是造成戒烟门诊患者很少的重要原因之一。甚至很多患者在听到戒烟劝告时表现出抵触情绪，严重影响后续戒烟工作的开展。②吸烟者错误的戒烟观念，包括戒烟后造成身体损害等。③临床医生工作繁忙，日常工作中很难能抽出固定时间给予患者戒烟帮助。现有戒烟门诊的常规方法虽有效但每次实施起来时间长，难以应用在临床医生的日常诊疗工作中。因此，如何在临床工作中帮助患者从接受戒烟、到付诸戒烟行动、并最终达到彻底戒断，成为亟待解决的重要问题。

美国2008年临床戒烟指南指出，优化戒烟策略可以帮助吸烟者更好的戒烟。戒烟前重在个体化咨询，了解吸烟者吸烟情况、戒烟意愿，并做好戒烟准备；对于有意愿戒烟并接受深入咨询的吸烟者把握时机，开始药物干预。戒烟过程中注意营造戒烟环境，积极给予心理行为支持，注重随访。对于药物干预时戒断症状持续、撤掉药物后复吸、主动愿意接受较长时间治疗的吸烟者，注意给足药物疗程，可延长使用NRT、盐酸安非他酮缓释片和伐尼克兰达6个月。研究表明，半数吸烟者愿意逐渐减量戒烟，减量是这部分人群着手戒烟的第一步。新西兰戒烟指南特别指出，对于不愿意马上戒断的戒烟者可采用逐渐减少吸烟量的方法帮助其接受戒烟过程。从理论上说，减量吸烟符合精神病理学基础，随着吸烟的减少，尼古丁依赖程度减轻；有序减量符合认知心理学原则，逐步完成减量目标增加戒烟信心；减少吸烟频率和吸烟行为有助于改善吸烟环境，而改善环境又可促进戒烟；有计划的减量戒烟更贴合吸烟行为，有助于成功戒烟。因此，吸烟减量可以作为不愿意戒烟者接受戒烟的重要过程。

研究表明，吸烟减量亦可以使吸烟者获益。Lindson-Hawley等针对10项临床研究共计3760位参与者进行的荟萃分析表明，逐渐减量法与突然停止法戒断率相似，减量法与突然停止法总体的比值比为0.94，95% CI：0.79～1.13。Godtfredsen等的研究针对19714位20～93岁的受试者跟踪随访了31年。这些受试者分别于1964年～1988年间隔了5～10年接受了两次检查，研究者根据其吸烟变化情况将其分为6组：重度吸烟者（≥15支/天）、减少吸烟但未能戒烟者（从每天≥15支至少减少50%吸烟量）、持续吸烟但每日1～14支者、戒烟者、之前吸烟和从不吸烟者。结果发现，那些重度吸烟者每日减少≥15支，可显著降低癌症发生风险。Eliasson等进行的研究共纳入58位准备戒烟者（每日吸烟15支，至少3年），给予尼古丁喷鼻剂予以戒烟，预期在第1个8周时减少日吸烟量50%，然后再随访8周。结果显示，在吸烟逐渐减量的8周，吸烟者的平均吸烟支数从平均21.5支减少到10.8支；在第2个8周时，有33位受试者彻底戒烟。在戒烟的同时，研究者还在第9周和第17周，观察了受试者纤维蛋白原、血红蛋白、红细胞压积、甘油三酯和胆固醇等的变化。结果发现，在减少吸烟的8周，上述指标大多得以明显改善，而戒烟后，改善更为显著。Yariv Gerber等对4000余位不同吸烟状况者随访26年的结果显示，减少吸烟量可以增加生存获益，尤其在降低重度吸烟者心血管疾病死亡率方面，充分提示减少吸烟可以作为不能突然戒断者降低危害的策略。

在目前推荐的一线临床戒烟药物中，伐尼克兰已经证实其在从减量到戒断的有效性和安全性。该项研究为一项为期52周的随机、双盲、安慰剂对照、多国、平行组研究，评价了伐尼克兰1mg BID疗法戒烟的疗效和安全性。研究中采用了减量-戒烟（reduce-to-quit）的试验方法。纳入研究的成年吸烟者（n=1510）为不愿或无法在4周内戒烟、但愿意减少吸烟量的人群，并以12周内戒烟为目标。研究中，伐尼克兰组（n=760）和安慰剂组（n=750）接受为期24周的治疗。吸烟者先接受12周的减量期（reduction phase）治疗，随后经历12周的戒断期（abstinence phase）。在减量期和戒断期（共24周），吸烟者接受伐尼克兰或安慰剂治疗。目标为：经最初4周治疗后，卷烟吸食数量至少减少50%；在随后8周治疗后，吸烟数量再减少50%；即在12周时达到完全戒烟的目标。结果显示，伐尼克兰治疗组在15~24周持续戒烟率（CAR）显著高于安慰剂组（32.1% vs 6.9%，OR=8.74，P≤0.0001），达到研究的主要终点。该项研究中，伐尼克兰的安全性和耐受性与以往研究结果基本一致。对于吸烟者来说，设定一个固定的戒烟日期是非常困难的，这就是为什么采用减少卷烟吸食数量作为一种常用的戒烟评价方法的原因。

综上所述，烟草依赖作为一种尼古丁依赖性疾病，如无禁忌均应采用药物治疗。临床医生在帮助患者戒烟的过程中起到举足轻重的作用。减少吸烟量可作为一种临床策略来用于戒烟，尤其适合于不愿戒烟、难以戒烟的吸烟者。对于适宜的减量时间仍需要更多的临床研究以证实。

# 第十章

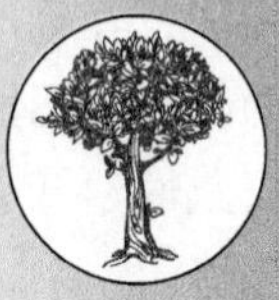

# 戒烟治疗要因人而异

医生群体如何看待控烟，是关系到全民控烟胜败的关键。医生从甩掉香烟到宣传戒烟，从宣传戒烟到指导患者戒烟，不仅是非常重要的观念转变，而且能在戒烟实践中起到引领和突破的作用。烟草依赖已经不仅仅是一种个人生活习惯的问题，而是一种明确界定的慢性病。1998 年世界卫生大会决议，将烟草依赖作为一种疾病列入《国际疾病分类（第 10 版）》，确认烟草是当代对人类健康的最大威胁。

## 第一节　心内科医生如何将控烟融入临床工作？

心内科医生加入戒烟工作中，责无旁贷，因为我们接触的心血管病患者，很大比例患有烟草依赖疾病，而且绝大部分吸烟者对戒烟感兴趣，心血管病患者的戒烟愿望更加强烈。约70%的戒烟成功者是因医生的劝告实现的，因此医生的行为被视为楷模和榜样，医生是协助人们戒烟的最佳人选。

正如胡大一教授在倡导戒烟时呼吁的，中国有 190 万临床医生，假如每人每年帮助 10 个患者戒烟，如果有一个能戒烟成功，每年将有 190 万吸烟人戒烟，近 100 万人今后免于死于吸烟相关疾病。试问哪一项临床手段，公共卫生措施能取得如此效果？

心内科医生除掌握本专业技能外，还应该掌握科学的控烟方法，在临床实践中对身边的心血管患者实施有效的控烟活动。戒烟门诊的诊疗方式主要以医患双方对话为主，医生具有权威性、知识性和公正性等特征，容易引导患者走上戒烟的道路。

正如前文所述，国际上普遍实行5A-烟草依赖的医学支持（经典版），5R的诊疗方式需要医生有相对充足的时间，从下列五个方面与患者交流：

相关（Relevance）

危害（Risk）

回报（Rewards）

障碍（Roadblocks）

重复（Repetition）

如果诊室繁忙，也可以实行更为简便的戒烟ABC支持方式：拿出三分钟时间与患者讨论戒烟。

A："您吸烟吗？"— Simple，but important.

B："您希望尝试戒烟吗？"—Ask each smoker.

C："您有什么困难吗？"

对于不希望戒烟者，临床医生应该有目的的强化患者的戒烟意愿，如发放戒烟宣传资料，讲述一些吸烟危害的心血管数据，特别是指出患者身上存在的那些吸烟相关的损害，或可能发生的危险。

有计划地安排患者下次随诊。

对于希望尝试戒烟者，一要明确戒烟的困难和障碍；二要评估患者尼古丁依赖的程度和心理依赖的程度；三是给予具体的医学支持，如心理的、行为的或医学的辅助方法；四是要签署戒烟承诺书。

无论是医生还是戒烟者，都要有充分的思想准备，戒烟是一个艰难的过程，经常需要医生和药物的协助；可能需多次尝试，但最终会获得成功。

提前告知患者戒烟后可能出现的各类问题，有利于患者主动面对和克服。比如，告知患者，一般强烈想吸烟的时间也就持续 3~5 分钟，这几分钟过后，这种想吸烟的感觉就会逐渐消失；戒断症状戒烟后 1~3 周最明显，坚持过去后就会一天比一天好过。

除特殊情况外，对于患心血管疾病的患者，应该鼓励使用药物辅助治疗，如尼古丁替代治疗（NRT）、抗抑郁药、盐酸安非他酮、尼古丁受体部分激动剂——伐尼克兰。

## 第二节　不同年龄阶段吸烟者特点的病例分析

### 一、20-30 岁的年轻人

此类人群特点：身体健康，了解吸烟有害，但对戒烟危害了解不够全面和深入，一部分人有戒烟愿望但不强烈；大部分人暂时不考虑戒烟；少数人没有戒烟愿望。认为吸烟只是个坏习惯，对身体的损伤、寿命缩短没有紧迫意识，觉得吸烟浪费钱，家人和朋友不喜欢。也有的人是喜欢吸烟的感觉和社交的方式。

要让吸烟者了解吸烟对周围身边人有危害，让其自觉感觉到责任。二手烟暴露使成年不吸烟者增加了发生肺癌和心脏疾病的风险。在我国超过一半的妇女每日生活在二手烟雾环境中，成为被动吸烟的主要受害人群。儿童对二手烟导致的健康风险尤其易感，暴露于二手烟的儿童罹患呼吸系统疾病的风险增高，二手烟对于女性和儿童的危害尤为严重。其次，对这些年轻人，算算烟钱，让他心疼。

## 二、中年30-50岁

此类人群特点：这类患者多次戒烟又复吸，没有基础疾病的人群，吸烟危害有一定认识但不够深刻；对吸烟降低生活质量、缩短生命很有感触；对吸烟花钱不在意；有戒烟后肥胖的体验，缺乏科学的戒烟方法。

应该向患者介绍吸烟导致疾病和死亡是吸烟的最大危害！提倡科学戒烟。

## 三、中老年60-70岁阶段

此类人群特点：烟龄长，烟瘾重，伴随基础疾病，有比较强烈的戒烟愿望。担心戒烟后出现其他疾病，幻想是不是少抽一点就可以了。问题是怎么样进一步加强吸烟危害的宣传。这类人群戒烟愿望强烈，但毅力差，戒断反应严重，需要辅助药物治疗。单纯自行戒烟的失败率约为90%~95%，而有效的药物措施可使成功率倍增（2~3倍）。

## 四、患心血管病的老年人

此类人群特点：①戒烟成功率最好的人群（95%~99%）；②感受到吸烟的危害，但存在侥幸心理；③关注医生的态度，医生态度不一样，效果也不一样。比如医生说少抽点，患者不会戒烟。医生说最好不抽，患者也许少抽点。医生如果坚定地说不能再抽烟了，并积极跟进和督促，患者就可能戒掉！

PCI术后不戒烟，继续抽烟的患者不少见，一部分患者病情没有变化或者还好转，也有一部分出现病情加重。前者往往病情偏轻，对这类患者先进行宣传教育，发放资料，做好控烟工作。对于后者，正是再次宣传戒烟的机会，往往在医生、患者和家属的共同努力下，会促使戒烟成功。

总之，烟草依赖是一种慢性、成瘾性疾病，需要在医生帮助下科学、合理和系统的治疗。医生的行为被视为榜样和楷模，是控烟的最佳人选。总体来说，宣传吸烟危害应该集中在患者关注的问题上，仅仅泛指肿瘤、气管炎、心脑血管病等害处还不够。吸烟者对戒烟方法的需求强烈，特别是需求有针对性的具体方法，普遍需要一种辅助的、药物的、非药物的、行为的或心理的个性化有效的戒烟方法。与此同时，建议对被动吸烟者也进行宣传，通过他们帮助家人和朋友戒烟。

第十一章

# 戒烟治疗要因病而“议”

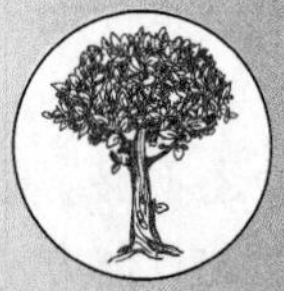

吸烟者明知道吸烟有害还要吸烟，一方面是因为吸烟成瘾的缘故，另一方面可能因为侥幸心理，认为自己可能不是受害者。但是，对于已经出现心血管病的吸烟者，当他们了解到吸烟是心血管病重要危险因素时，他们的戒烟态度会明显转变。当他们知道自己因为吸烟而得心脏病时，戒烟的意愿会急剧升高。因此我们说戒烟治疗应该因病而“议”和因人而“议”。

## 第一节　吸烟与PCI术后支架内再狭窄

这类人的特点：已经患严重心血管疾病，对健康产生关注和忧虑，当知道吸烟是造成自己心脏病的危险因素时，有着强烈的戒烟愿望。但是由于烟龄偏长，烟草依赖性强，常需要细致的说服教育和给予正确的戒烟指导。

## 第二节　吸烟与高血压患者

这类患者的特点是没有认识到吸烟与高血压的关系。吸烟不是高血压的病因，但是一种加重的因素。吸烟还是难治性高血压的危险因素之一。难治性高血压定义是指联用3种不同类别的降血压药物，包括足量的利尿剂，血压仍然在目标血压之上的患者；或者高血压不被4种或4种以上的降压药控制，称为顽固性高血压。

吸烟的“提神”作用与尼古丁刺激交感神经兴奋有关，增加对降压药物的抵抗。吸烟后，动态血压升高 5-10mmHg，心率增加 5～10 次/分，吸烟结束 20 分钟后，血压和心率才逐渐恢复正常。频繁吸烟导致交感神经过度亢进，引起继发性高血压或假性高血压。

## 第三节　吸烟与早发冠心病患者

冠心病的病因是多因素的，吸烟虽然仅是冠心病多种危险因素之一，但是却是唯一主观可以控制的危险因素。除此之外，高血压、糖尿病、高血脂、家族史甚至包括体重都是主观上不可控制的。吸烟对冠心病的危害前面已经详细阐述，冠心病戒烟的重要性远远高于其他疾病。病理生理研究显示，吸烟诱发动脉痉挛，降低血管内皮功能，增加冠脉血栓的风险。冠心病的患者戒烟导致死亡下降 36%。对于戒烟复吸者建议给予辅助戒烟药物治疗。

## 第四节　吸烟与糖尿病患者

患者常认为吸烟与糖尿病的发生无关，至少吃糖比吸烟更不好。其实，吸烟会使血糖上升，同时会干扰胰岛素的吸收。吸烟降低血氧分压，升高糖化血红蛋白，加重微血管病变。另外，香烟的有害物质收缩外周小动脉，加重肢体缺血。糖尿病吸烟，雪上加霜。

## 第五节　吸烟与 ACS 患者

这类患者特点是在急性发病时，因为吸烟诱发心绞痛发作，不敢吸烟，但好了伤疤忘了疼，病情缓解又会继续吸烟。吸烟增加血小板抵抗，特别是对阿司匹林的药理作用影响大，增加发生心肌梗死的危险。ACS 患者住院期间在医生的监管下都能中断吸烟，但出院后，复吸率很高，因此要加强院外随访。

## 第六节　吸烟与外周血管病患者

此类患者是戒烟成功率最好的人群（99%-100%），因为吸烟像毒针一样扎入患者的肌肤，让其疼痛难忍。在外周末梢循环不良的情况下，轻微的血管痉挛就会带来严重的症状，但是由于香烟成瘾，很多患者饱受了吸烟与疾病的双重折磨，因此，医生有责任帮助患者解除痛苦。对于这类患者，使用药物辅助戒烟是最佳选择。

## 第七节　心衰患者戒烟

这类患者特点：心衰患者在病重呼吸困难缺氧时中断吸烟，在病轻时又重新吸烟，患者往往认识不到吸烟对心衰的危害。

吸烟对气道和肺的害处加重心功能的负担，增加肺内感染机会。肺功能减弱降低患者运动耐力，降低最大氧耗量、无氧阈，心肺功能减退。降低生活质量，间接导致心衰死亡率增加。因此，慢性心力衰竭患者戒烟十分重要。

# 第十二章

# 戒烟过程中的心理干预

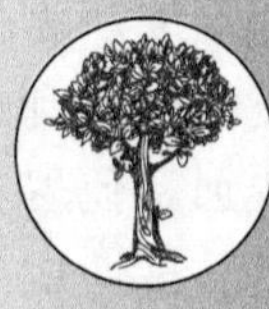

成瘾的定义是，在心理上或生理上习惯性依赖一种物质或行为，而无法用意识控制。世界卫生组织的药物依赖定义为，使用某种药物的程度高到已经成为个人生活的重心。

一种药物必须符合美国医事总署办公室规定的下列三条标准，才能归类为成瘾药物：1. 药物必须是高度被控制性或被迫使用；2. 导致精神作用性效果；3. 诱发药物强化行为。从这个标准来看，尼古丁完全符合美国医事总署成瘾药物分类的主要标准。

## 第一节　烟草的生理依赖和心理依赖

尼古丁是什么？尼古丁（烟碱）是一种由烟草天然合成的无色液态生物碱，具有水溶性和脂溶性，可以通过吸烟、口服、经皮吸收等特点。与尼古丁成瘾主要相关的物质是尼古丁乙酰胆碱受体（nAChR）。α4β2 nAChR 是脑部浓度最高的受体，在脑部发挥调节和改变神经递质的作用，是最常使用的使人成瘾的物质之一，其效力比可卡因（古柯碱）与吗啡强了 5 到 10 倍。

然而，烟草成瘾包括两种，一种是生理性依赖，另一种是心理依赖，两者相互联系和相互作用，甚至互为因果关系。因此，戒烟时仅仅关注于生理性依赖，还远远不够。

从某方面来说，解除心理依赖的难度要大于解除生理依赖的难度。为什么这么说呢？因为生理依赖只受体内神经递质调节紊乱的影响，有多种辅助的戒烟方法或戒烟药物，特别是伐尼克兰能有效地帮助患者度过生理性依赖的难关；而心理性依赖既受生理上的影响，又受个人、环境和社会因素的影响。解除心理依赖，需要时间较长，更多是靠患者自己。许多患者戒烟一个月或三四个月又复吸了，主要是过不了生理性依赖这道关口。

## 第二节　吸烟是一种心理疾病

### 一、不良条件

长期吸烟者会不自觉地形成不良条件与不良心理的相互联系，比如，烟友见面引发吸烟的冲动，或者处在特定的时间、地点、场所产生吸烟的愿望；有的人进了办公室就想吸烟；有的人一提起笔写材料就要吸烟。我们把这些引起吸烟冲动的客观事物看成是不良条件，把被动产生的吸烟冲动看作为不良的心理。心理依赖表现为吸烟与周围事物形成的条件反射，相互影响，形成恶性循环。

### 二、不良心理

不良的心理活动也会刺激不良的行为。吸烟本身是一种不良行为，可以满足不良心理的要求，但随着不良心理的强化，吸烟的频率会逐渐增多。吸烟频率的增加又加重了尼古丁的依赖。

### 三、不良行为和心血管损害

不良的行为会产生不良的生理反应，如吸烟引发交感神经兴奋，血压升高、心跳加快、血糖升高等，而不良的生理反应又导致一系列有害的结果，如动脉粥样硬化加速或血管痉挛、血栓形成等。因此，可以把吸烟成瘾看成是一种心理疾病，戒烟治疗属于心理治疗范畴。

## 第三节　戒烟需要心理干预

戒烟的心理干预五大步骤：强化戒烟愿望、增强戒烟毅力、解除条件反射、治疗戒断症状和解除心理依赖（图 2-12-1）。

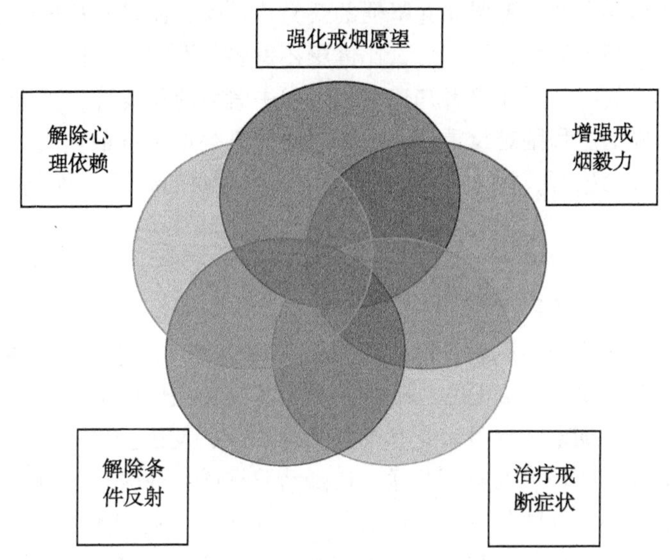


图 2-12-1　戒烟的心理干预

### 一、强化戒烟愿望

面对前来寻求戒烟帮助的患者，戒烟门诊医生要做的第一件事，是评估患者的戒烟愿望。如果患者有强烈的戒烟愿望，戒烟医生可以直接与患者讨论戒烟的具体方法。如果患者的戒烟愿望不够强烈，医生有义务对患者进行吸烟危害的教育，然后评估吸烟引起的损害。在个体化原则下，健康宣教尽量达到吸烟与疾病对号入座的程度，让患者真正意识到戒烟的必要性和紧迫性。

## 二、增强戒烟毅力

光有戒烟愿望，没有戒烟毅力，戒烟是不会成功的。长期吸烟成瘾者很少会有人戒烟毅力强大到一次戒烟就取得成功。大多数戒烟失败都是由于毅力不够强大或不够持久。因此，医生必须要帮助患者树立起坚强的毅力。首先，还是要让患者认识到戒烟的意义，没有什么比健康还重要，没有什么比生命还宝贵。其次，要让患者知道戒烟过程中毅力的重要性，因为面对的戒烟过程困难重重，一定要靠他自己一点一点地克服。最后要鼓励患者，树立必胜的信心，给予必要的暗示：你能行，一定会成功的。

## 三、解除条件反射

首先要找出患者日常生活或工作中多见的心理依赖现象，让患者认识到什么是心理依赖。其次是避免条件反射刺激，比如，在戒烟期间尽量避免参加各类娱乐或朋友聚会；弱化日常生活或工作环境的吸烟刺激，比如清除视线内的吸烟工具，清洗沾污香烟气味的物品。最后是培养和建立与吸烟无关的新的条件反射，比如转移兴趣，干一些其他事情。

## 四、治疗戒断症状

戒烟如此重要，为何戒烟成功者寥寥无几？戒断症状这个因素起到重要作用。戒断症状也包括生理性的和心理性的两种。心理性戒断症状有三大方面，一是在打破旧的条件反射而未建立好新的条件反射的时候，表现出的矛盾心理和不知所措的行为；二是过度关注或担心戒烟给自己带来的不适或伤害，造成惶恐不安的情绪；三是对戒烟能否成功感到担心和焦虑。

治疗戒断症状要从三方面下手，一是要及时使用辅助方法，阻断生理性戒断症状；二是及时评估患者的疾病和健康状况；三是鼓励患者增强必胜信念。并非所有辅助方法都有效果。尼古丁替代治疗（NRT）多种多样，原则上都有阻断生理性依赖的作用，有长效的贴片，短效的咀嚼制剂、吸入剂、鼻喷雾剂和舌下含片。安非他酮可显著改善 CVD 患者戒烟率，但有一定副作用。伐尼克兰可有效安全地用于 CVD 患者戒烟，戒烟疗效明显优于其他戒烟药物。伐尼克兰能有效缓解吸烟渴求及戒断症状。但电子烟虽然可以弱化尼古丁依赖，但能加重心理依赖；戒烟糖有助于阻断心理依赖。总之，纠正心理依赖靠正确的心理疏导、行为矫正和提高戒烟的意志力。

## 五、心理干预

针对患者具体情况个体化制定心理处方。心理处方包括心理辅导、心理疏导、心理暗示和行为矫正。例如，运用积极的自我暗示：

- 我戒烟了
- 这次一定能戒烟成功
- 戒烟后一切都会恢复正常
- 只要坚持，戒断症状会消失
- 复吸加重心理依赖，一口也不能吸

行为矫正主要是矫正与吸烟相关联的不良因素，如时间、场所、状态、行为、环境等。清除家庭或办公室里与吸烟相关的物品，不随身携带打火机、火柴等。在以往经常吸烟的场所摆放戒烟提示牌，一个月内暂时中断与烟友的社交活动。主动回绝烟友敬烟，回避二手烟。

总之，烟草依赖是一种成瘾性疾病，对健康危害极大，应给予重视并积极治疗。独立戒烟成功率低，药物戒烟是有临床证据的有效方法。心理处方能解除心理依赖，有效缓解戒断症状，轻松、有效戒烟，帮助人群远离烟草的危害。

第十三章

# 吸烟与男性早发急性心肌梗死

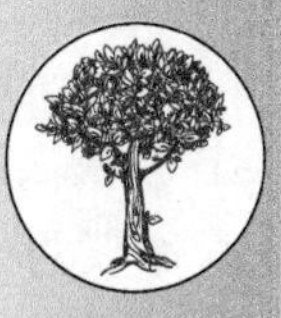

冠心病（CAD）发病年龄提前是多种因素综合作用的结果，主要包括遗传因素和后天长期不良生活习惯。早发冠心病（PCAD）的诊断标准为：①男性发病年龄<55 岁，女性<65 岁；②临床有典型心绞痛症状或有不典型心绞痛症状，并有发作时心肌缺血的证据或心肌梗死；③经冠状动脉 CT 或造影检查明确患者至少有一支主要冠状动脉出现动脉粥样硬化并腔内直径减少≥50%。PCAD 的危险因素包括：PCAD 家族史、吸烟、肥胖、糖尿病、高血压、低高密度脂蛋白、高低密度脂蛋白等。

## 第一节　吸烟对不同性别早发冠心病的影响

### 一、性别之间的差别

目前对不同性别 PCAD 的冠脉病变的危险因素，认识尚不一致。Fishennan 等报道（ACID 试验）女性患者虽有较高的糖尿病、高血压发生率，但冠状动脉病变反而较轻。然而，Hochner-Celnikier 等对 45～65 岁已确诊为 CHD 的 179 例女性患者和 270 例男性患者比较发现，女性患者合并高血压、糖尿病、肥胖和高胆固醇血症等危险因素比例高，危险因素数目多，冠状动脉狭窄≥80%发生比例高，而且冠状动脉病变更严重更广泛。

在PCAD发病年龄上，性别本身就存在明显差别，女性CAD发病高峰通常比男性晚10-20年，55岁之前，女性CAD发病率仅为男性的1/3，PCAD患者中80%左右为男性，这可能与男性比女性具有更多的吸烟、饮酒、精神压力等危险因素及缺乏雌激素对心脏及血管的保护作用有关。一些研究认为女性PCAD合并糖尿病、高血压及代谢紊乱的比例高于男性。

## 二、早发冠心病的机理探讨

王宁夫等多因素Logistic回归分析表明，吸烟是男性PCAD患者最重要的危险因素，其比值比达到137.358（P=0.000，95%CI 31.482~599.310），男性吸烟者的PCAD患病风险是女性不吸烟者的137.358倍。而两组间高血压、糖尿病、肥胖、血脂异常病史、早发冠心病家族史、CRP及Fig均无统计学差异。单独吸烟一项危险因素导致冠心病的男性为25/158，女性为1/112，差别十分显著。

从王宁夫等临床病史调查结果来看，不同性别两组间的血脂异常病史无显著差别，但从血液指标检测结果看，男性HDL-C显著低于女性组（P=0.000），低HDL-C和低Apoa的发生也显著多于女性（P值分别为0.007，0.001）。多因素Logistic回归分析表明低HDL-C是男性早发冠心病患者危险因素之一（OR=-0.047，P=0.011，95%CI 0.921~0.989），这可能与性别本身和吸烟有关，提示HDL-C的保护机制减弱对男性早发冠心病患者具有不容忽视的作用。

Fig和CRP水平升高也是冠心病发生、发展的危险因素。最近的临床研究证实PCAD有明显的高Fig水平，但在不同性别PCAD中没有差别。而王宁夫的研究也未发现Fig水平和

CRP 水平在不同性别间有差别。

总之，目前临床研究倾向于男性早发冠心病的发病年龄早于女性，与男性的吸烟和低 HDL-C 有关，吸烟是男性早发冠心病患者最重要的独立危险因素，男性早发冠心病患者 HDL-C 保护机制降低。

## 第二节　戒烟对预防早发冠心病的意义

### 一、控制早发冠心病，实现心血管疾病预防战略前移

在 2020 健康战略中，AHA 明确提出“2 个 20%”的新目标，即全民心血管健康改善 20%和心血管疾病死亡率和卒中死亡率下降 20%。

4+4 理想健康标准中的 4 个理想健康行为是：①不吸烟或戒烟至少 1 年以上；②坚持有氧运动（中等强度体力活动每周 150 分钟或强体力活动每周 75 分钟）；③保持健康饮食（富含蔬菜、水果和鱼类、富含纤维谷物、钠摄入控制低于 2.3g/d）；④体质指数<25kg/m$^2$。4 个理想健康因素是：①不吸烟或戒烟至少 1 年以上；②未经治疗的血压<120/80mmHg；③未经治疗的胆固醇<5.2mmol/L；④未经治疗的空腹血糖<6mmol/L。

### 二、吸烟是最重要的可控危险因素

吸烟是中青年心肌梗死（MI）最重要的独立危险因素。WHO 心血管疾病倾向和决定因素的多国监测（MONICA）项目的数据提示年龄为 35~39 岁的非致命性 MI 患者中吸烟者达 80%，年龄为 60~64 岁的患者中约为 40%，35~39 岁之间的男性吸烟者患非致命性 MI 的可能性几乎是同年龄的非吸烟者

的5倍，吸烟是35~39岁年龄组中至少60%AMI的独立或实际风险因素。

ACC于2008年年会上发布最新报告提示吸烟是心肌梗死再次发作的强有力的危险因子，135名年轻（≤35岁）心肌梗死患者跟踪随访10年，首次心肌梗死后继续吸烟的患者占56%，其中有1/3的人在随访期间再次发生心肌梗死，在每日平均吸烟20支以上患者中，有约50%发生了心血管事件，而戒烟者仅为18%。对于年轻患者，其长期效应非常大。

## 第三节　吸烟与早发动脉粥样硬化（AS）的研究



### 一、吸烟与动脉粥样硬化的病理研究

1996年Berenson等对97例死于多种外界原因，年龄在2~39岁的尸体解剖资料的分析，吸烟者主动脉内膜表面纤维斑块及冠状动脉内膜脂质条纹受累程度均高于非吸烟者（$P<0.05$）。年轻人AS的病理生理学决定因素研究（PDAY），对死于外界原因的血脂正常的629名男性及227名女性（年龄15~34岁）的解剖研究发现吸烟人群腹主动脉脂质条纹病变明显较非吸烟人群严重（$P<0.05$），右冠状动脉的脂质条纹显微镜下积分也高于非吸烟人群。

### 二、吸烟与早发冠心病的临床研究

护士健康研究，一个大型、前瞻性队列研究，1976年至1982年，对119404名女护士进行为期6年的冠心病病史与生活方式的随访研究。吸烟人群冠心病发病率高于非吸烟人群，吸烟量和疾病严重程度存在明显的相关性。与从不吸烟的女性

相比，少量吸烟（1~4 支/d）、大量吸烟（≥45 支/d）的患者罹患冠心病的相对危险度（RR）分别为 2.4 和 10.8。每天吸烟 1~14 支、15~24 支、≥25 支者发生心绞痛的相对风险，分别为不吸烟者的 1.6、2.0、2.6 倍；冠心病死亡相对风险分别为不吸烟者的 1.7、3.7 和 5.4 倍。

Interheart 研究—烟草与 MI 的关系，虽然不同地域、不同性别人群吸烟的习惯差异很大，但烟草均与 AMI 的危险增加有关。正在吸烟者发生非致死性心肌梗死的危险高于从未吸烟者 3 倍，每吸一支烟危险增加 5.6%，年轻人吸烟危险比老年人高，尤其是重度吸烟的患者。吸烟量与危险程度密切相关。很少量吸烟（例如每天 1~9 支）也会增加 AMI 的危险（OR=1.63），每天吸烟量超过 20 支以上的患者 RR 为 4.59，吸烟大于 40 支/d 人群患 AMI 的 RR 值为 9.16，同时伴有吸烟、高血压及糖尿病危险因素时，这一风险增加至 13.01。

## 第四节　早发冠心病的戒烟方法和效果

### 一、行为治疗

制定戒烟计划，远离烟草及相关物品，如打火机、烟灰缸。让患者周围的家人和朋友知道他正在戒烟，从而及时发现并劝阻他们继续吸烟。其他相关社会组织也起着非常重要的作用。医生应该在患者戒烟之前进行心理指导和行为矫正。

### 二、辅助治疗

尼古丁替代治疗（贴膜及口香糖）及抗抑郁治疗（安非他酮及去甲阿米替林）均有一定疗效。但 2006 年被 FDA 批准上市的伐尼克兰经Ⅲ期临床试验证实其有效性明显优于安非他酮缓释剂。伐尼克兰推荐剂量为1.0ng，2次/d，其安全性及耐受性好，常见的不良反应为恶心、头痛、失眠等。戒烟香烟对控烟有一定效果，但是对实施戒烟治疗的患者不主张使用，因为戒烟香烟保留了吸烟欲望、动作和习惯，有可能会加重心理依赖，诱发患者复吸。

## 三、年轻吸烟者的戒烟效果

戒烟能够降低吸烟者患心肌梗死的危险：戒烟后1年危险仍然很高，但2年后明显降低，戒烟后3年内心肌梗死危险的OR下降到1.87，中重度吸烟者戒烟20年后或更长的时间内仍然有危险。轻度吸烟患者在戒烟后大约3~5年后患病危险消失，可能与暴露二手烟有关。

戒烟政策对人群急性心肌梗死（AMI）的死亡率影响十分显著。比利时弗兰德斯研究表明，比利时2006年1月颁布戒烟令，对公共场所和工作场所戒烟，2007年1月进一步在餐厅禁止吸烟。2000~2009年比利时所有30岁以上AMI死亡患者统计数据显示：戒烟政策颁布后，AMI死亡率就开始下降，60岁以下女性获益最大（降低达33.8%），其次为60岁以下男性（降低13.1%）。60岁以上的男性和女性也有显著获益。对老年男性（60岁以上）而言，2007年餐厅戒烟令颁布以后，AMI死亡率每年额外降低3.8%。戒烟政策可以显著降低人群的AMI死亡率，甚至对青年和中年人群都有好处。

2006年10月发表在《循环》的研究，普韦布洛城在2003年颁布全城无烟法令后，城市居民AMI的住院率下降了27%。2004年，《英国医学杂志》发表的研究，海纶娜市在城市无烟法令实施的6个月内AMI的入院率下降了40%。2006年《欧洲心脏杂志》发表的研究，意大利Piedmont地区在全国公共场所禁烟后的5个月，年龄60岁以下的非吸烟患者住院率下降了11%，禁烟后社区非吸烟者AMI明显下降。

瑞典2016年统计资料表明，自2006年无烟令发布后，全国65岁以下患者急性心肌梗死住院率显著下降。乌拉圭也出现类似情况。

# 第十四章

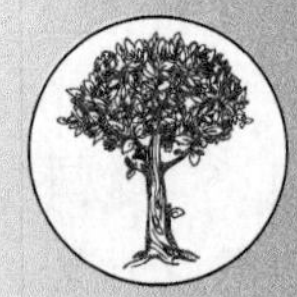

# 女性的控烟问题

随着社会进步和女性社会地位提高，女性的吸烟率也在逐年升高。世界卫生组织、美国疾病控制中心以及加拿大公共卫生协会共同进行了一次对全球吸烟人口的统计，统计结果表明，全球有大约 11.3% 的女性烟民。世界卫生组织（WHO）估计，到 2025 年，全球女性吸烟率将升至 20%。在中国，虽然女性吸烟率不高（2.4%），但女性吸烟者的人数却位居世界前列，高达 1260 万人，北方高于南方，农村高于城市。

## 第一节　女性吸烟人数上升的原因

### 一、女性对吸烟的有害性存在片面认识和误区

近代女性吸烟数量迅速增加的主要原因在于女性对烟草一些作用存在片面的认识，产生了一些模糊的错觉。如，女性吸烟者心血管病未见增多、女性吸烟有利于减肥、女性香烟危害小等等。事实真的如此吗？

1. 烟草对女性心血管的损害与男性相同　女性在闭经前动脉粥样硬化和冠心病的发生率明显低于男性，这是不争的事实，甚至连女性早发冠心病的年龄标准也比男性要推后 10 年，但是这不等于女性对各类心血管危险因素具有天然的屏障。根据伯明翰心血管危险评估标准，合并多种心血管危险因素的女

性，十年发生心血管病的风险与男性相同。烟草作为心血管病的危险因素，其有害性在性别上不存在差异。

2. 吸烟减肥属于不健康的减肥方式　烟草中的尼古丁和煤焦油具有抑制食欲和胃肠道吸收的作用，容易得到一些女性的喜爱，纷纷利用吸烟减肥和保持体形。然而，烟草不仅具有高度的成瘾性，一旦上瘾，很难戒掉，而且还对健康有着广泛的损害。权衡利弊，显然弊大于利。冒着因吸烟导致多种严重疾病的风险来“吸烟减肥”，是得不偿失的。吸烟减肥是一种不健康的减肥方式，想要健康地减轻体重和保持体形，应该靠有规律的运动和科学地调整膳食的数量和种类。

3. 女性专用香烟同样有害健康　一般来说，女性专用香烟尼古丁和煤焦油含量偏低，烟雾清淡，理论上来说，有害性偏小，但是，香烟对一个个体的有害性大小，不在于香烟尼古丁和煤焦油的含量，而在于吸入量。曾有研究表明，单纯根据香烟尼古丁和焦油含量分类，不能区别哪类香烟对健康损害更大。女性香烟由于相对清淡，吸入量反而增大，抵消了女性专用香烟的“益处”。因此，目前认为所有的烟草制品，包括“低焦油”“淡味”卷烟，都是有害的，根本不存在什么“安全卷烟”。

吸烟虽然对人体所有重要器官都有损害，但由于女性特殊的身体结构和孕育下一代的生理特点，使得吸烟对女性还会造成一些特殊的伤害。

## 二、烟草的商业广告宣传

烟草业针对女性推出大胆且有诱惑力的广告，偷换概念，采用平等、独立、解放和魅力作为广告创意，骆驼等国外烟草品牌纷纷推出“女性终极时尚配件”，一步步打开女性烟草市场。流行文化对误导女性吸烟也起到了推波助澜的作用。女性抽烟的形象在影视作品上大行其道，暗示着女权和力量，致使新一代女性吸烟者纷纷涌现。

### 三、烟草的心理成瘾性

烟草中由于含有尼古丁，可使人感到轻松愉快，产生生理性依赖。最初的压力和不适也许来自生活和情绪，吸烟后，压力似乎缓解了，但久而久之产生生理和心理成瘾；在形成烟瘾之后，一旦血液里的尼古丁水平下降，就会产生各类不适和焦虑感，不吸烟会更加难受。女性香烟尼古丁含量较低，生理性的依赖性并不强烈，而吸烟习惯带来的心理依赖则十分顽固。

## 第二节　常用的戒烟方法



### 一、宣传女性吸烟的危害

事实上，吸烟对女性的健康会造成极大的伤害。由于男女在身体构造、功能代谢、神经功能、激素作用等多方面的不同，吸烟对女性的危害，综合来看可能比对男性的危害更大。

相对男性烟民，大量研究显示，吸烟对女性呼吸循环系统的危害高于男性：女性出现肺气肿和慢性支气管炎等的危险更大；肺功能下降风险更高；发生肺癌的危险也高于男性烟民，比终生不吸烟的人高出 13 倍。包括中风、主动脉瘤破裂等心血管事件的死亡率，在女性烟民中也更高。吸烟女性发生动脉硬化的几率约为男性的 2 倍。更年期之后，由于体内激素的变化，吸烟的女性发生冠心病风险更大。

此外，女性吸烟还会加快衰老，影响女性生理周期，导致月经异常、痛经、更年期提前等；还可能引起乳腺癌、子宫内膜癌等妇科相关癌症。

孕妇吸烟则易引起自发性流产、早产、死产或宫外孕，严重影响胎儿发育，导致低体重婴儿等；孩子出生以后，母亲吸烟所制造的二手烟环境还会对下一代的健康造成更为长久的威胁。

## 二、强化戒烟愿望，消除戒烟顾虑

在中国，由于女性吸烟群体比较小，戒烟相对容易。强烈的戒烟愿望是戒烟的动力；坚定的戒烟决心和毅力是戒烟成功的基础；科学、正确的戒烟方法是戒烟成功的保证。

明确戒烟目标后要改变工作环境及与吸烟有关的老习惯，要有意识，主动约束自己远离香烟。刚开始，可能会感觉不适应，心烦意乱，茶饭不香，但戒烟一周后味觉和嗅觉会好起来。两周后戒断症状会逐渐减轻。

戒烟后的主要任务之一是在受到吸烟引诱的情况下，寻找到不吸烟的替代办法：如做一些技巧游戏，做些事务性工作，使两只手不闲着，或者通过一些有趣的聊天转移注意力等。

消除紧张情绪和不必要的顾虑，为了减轻戒烟早期产生的焦虑，可以事先选择好戒烟的时机，选择一个有利于戒烟的环境和工作程序，如远离从前吸烟的同事或上级，尽量减少聚会。在工作场所放一些无糖口香糖、水果、果汁和矿泉水，工作间歇多做几次短暂时间的休息，到户外运动。

戒烟后体重往往会明显增加，一般增加 2~4 公斤。戒烟后由于交感神经活动减弱、人体新陈代谢的基本速度减缓，以及拿更多的零食来替代吸烟习惯等缘故，短时间内会增加几公斤，但可以通过加强身体的运动量来对付体重的增加。

## 三、运用戒烟的技巧

1. 先控烟后戒烟　在限制吸烟的地方，如果实在想吸烟时，尽量推迟点燃香烟的时间。这样每日少吸几支，时间一长也可达到完全戒烟的目的。吸烟尽量少吸，特别是不吸烟蒂，不深吸能减少尼古丁的入血。

2. 奖励机制　在抗拒吸烟的诱惑时，要用积极的语言鼓励自己；制定一些必须达到某个目标才可获得的奖励，这样更能激励继续前进。

3. 脱离与烟相关的景物　丢掉所有的香烟、打火机、火柴和烟灰缸，避免参与往常习惯吸烟的场所或聚会活动。餐后喝水、吃水果或散步，摆脱饭后一支烟的习惯。

4. 自我暗示　女性比男性更容易接受暗示，积极地暗示能推进戒烟成功。告诉自己，“我要戒烟”。诱导自己进入催眠状态后，可用下述语句作自我暗示：①“对我来说，抽烟等于吸入有毒的烟雾，是一切疾病的祸根”。②“我要活下去，我还要干一番事业，我要珍重和保护自己的身体”。

## 第三节　女性戒烟过程中的问题



### 一、复吸的问题

针对女性烟民的研究确实表明：戒烟过程中女性更有可能因为“一时冲动”而再次吸烟。国内外的一些调查都显示女性烟民更多通过吸烟来缓解自己的负面情绪。

### 二、心理问题

女性因心理问题而吸烟的比例高，戒烟后心理问题再次突出显现，因此压力、焦虑、抑郁等精神症状在女性吸烟人群中发生率较高。在戒烟过程中，女性主观感受到压力、焦虑等情绪会更多，戒断症状也要比男性更严重。

因此，针对女性烟民而言，戒烟绝不仅仅是戒除尼古丁成瘾这么单纯。越来越多地研究表明应该关注女性烟民在戒烟过程中的心理因素。一些研究人员试图针对女性的特点制定个性化的戒烟方案，例如心理疏导、抗抑郁药、饮食控制等方法，但其效果还需要更长时间的实践检验。

# 第十五章

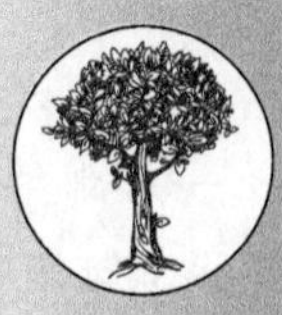

# 心内科戒烟门诊规范化诊疗示范

## 一、病例示范

患者，男性，54 岁，公务员。体重指数 23，既往健康。体格检查：血压 145/80mmHg，心率 85 次/分，律齐，心脏无杂音。曾两次自行戒烟失败。本次是第一次到戒烟门诊就诊，就诊的目的是寻求戒烟的医疗援助。

就诊流程：

通过交流了解患者现在吸烟状况，包括每天吸烟多少支，吸烟多少年，有无中途戒烟经历（第一次戒烟时间，成功还是失败，如果失败，说明戒烟失败原因，有无复吸情况，如有，复吸的原因，第二次戒烟时间，坚持时间），记录由于吸烟引起的现在症状，对患者戒烟动机进行了解，戒烟意念进行评估并向患者介绍吸烟对身体的影响，明确戒烟对人体的益处。

借助尼古丁依赖评估表（FTND）（见表 2-15-1）评估患者的烟草依赖情况，“晨起后 5 分钟内吸第一支烟”是烟草依赖最有效的判断方法，当 FTND≥4 分时，提示戒烟过程中容易出现戒断症状，并且容易复吸。

表 2-15-1　尼古丁依赖评估表（FTND）

| 评估内容 | 0分 | 1分 | 2分 | 3分 |
|---|---|---|---|---|
| 1. 晨起后多长时间吸第一支烟 | | | | |
| 2. 在禁烟场所是否很难控制吸烟需求 | | | | |
| 3. 哪一支烟最不愿放弃 | 无所谓 | 饭后 | 饭前 | 清晨 |
| 4. 每天吸多少支 | ≤10支 | 11~20支 | 21~30支 | |
| 5. 晨起第一个小时是否比其他时间吸烟多 | 否 | 是 | | |
| 6. 卧病在床时仍吸烟吗 | 否 | 是 | | |

注：分值范围为0~10分，其中0~3分为轻度依赖；4~6分为中度依赖；≥7分提示高度依赖



烟草成瘾同时包括心理成瘾，烟草成瘾后一旦中断吸烟，会产生一些相反的不适感觉，如发生烦躁/抑郁情绪、失眠、易激惹、挫折感、愤怒、焦虑、难于集中注意力、坐立不安等不良反应，在医学上，这些症状被称为生理戒断症状。为了防止严重的戒断症状发生，建议患者服用辅助戒烟药物，可以减少，甚至消除戒断症状。根据心血管戒烟的分层管理建议，给予患者相应的药物辅助治疗加行为指导。见表 2-15-2：

表 2-15-2　心血管患者戒烟的分层管理

| 合并危险因素情况 | 戒烟情况 | |
|---|---|---|
| | 不曾戒过 | 有若干戒烟史复吸状态 |
| 合并1个心血管危险因素 | 健康教育<br>行为指导 | 戒烟药物<br>行为指导 |
| 合并2个以上心血管危险因素，或合并冠心病等危症 | 戒烟药物治疗<br>行为指导 | 戒烟药物<br>行为指导<br>密切观察 |

行为指导包括心理和生活方式的治疗，属于非药物治疗。戒烟一个月内出现的不适症状或感觉，主要来自于生理依赖；而一个月以后的各种不适感觉，主要来自于心理依赖。要消除心理依赖造成的戒断症状，建议患者：在客厅、卧室、办公室等处不存放香烟、打火机和其他吸烟用具；在过去经常吸烟的地方和场合放置一些警示牌，例如“起床时不要吸烟”“饭后不要吸烟”等。增加不能吸烟的时间和场所；当特别想吸烟时，试着忍耐几分钟不吸烟。做一些事情分散注意力，如刷牙、织毛衣、运动、种花、嘴里嚼些东西等替代行为；用烟草替代物来释放压力；因为以往吸烟者的手和嘴每天都会很多次重复吸烟的动作，戒烟之后一般不会立即改掉习惯性动作；可选择一些替代品帮助克服；如口香糖、牙签等可针对嘴上的习惯，铅笔、勺子、咖啡搅拌棒等可针对手上的习惯。建立一整套的健康的生活方式，饮食清淡，多吃水果蔬菜；保证睡眠；增加体育锻炼；戒烟期间应避免酒、浓茶等刺激性饮料与食物。

最后就是选择辅助戒烟药物来帮助缓解戒断症状。戒烟药物种类繁多，比如伐尼克兰、尼古丁替代药物、盐酸安非他酮等药物，疗效各异，可挑选的范围宽广。

戒烟期间主张尽量不要参加各类亲属、朋友和同事的聚会，减少打麻将、打牌这两类娱乐活动。最好主动告知烟友您已经戒烟了，这样可以减少香烟的诱惑。

告知患者选择恰当的戒烟时机，戒烟之后，医院连续随访跟踪 6 个月，每个月随访一次。要求患者签署戒烟书，为您制定出戒烟方案，包括戒烟药物处方和戒烟心理干预处方。

## 二、病例点评

对于典型的心血管病复吸患者门诊戒烟的案例。患者会抱着咨询和求助的心理来到戒烟门诊，但是在戒烟医生的宣教下，患者不仅了解了吸烟的害处，而且还掌握了很多戒烟常识，最终下定决心再次戒烟。在整个诊疗过程中，戒烟医生诊疗流程规范，重点突出，特别是针对患者具体病情去谈戒烟的危害，起到四两拨千斤的效果，并且能够抓住患者的心理，解决患者的思想顾虑。在戒烟门诊，面对形形色色的患者，不仅要规范化，而且还要灵活机动个体化处理。

## 参考文献


[1] 中华人民共和国国家卫生和计划生育委员会. 中国临床戒烟指南（2015年版）[M]. 北京：人民卫生出版社，2015.

[2] 中国医师协会心血管病分会. 心血管疾病戒烟干预中国专家共识[J]. 中华内科杂志，2012，51（2）：168-173.

[3] 中国疾病预防控制中心. 2015年中国成人烟草调查报告[R]. 北京：中国疾病预防控制中心官网，2015.

[4] 丁荣晶，吕安康. 心血管病患者戒烟处方中国专家共识. 中华心血管病杂志，2013，41（增刊1）：9~148.

[5] 杨功焕. 2010年全球烟草调查中国报告[M]. 北京：中国三峡出版社，2011.

[6] Pipe AL，Papadakis S，Reid RD. The role of smoking cessation in the prevention of coronary artery disease. Curr Atheroscler Rep，2010，12（2）：145-150.

[7] Mohamedali B，Shroff A. Impact of Smoking Status on Cardiovascular Outcomes Following Percutaneous Coronary Intervention. Clin Cardiol，2013，36（7）：372-377.

[8] The Clinical Practice Guideline Treating Tobacco Use and Dependence 2008 Update Panel，Liaisons，and Staff. A Clinical Practice Guideline for Treating Tobacco Use and Dependence：2008 Update A U. S. Public Health Service Report. Am J Prev Med. 2008，35（2）：158-176.

[9] Ministry of Health. New Zealand Smoking Cessation Guidelines. Wellington，2007.

[10] 刘晓芳. 尼古丁依赖的药物治疗：指南与经验[J]. 临床药物治疗

杂志，2011，9（6）：25-27.

[11] 朱倩，李近磊，付文焕，等. 戒烟处方药伐尼克兰的有效性及安全性［J］. 中国新药与临床杂志，2009，l28：891-894.

[12] Xiao Y, Lv Y, Zhang X, et al. The pharmacokinetic and tolerability profile of varenicline in healthy Chinese volunteers [J]. International-Journal of Clinical Pharmacology Therapeutics, 2009, 47: 246-254.

[13] Wang C, Xiao D, Chan K P, et al. Varenicline for smoking cessation: a placebo-controlled, randomized study [J]. Respirology, 2009, 14: 384-392.

[14] Aubin H J, Bobak A, Britton J R, et al. Varenicline versus transdermal nicotine patch for smoking cessation: results from a randomized open-label trial [J]. Thorax, 2008, 63: 717-724.

[15] West R, Baker C L, Cappelleri J C, et al. Effect of varenicline and bupropion SR on craving, nicotine withdrawal symptoms, and rewarding effects of smoking during a quit attempt [J]. Psychopharmacology, 2008, 197: 371-377.

[16] Wang C, Cho B, Xiao D, et al. Effectiveness and safety of varenicline as an aid to smoking cessation: results of an inter-Asian observational study in real-world clinical practice [J]. Int J Clin Pract, 2013, 67 (5): 469-476.

[17] Cahill K, Stevens S, Perera R, et al. Pharmacological interventions for smoking cessation: an overview and network meta-analysis (Review) [J]. Cochrane Database Syst Rev, 2013; 5.

[18] 王宁夫. 烟草依赖的药物治疗. 中华心血管病杂志［J］，2013，41：36-38.

[19] World Health Organization. The ICD-10 Classification of Mental and Behavioural Disorders: clinical descriptions and diagnostic guideline. Geneva: World Health Organization, 1992.

[20] Hughes JR, et al. Shape of the relapse curve and long-term abstinence among untreated smokers [J]. Addiction, 2004; 99 (1): 29-38.

[21] The Clinical Practice Guideline Treating Tobacco Use and Dependence 2008 update panel, Liasions and Staff. A Clinical Practice Guideline for

Treating Tobacco Use and Dependence: 2008 update. AU. S. Public health service report. Am J Prey Med, 2008, 35: 158-176.

[22] Lindson-Hawley N, Aveyard P, Hughes JR. Reduction versus abrupt cessation in smokers who want to quit. Cochrane Database Syst Rev, 2012, 14; 11: CD008033.

[23] Godtfredsen NS, Prescott E, Osler M. Effect of smoking reduction on lung cancer risk [J]. JAMA. 2005, 294 (12): 1505-10.

[24] Eliasson B, Hjalmarson A, Kruse E, et al. Effect of smoking reduction and cessation on cardiovascular risk factors [J]. NicotineTob Res, 2001, 3 (3): 249-55.

[25] Yariv Gerber, Vicki Myers, Uri Goldbourt. Smoking Reduction at Midlife and Lifetime Mortality Risk in Men: A Prospective Cohort Study. Am J Epidemiol [J], 2012, 175 (10): 1006-1012.

[26] 中华心血管病杂志编辑部血脂异常对策专题委员会. 血脂异常防治建议 [J]. 中华心血管病杂志, 1997, 25 (3): 169-175.

[27] 卫生部疾病控制局, 高血压联盟 (中国), 国家心血管中心. 中国高血压防治指南 (2010 年修订版) [M]. 北京. 人民卫生出版社, 2010: 5-8.

[28] 中华医学会糖尿病学分会. 中国 2 型糖尿病防治指南 (2010 版) [J]. 中华医学杂志, 2010, 24 (8): 1245-1267.

[29] 中国成人血脂异常防治指南制订联合委员会. 中国成人血脂异常防治指南 [J]. 中华心血管病杂志, 2007, 35 (5): 390-419.

[30] Fisherman WH, Gomberg-Maidand M, Hirsch H, et al. Differences between male and female patients with regard to baseline demographics and clinical outcomes in the Asymptomatic Cardiac Ischenua Pilot (ACID) Trial [J]. Clin Qudiol, 1998, 21: 184-190.

[31] Hochner-Celnikier D, Manor O, Gotzman O, et al. Gender gap in coronary artery disease: Comparison of the extent, severity and risk factors in men and women aged 45-65 years [J]. Cardiology, 2002, 97 (1): 18-23.

[32] Gorodeski GI. Impact of the menopause on the epidemiology and risk factors of coronary artery heart disease in women [J]. Exp Gerontol,

1994, 29: 357-375.

[33] Ahvizaki M, Saltiki K, Cimponeriu A, et al. Severity of cardiovascular disease in postmenopausal women: Associations with common estrogen receptor a Polymorphie variants [J]. Eur J Endocrinol, 2007, 156 (4): 489-496.

[34] Mieres J H, Makaryus A N, Caceiabaudo J M, et al. Value of electrocardiographically gated single-photon emission computed tomographie myocardial perfusion scintigraphy in a cohoa of symptomatic postmenopausal women [J]. Am J Cardiol, 2007, 99 (8): 1096-1099.

[35] Ujhelyi L, Balla G, Jeney V, et al. Hemodialysis reduces inhibitory effect of plasma ultrafiltrate on LDL oxidation and subsequent endothelial reactions [J]. Kidney Int, 2006, 69 (1): 144-151.

[36] Pineda J, Marin F, Marco P, et al. Premature coronary artery disease in young ( age < 45 ) subjects: Interactions of lipid profile, thrombophilic and haemostatie markers [J]. Int J Cardiol, 2008, 12: 45-50.

[37] 鲁明，王宁夫，高炎，等. 不同性别早发冠心病患者临床危险因素和冠脉病变特征对比研究 [J]. 医学研究，2012，11.

[38] Gary A G, Sara A M, Jonathan M S. Tobacco use in 3 billion individuals from 16 countries: an analysis of nationally representative cross-sectional household surveys [J]. The Lancet, 2012, 9842: 668-679.

[39] Doskoch, P. Many Pregnant Women Use Tobacco in Some Developing Countries International Family Planning Perspective34, no. 4 (December 2008): 199-200.

[40] Mackay, J., Amanda Amos. "Women and Tobacco" Respirology 8 (2003): 123-130.

[41] 国家质检总局. 中国烟草控制规划（2012-2015 年）[J]. 慢性病学杂志，2013，14（03）：161-168.

[42] Brandt, Allan M. 2007. The Cigarette Century: The Rise, Fall, and Deadly Persistence of the Product that Defined America. New York: Basic Books, 71-78.

[43] Honjo, K. and M. Siegel, "Perceived Importance of Being Thin and

Smoking Initiation among Young Girls," Tobacco Control 12. 3 (2003), 293.

[44] Doll R. Hill A. Smoking and carcinoma of the lung. Preliminary Report [J]. BMJ, 1998: 739-748.

[45] Harvard Medical School. "His and hers heart disease" Harvard Health Letter 34, no. 11 (2009): 1.

[46] Amanda J. Does smoking increase a woman's risk of developing gynecologic cancers [J]. Journal of Practical Obstetrics and Gynecology, 2006: 32-33.

[47] Orne, M. T. Hypnosis in the treatment of smoking. Department of Health, Education and Welfare, 1977. 489-507.

[48] 郑择琪. 女性控烟与戒烟 [Z]. 北京: 365 医学网, 2013.

[49] 郭航远. 临床医师控烟与戒烟 [Z]. 北京: 365 医学网, 2011.